国家卫生健康委员会
“十四五”规划新形态教材

全国高等学校教材

供护理学类专业高等学历继续教育等使用

精神科护理学

第4版

主　　编　周　英

副 主 编　魏钦令　张雪芹　时忠丽

数字负责人　魏钦令

编　　者（以姓氏笔画为序）
孔凡贞　苏州大学附属广济医院
苏晓云　山西医科大学汾阳学院
苏梅蕾　南方医科大学南方医院
李雪洁　广东医科大学
李惠仙　云南省精神病医院
杨科华　浙江大学医学院附属邵逸夫医院
时忠丽　济宁医学院
何容芳　西南医科大学附属医院
张雪芹　山东第一医科大学
陈　芳　浙江大学医学院附属第二医院
陈淑良　大连医科大学附属第二医院
周　英　广州医科大学
侯秀梅　山东省安康医院
唐秋碧　广州医科大学附属脑科医院
黄　霞　四川大学华西医院
黎裕明　广西医科大学第二附属医院
魏钦令　中山大学附属第三医院

编写秘书　唐秋碧　广州医科大学附属脑科医院
数字秘书　何容芳　西南医科大学附属医院

人民卫生出版社
·北　京·

图书在版编目（CIP）数据

精神科护理学 / 周英主编. -- 4 版 . -- 北京 ：人民卫生出版社，2024. 11. --（全国高等学历继续教育“十四五”规划教材）. -- ISBN 978-7-117-36535-2

Ⅰ. R473. 74

中国国家版本馆 CIP 数据核字第 20240KF645 号

精神科护理学
Jingshenke Hulixue
第 4 版

主　　编　周　英
出版发行　人民卫生出版社（中继线 010-59780011）
地　　址　北京市朝阳区潘家园南里 19 号
邮　　编　100021
E - mail　pmph @ pmph.com
购书热线　010-59787592　010-59787584　010-65264830
印　　刷　天津科创新彩印刷有限公司
经　　销　新华书店
开　　本　787×1092　1/16　印张：16.5
字　　数　388 千字
版　　次　2003 年 8 月第 1 版　2024 年 11 月第 4 版
印　　次　2024 年 11 月第 1 次印刷
标准书号　ISBN 978-7-117-36535-2
定　　价　55.00 元

打击盗版举报电话　010-59787491　E- mail　WQ @ pmph.com
质量问题联系电话　010-59787234　E- mail　zhiliang @ pmph.com
数字融合服务电话　4001118166　E- mail　zengzhi @ pmph.com

出版说明

为了深入贯彻党的二十大和二十届三中全会精神，实施科教兴国战略、人才强国战略、创新驱动发展战略，落实《教育部办公厅关于加强高等学历继续教育教材建设与管理的通知》《教育部关于推进新时代普通高等学校学历继续教育改革的实施意见》等相关文件精神，充分发挥教育、科技、人才在推进中国式现代化中的基础性、战略性支撑作用，加强系列化、多样化和立体化教材建设，在对上版教材深入调研和充分论证的基础上，人民卫生出版社组织全国相关领域专家对“全国高等学历继续教育规划教材”进行第五轮修订，包含临床医学专业和护理学专业（专科起点升本科）。

本套教材自1999年出版以来，为促进高等教育大众化、普及化和教育公平，推动经济社会发展和学习型社会建设作出了重要贡献。根据国家教材委员会发布的《关于首届全国教材建设奖奖励的决定》，教材在第四轮修订中有12种获得“职业教育与继续教育类”教材建设奖（1种荣获“全国优秀教材特等奖”，3种荣获“全国优秀教材一等奖”，8种荣获“全国优秀教材二等奖”），从众多参评教材中脱颖而出，得到了专家的广泛认可。

本轮修订和编写的特点如下：

1. 坚持国家级规划教材顶层设计、全程规划、全程质控和“三基、五性、三特定”的编写原则。

2. 教材体现了高等学历继续教育的专业培养目标和专业特点。坚持了高等学历继续教育的非零起点性、学历需求性、职业需求性、模式多样性的特点，贴近了高等学历继续教育的教学实际，适应了高等学历继续教育的社会需要，满足了高等学历继续教育的岗位胜任力需求，达到了教师好教、学生好学、实践好用的“三好”教材目标。

3. 贯彻落实教育部提出的以“课程思政”为目标的课堂教学改革号召，结合各学科专业的特色和优势，生动有效地融入相应思政元素，把思想政治教育贯穿人才培养体系。

4. 将“学习目标”分类细化，学习重点更加明确；章末新增“选择题”，与本章重点难点高度契合，引导读者与时俱进，不断提升个人技能，助力通过结业考试。

5. 服务教育强国建设，贯彻教育数字化的精神，落实教育部新形态教材建设的要求，配备在线课程等数字内容。以实用性、应用型课程为主，支持自学自测、随学随练，满足交互式学习需求，服务多种教学模式。同时，为提高移动阅读体验，特赠阅电子教材。

本轮修订是在构建服务全民终身学习教育体系、培养和建设一支满足人民群众健康需求和适应新时代医疗要求的医护队伍的背景下组织编写的，力求把握新发展阶段，贯彻新发展理念，服务构建新发展格局，为党育人，为国育才，落实立德树人根本任务，遵循医学继续教育规律，适应在职学习特点，推动高等学历医学继续教育规范、有序、健康发展，为促进经济社会发展和人的全面发展提供有力支撑。

新形态教材简介

本套教材是利用现代信息技术及二维码，将纸书内容与数字资源进行深度融合的新形态教材，每本教材均配有数字资源和电子教材，读者可以扫描书中二维码获取。

1. 数字资源包含但不限于PPT课件、在线课程、自测题等。

2. 电子教材是纸质教材的电子阅读版本，其内容及排版与纸质教材保持一致，支持多终端浏览，具有目录导航、全文检索功能，方便与纸质教材配合使用，可实现随时随地阅读。

获取数字资源与电子教材的步骤

❶ 扫描封底**红标**二维码，获取图书“使用说明”。

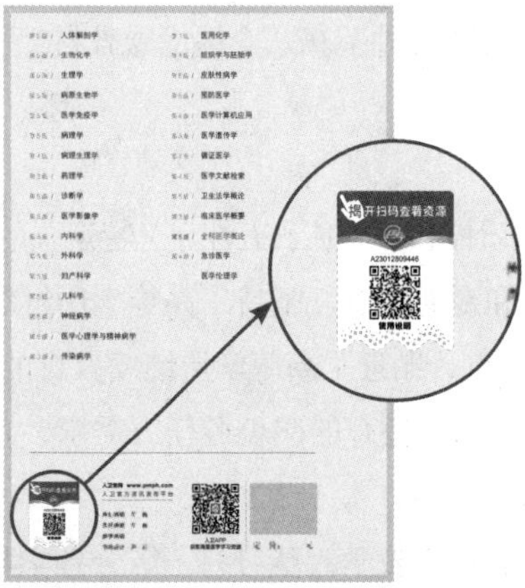

❷ 揭开红标，扫描**绿标**激活码，注册 / 登录人卫账号获取数字资源与电子教材。

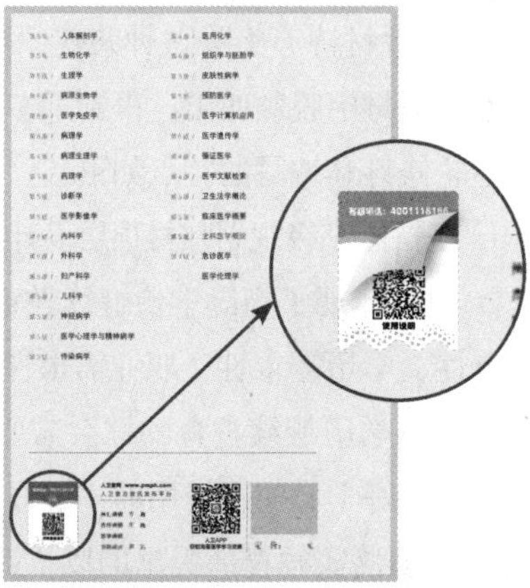

❸ 扫描书内二维码或封底绿标激活码随时查看数字资源和电子教材。

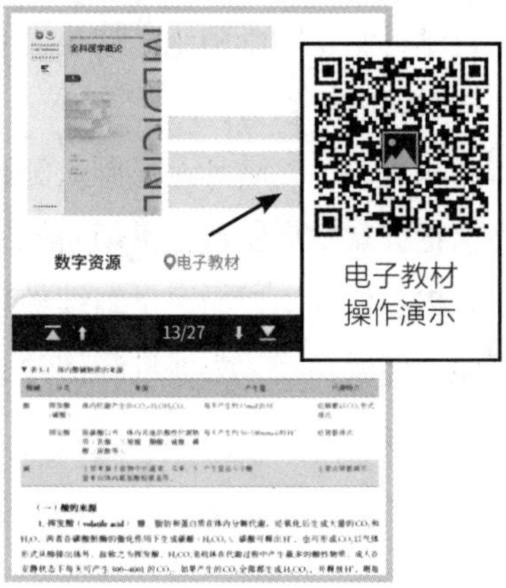

❹ 登录 zengzhi.ipmph.com 或下载应用体验更多功能和服务。

扫描下载应用

客户服务热线 400-111-8166

前 言

本次修订，我们坚持教材内容契合“大卫生、大健康”理念，秉持精品意识，在认真听取师生对上一版教材意见的基础上，扬长避短、查漏补缺，吸纳精神科护理学最新成果，使教材内容与时俱进。依据护理学专业高等学历继续教育培养目标，遵循医药学高等学历继续教育规律，体现高等学历继续教育的特点，在编写中坚持“三基”（基本理论、基本知识、基本技能）、“五性”（思想性、科学性、先进性、启发性、适用性）、“三特定”（特定对象、特定目标、特定限制）的原则，力求系统地将精神科护理学的基本理论、知识及其新进展介绍给学生。本版教材精神疾病诊断分类依据ICD-11分类。全书注重将思政元素有机融入教材，在相关链接、案例中渗透科学精神和职业素养；注重培养学生的评判性思维和解决问题的能力；坚持整体护理观，融入预防、康养理念，注重“生命全周期、健康全过程”精神心理健康的维护。

教材编写内容进行了模块化设计，包括学习目标、案例导入、问题与思考、相关链接、学习小结、复习参考题。教材还配有丰富的数字学习资源，包括同步练习题、PPT和在线课程等，助力满足学生自主学习、碎片化学习、人机互动学习和在线即时形成性评价的需求。本书共分十六章，第一章至第四章分别介绍精神医学及精神科护理学的发展史，精神疾病治疗与护理的基本知识与基本技能。第五章至第十五章主要介绍各类精神障碍患者的护理，如神经认知障碍及相关疾患、精神分裂症、抑郁障碍、双相障碍、焦虑与恐惧相关障碍、强迫及相关障碍、心理因素相关生理障碍、应激相关障碍、人格障碍、神经发育障碍、物质使用与成瘾行为所致障碍患者的护理。第十六章介绍精神障碍患者的社区及家庭护理。第十三章人格障碍患者的护理是新增内容。

本教材条理清晰、内容新颖、实用性强，主要供护理学专业专升本学生使用，也可以作为临床护理工作者和高等医学院校护理学专业教师的参考书。

本书参编人员包括精神医学临床、教学、科研的一线专家，有丰富的教学经验和严谨的治学态度。本书在编撰过程中得到了编写团队的大力支持，在此致以衷心的感谢！由于时间仓促、学识水平和能力所限，本书难免存在疏漏及不足之处，恳请读者和同行不吝赐教，以便今后进一步完善。

周 英

2023年9月18日

目 录

第一章 绪论 001

第一节 概述 001

第二节 精神医学及精神科护理学发展简史 002

第三节 精神科护理工作 004

第二章 精神障碍的基础知识 009

第一节 精神障碍的病因 010

第二节 精神障碍的诊断分类 011

第三节 精神障碍的常见症状 013

第三章 精神科护理技能 026

第一节 精神障碍患者的基本护理技能 027

第二节 精神障碍患者的基础护理 032

第三节 精神科康复护理 039

第四节 精神障碍患者的组织与管理 041

第五节 精神科专科监护技能 044

第四章 精神障碍的治疗与护理 065

第一节 药物治疗及护理 066

第二节 心理治疗与护理 076

第三节 物理治疗与护理 081

第五章 神经认知障碍及相关疾病患者的护理 087

第一节 概述 088

第二节 与神经认知障碍有关的常见脑部疾病 091

第三节 躯体疾病所致神经认知及精神障碍 099

第六章 精神分裂症患者的护理 106

第一节 精神分裂症的临床特点 106

第二节 精神分裂症患者的护理 112

第七章
抑郁障碍患者的护理
118

第一节 抑郁障碍的临床特点 118
第二节 抑郁障碍患者的护理 123

第八章
双相障碍患者的护理
127

第一节 双相障碍的临床特点 127
第二节 双相障碍患者的护理 134

第九章
焦虑与恐惧相关障碍患者的护理
138

第一节 焦虑与恐惧障碍的临床特点 138
第二节 焦虑与恐惧障碍患者的护理 144

第十章
强迫及相关障碍患者的护理
149

第一节 强迫及相关障碍的临床特点 149
第二节 强迫及相关障碍患者的护理 154

第十一章
心理因素相关生理障碍患者的护理
158

第一节 进食障碍 159
第二节 睡眠–觉醒障碍 163

第十二章
应激相关障碍患者的护理
171

第一节 应激相关障碍的临床特点 172
第二节 应激相关障碍患者的护理 177

第十三章
人格障碍患者的护理
183

第一节 人格障碍的临床特点 184
第二节 人格障碍患者的护理 188

第十四章
神经发育障碍患者的护理
195
第一节 智力发育障碍 195
第二节 孤独症谱系障碍 202
第三节 注意缺陷多动障碍 207
第四节 抽动障碍 211

第十五章
物质使用与成瘾行为所致障碍患者的护理
217
第一节 概述 218
第二节 物质使用与成瘾行为所致障碍的临床特点 220
第三节 物质使用与成瘾行为所致障碍的护理 230

第十六章
精神障碍患者的社区及家庭护理
238
第一节 精神障碍患者的社区护理 238
第二节 精神障碍患者的社区康复及护理 243
第三节 精神障碍患者的家庭护理 246

推荐阅读
251

索　引
253

第一章 绪论

01章

学习目标

知识目标	掌握　精神医学发展的四次革新运动。 熟悉　我国精神科护理学的发展面临的机遇和挑战。 了解　精神科护理学发展简史；《中华人民共和国精神卫生法》实施的背景。
能力目标	能够领会精神科护理学的重要任务，自觉将精神科护理学的知识应用于临床工作中。
素质目标	重视患者精神心理护理，具有人道主义精神，理解和关怀患者，建立良好护患关系。

第一节 概述

由于社会文化、经济的发展及人们对精神卫生需求的增加，对精神疾病的临床医疗与护理的重点从传统的重型精神障碍，如精神分裂症，逐渐向轻型精神障碍，如焦虑、抑郁障碍、强迫障碍等转变；服务模式也由封闭式管理转向半开放或开放式管理；精神疾病相关理论、知识和技能的应用也从精神病专科医院走进综合医院和社区卫生中心的工作中。护理人员学习精神科护理学的知识不仅是专科护士的需要，更是各科护士强化心身统一的理念和提高整体护理质量的急迫需要。

一、精神病学

精神病学（psychiatry）是研究精神疾病病因、发病机制、临床表现、疾病发展规律以及治疗和预防的一门学科，是临床医学的重要分支学科。精神病学的生理基础是神经科学，心理基础则与心理学、社会学、人类学密切相关。随着学科发展，精神病学又分出一些分支，如老年精神病学、儿童精神病学、司法精神病学、精神病理学和精神药理学等。

二、精神障碍

精神障碍（mental disorder）是目前国际通用的分类和诊断系统中正式采用的术语。《疾病及有关健康问题的国际分类》（第十一版）（International Statistical Classification of Diseases and Related

Health Problems，ICD-11）的术语说明中明确指出："障碍"不是一个精确的术语，但在这里意味着存在一系列临床上可辨认的症状或行为，并伴有痛苦和个人功能受干扰。之所以不推荐使用疾病这一名词来描述精神障碍，是因为就目前的认知水平，很多精神障碍不能构成疾病的实体。

国外研究表明，25%~30%的急诊患者由于精神方面的问题而就诊。我国成人抑郁障碍终身患病率为6.8%。我国目前精神病性障碍患者约有1 600万，抑郁症患者约有3 000万，精神障碍的识别率、治疗率较低，是我国精神卫生事业的巨大挑战之一。应当指出，精神（心理）健康与精神障碍并非对立的两极，而是一个移行谱。

三、精神科护理学

精神科护理学（psychiatric nursing）是研究对精神障碍患者实施科学护理的一门学科。它是精神医学的一个重要组成部分，又是护理学的一个分支，即建立在护理学基础上的一门专科护理学。

第二节　精神医学及精神科护理学发展简史

一、精神医学的发展简史

精神医学是临床医学的重要分支，是研究精神障碍的病因、发病机制、临床表现、病程转归和治疗及预防的一门学科。长期以来，人们对精神现象的认识程度影响着对精神障碍患者的态度和处理方式。

（一）古代朴素唯物主义观点在精神医学中的反映

公元前5世纪—公元前4世纪，古希腊医学家希波克拉底（Hippocrates）提出了精神障碍的体液病理学说，即认为心理的异常与人的体液性质密切相关的观点，以此来解释人的异常心理和行为。尽管由于当时科学手段的局限性，无法证实这种推论，但是已经包含了现代心理学"心理是脑的功能"这种判断的雏形。

（二）18世纪工业革命和科学进步对精神医学的影响

17世纪以后，工业革命开始高涨。18世纪法国大革命后，法国医生皮内尔（Pinel）是第一个被任命为"疯人院"院长的医生。他认为精神障碍是一种需要治疗的疾病，他去掉了精神障碍患者身上的铁链，主张人道地对待患者。这种对心理异常者的同情和人道主义精神有着划时代的意义，精神医学发展也从黑暗走向复兴，这被公认为精神医学的首次革新运动。同一时期的希区（Hitch）开始在疗养院使用受过训练的女护士，此后精神障碍的治疗进入了医院模式。

（三）19世纪末现代精神医学的兴起

19世纪末，德国精神病学家克雷丕林（Kraepelin）总结了前人观察研究的成果，从临床和病理解剖的角度第一次对精神障碍进行分类，创立了"描述性精神医学"。明确区分了两种精神疾病，早发性痴呆（现称精神分裂症）和躁狂抑郁性精神病（现称心境障碍），因此他被人们称为现代精神病学之父。

进入20世纪，弗洛伊德突破了器质性病因论研究的瓶颈，创立了精神分析理论，将精神医学带入“心因性病因论”的研究范畴，被认为是精神医学的第二次革新运动。

20世纪50年代，英国医生琼斯（Jones）推行“治疗性社区”以缩短患者住院时间，推广非机构化服务，促进患者回归社会。精神障碍患者的防治工作也从医院扩大到社区，社区精神卫生运动的开展被认为是精神医学的第三次革新运动。

1953年抗精神病药物氯丙嗪被发现并广泛应用于治疗精神疾病，人们开始研究精神疾病发病的生物学机制，生物精神医学的发展是精神医学的第四次革新运动。1977年，恩格尔提出生物–心理–社会医学模式，之后越来越多的人主张将现代医学模式融入精神医学中。精神医学不仅应服务于精神病院内，也要面向社区卫生服务。

二、精神科护理学发展简史

精神科护理学是随着精神医学和护理学的进步而发展起来的。

国外有关精神科护理的文字记载是1814年希区在精神病疗养院雇佣受过专门训练的女护士承担照护工作。南丁格尔在《人口卫生与卫生管理原则》一书中指出：应关注患者的睡眠情况、注意对患者的态度，防止精神障碍患者伤人与自伤。此后，患者的精神问题引起护理人员的关注。1873年，美国的琳达·理查兹（Linda Richards）从护士学校毕业后从事精神障碍患者的照护，并制订了精神科护理计划，重视患者躯体与精神方面的护理及生活环境的改善。她被称为美国精神科护理的先驱。

1882年，美国马萨诸塞州的马克林医院建立了第一所培养精神科护士的学校，主要学习对精神患者保护和管理的技巧，护理功能仅限于照顾患者的身体和改善患者的生活环境。

20世纪30年代至50年代，精神疾病的治疗有了快速发展，许多躯体治疗的方法在精神医学领域广泛应用，如深度睡眠疗法、胰岛素休克疗法和电休克疗法，特别是抗精神病药物的出现，从根本上改变了精神科治疗手段的困境。这些治疗技术的开展需要护士具备内外科的护理知识和技能。

随着现代医学模式的建立，现代精神科护理学逐渐从责任制护理模式发展为兼顾生物–心理–社会三个方面的整体护理模式。在非精神科也要重视患者的精神护理，在精神科也不能忽略患者的躯体护理，同时注重患者社会功能的康复。精神科护理学已经成为培养护士的一门重要课程，学生无论在哪类卫生机构或临床科室服务，都需要学习精神科护理学课程。在专科医院，医护人员从重视精神障碍的症状“痊愈”向社会功能康复转变；从封闭式管理向半开放或开放式管理转变，从被动收治患者向主动开展精神疾病的预防和早期干预转变。精神卫生服务也从专科医院向综合医院、社区–家庭发展。

中华人民共和国成立后，全国各地建立了精神病院，精神障碍防治网日益健全，我国精神科护理学事业随着精神医学的发展也取得了长足的进步。1958年，我国精神病医院主要实行开放式和半开放式管理制度；1990年成立了中华护理学会精神科护理专业委员会，组织开展全国性精神科护理学术交流；改革开放以来，精神科护理理念、临床护理实践、精神科人才培养及科学研究逐步与国际接轨，在精神科相继实施了责任制护理、整体护理、临床路径护理模式，提高了临床护理水平。

相关链接 | **世界精神卫生日**

“世界精神卫生日”是由世界精神病学协会（World Psychiatric Association，WPA）在1992年发起的，时间是每年的10月10日。届时世界各国都会开展丰富的主题活动。2022年世界精神卫生日宣传主题为“营造良好环境，共助心理健康”，旨在通过多种途径的宣传活动，推动全社会提高认识，增强心理健康意识，关注心理精神需求，在家庭、学校、工作单位、社区等环境中，营造、维护和促进心理健康和精神卫生的良好氛围，提供适宜的心理支持和心理健康服务，提升心理健康和精神卫生水平。

第三节 精神科护理工作

精神科护理工作的对象是罹患各种精神障碍的患者，护士既要关注患者的精神与行为方面的异常，又要掌握精神障碍与躯体疾病相互影响的问题，这决定了精神科护理工作的内容与要求。

一、精神科护理工作的内容与范围

精神科护理工作的内容一般包括基础护理、危机状态的防范与护理、特殊治疗的护理等，本书设专章介绍。此处仅介绍精神科护理的工作范围，包括预防保健、治疗、康复及健康教育等多层次服务。

（一）预防保健

预防保健工作主要在社区进行，同时也可以在学校、工厂等场所进行。护士针对社区居民的生活环境、人口特点、教育水平、职业背景等方面的特点，运用心理学和精神医学知识开展精神卫生和精神障碍的指导与咨询工作，满足人们对心理健康的需要，提升公众心理健康水平，预防精神障碍的发生。

（二）治疗性护理

治疗性护理主要在医院实施，是针对住院的精神障碍患者提供的护理。主要按照精神障碍的治疗和护理方案，为患者提供安全舒适的治疗环境，与患者建立良好的护患关系，为患者提供各种治疗性护理措施，如心理护理、睡眠护理、保证医嘱的执行、安全护理等，以提高疗效，预防不良事件的发生，促进康复，为患者回归社会做好充分的准备。

（三）康复训练

康复训练是精神障碍患者照护不可缺少的环节，在医院、社区、家庭都需要积极开展。护士与康复训练师、患者亲属配合，进行日常生活能力、社交能力、工作与学习能力等方面的训练，使患者充分利用社会支持、尽快融入社会生活，预防疾病复发，提高生活质量。

（四）健康教育

根据服务对象不同，健康教育采用不同的方法，实施不同的教育内容。针对社区的一般民众，健康教育可以以提高心理健康水平和预防心理疾病为主要教育内容。针对精神疾病康复期患者，可以开展有关精神疾病的社区康复、用药安全指导、预防复发、减少再入院及社会功能恢复等方面的健康教育。针对医院患者及家属，实施有关精神疾病的治疗、护理、预防、康复等方面的指导。

随着精神科护理工作范围扩展及护理工作连续性服务的逐渐完善，护士的专业服务场所也不断发生着变化。精神科护士的工作场所由过去传统的精神病医院、社区精神康复中心、综合医院精神科等，发展为包括住院护理、部分住院或日间护理、康复中心护理、家庭护理等连续的、全方位的网络结构。除此之外，以社区为中心的护理场所已经扩展到家庭、养老院、临终关怀中心、学校、监狱、企业和各种服务管理机构。

二、精神科护理工作的特点

精神障碍患者的特殊性，决定了其护理工作的独特性和专业性。

（一）有效的沟通是开展护理工作的前提

多数精神障碍患者在精神症状的支配下，会出现不同程度的护患沟通障碍，如患者表现不合作、被动、敌意、纠缠、攻击行为等，这些都严重阻碍了各项护理工作的开展，心理护理更需要有效地沟通才能开展，护士需运用专业理论和技术与患者建立积极的、治疗性的人际关系，保障护理工作的有效进行。

（二）安全护理至关重要

精神障碍患者的安全护理及医护人员的安全一直被视为精神科临床工作至关重要的环节，有关内容详见第三章。

（三）治疗方案的落实是取得满意疗效的保障

当前精神疾病的主要治疗方法还是依靠精神药物治疗，但有相当部分患者否认有病，拒绝治疗，这需要护士有高度的责任感、丰富的护理经验和护理技能，以保证患者治疗方案的落实。

（四）基础护理与组织管理工作既繁重又责任重大

相比其他疾病的护理，精神障碍患者的基础护理和组织管理的工作任务显得格外突出。由于疾病和用药原因，患者常难以自行按时按量进食，如暴饮暴食、拒食、噎食等，这都需要护士密切观察和加强照护、做好饮食护理。睡眠障碍几乎涉及各类精神疾病，睡眠的质量与病情变化、用药效果、安全保障密切相关，因此睡眠护理对巩固疗效、稳定患者情绪和安全管理有重要作用。精神障碍患者在疾病的支配下，常出现生活懒散、不修边幅、冲动伤人、毁物、自伤自杀和走失等行为。因此，护士应督促和协助患者做好晨晚间护理，保证患者定时洗澡、更衣、理发，维护治疗环境的秩序，保障患者及医护人员的安全。

三、精神卫生立法及相关问题

（一）精神卫生工作突出的问题

在《中华人民共和国精神卫生法》出台之前，精神卫生工作存在不少问题。

> **问题与思考**
>
> 某小区的健身小广场上发生了一起伤害事件，6岁男孩小宇被小区内的青年李某无故打伤，导致右前臂骨折。事发后，经鉴定打人者李某患有精神分裂症。
>
> 思考：该患者无故打人负有刑事责任吗？监护人负有责任吗？如何从社区和全社会角度来减少或避免类似不良事件的发生？

1. 该收治的不收治　主要问题在于家庭监护责任重，社会救助待加强，精神障碍预防、治疗、康复服务体系有待进一步健全，精神障碍患者的合法权益的保障尚需加强。避免或杜绝精神障碍患者肇事、肇祸事件的发生。

> **问题与思考**
>
> 某男在家中休息，却被精神病院多名工作人员送往医院，这名“被精神病”者为此将这家精神病院和自己的妻子告上法院。法院一审“以侵犯公民人身自由”为由，判决精神病院依法赔偿原告精神损害抚慰金5 000元。
>
> 思考：如何避免正常人“被精神病”的侵权行为？

2. 不该收治的却被收治　即所谓的“被精神病”的问题，在相关法律出台之前，强制收治没有门槛、强制收治没有程序规范的现象偶有发生。

（二）《中华人民共和国精神卫生法》对相关热点问题做了明确规定

历经27年艰辛立法之路，《中华人民共和国精神卫生法》（以下简称《精神卫生法》）于2013年5月1日起施行，2018年进行了修订。该法是为发展精神卫生事业，规范精神卫生服务，维护精神障碍患者的合法权益而制定的。对当前几个热点问题做了明确规定。

1. 明确送治权　送治权也就是谁有权把人送进精神病院，这是核心问题。《精神卫生法》规定：除个人自行到医疗机构进行精神障碍诊断外，疑似精神障碍患者的近亲属可以将其送往医疗机构进行精神障碍诊断。对查找不到近亲属的流浪乞讨疑似精神障碍患者，由当地民政等有关部门按照职责分工，帮助送往医疗机构进行精神障碍诊断。疑似精神障碍患者发生伤害自身、危害他人安全的行为，或者有伤害自身、危害他人安全的危险的，其近亲属、所在单位、当地公安机关应当立即采取措施予以制止，并将其送往医疗机构进行精神障碍诊断。

2. 明确诊治权　《精神卫生法》明确规定：精神障碍的诊断应当由精神科执业医师作出；精神障碍的诊断应当以精神健康状况为依据；心理咨询师禁止诊断治疗精神障碍，接受咨询的人员可能患有精神障碍，应当建议其到合法的医疗机构就诊。

3. 住院实行自愿原则　《精神卫生法》规定：精神障碍患者的住院治疗实行自愿原则。自愿住院治疗的精神障碍患者可以随时要求出院，医疗机构应当同意。同时法律还规定：诊断结论、病情评估表明就诊者为严重精神障碍患者并已经发生伤害自身、危害他人安全的行为，或者有伤害自身、危害他人安全的危险，应当对其实施住院治疗。

4. 保障精神障碍患者的权益 《精神卫生法》规定，患者享受下列权益：人格尊严、人身和财产安全不受侵犯；教育、劳动、医疗以及从国家和社会获得物质帮助等方面的合法权益受法律保护；有关单位和个人应当对精神障碍患者的姓名、肖像、病历资料等信息予以保密；任何组织或者个人不得歧视、侮辱、虐待患者，不得非法限制患者的人身自由。政府及有关部门应当采取有效措施，保证患有精神障碍的适龄儿童、少年接受义务教育，扶持有劳动能力的患者从事力所能及的劳动，并为已经康复的人员提供就业服务。

相关链接 | **精神疾病患者的病耻感**

社会学家Erving Goffman将疾病病耻感（stigma）定义为：对个体或群体的明显身体或行为特性产生负面及错误的社会态度，使其拥有者在他人眼里丧失社会信誉或社会价值。精神疾病患者的病耻感可分为感知的病耻感和实际的病耻感。感知的病耻感是指妨碍患者谈论亲身经历、寻求帮助的羞耻感和对歧视的预期感受。实际的病耻感是患者遭受他人歧视和不公平对待的经历。病耻感可使患者感到羞辱、自尊受损、自卑、回避社交、刻意隐瞒病情，甚至否认患病事实，对其就医、治疗和康复产生负面影响。应采取积极的应对策略减轻或消除精神障碍患者的病耻感，使其更好地融入家庭及社会，促进其生理、心理、社会层面的康复。

党的二十大报告中强调，“推进健康中国建设”，“把保障人民健康放在优先发展的战略位置，完善人民健康促进政策”。因此，全社会要理解和关爱精神疾病患者，减轻其病耻感，促进其康复。

学习小结

精神医学发展的历史是人们不断认识精神疾病并且与之抗争的历史，其间经历了多次革新运动。精神障碍疾病本身的特殊性决定了精神科护理工作的独特性。护士与患者的沟通能力成为更好完成护理工作的前提，而对患者的组织管理、安全护理、基础护理成为日常护理工作的重要内容，患者因精神障碍造成的不合作直接影响治疗与护理方案的落实。《精神卫生法》的颁布和实施，为发展精神卫生事业、规范精神卫生服务和保障精神障碍患者的权益提供了法律保障。

（周　英）

复习参考题

一、单项选择题

1. 关于精神病学的学科地位，以下说法正确的是（ ）
   A. 精神病学是生物医学的分支学科
   B. 精神病学是行为医学的分支学科
   C. 精神病学是社会科学的分支学科
   D. 精神病学是临床医学的分支学科
   E. 精神病学是心理学的分支学科
2. 美国第一位从事精神科护理工作的先驱者是（ ）
   A. 南丁格尔
   B. 琳达·理查兹
   C. 克雷佩林
   D. 希波克拉底
   E. 柏拉图
3.《精神卫生法》实施的时间是（ ）
   A. 2003年
   B. 2013年
   C. 2023年
   D. 1993年
   E. 1983年
4.《精神卫生法》明确了精神障碍的诊治权属于（ ）
   A. 心理咨询师
   B. 心理治疗师
   C. 护士
   D. 精神科执业医师
   E. 内科执业医师
5. **不符合**《精神卫生法》中有关保障精神障碍患者权益的表述是（ ）
   A. 人格尊严、人身和财产安全不受侵犯
   B. 教育、劳动、医疗等方面的合法权益受法律保护
   C. 任何组织或者个人不得歧视、侮辱、虐待患者
   D. 有关单位和个人应当对患者的姓名、肖像、病历资料等信息予以保密
   E. 患有精神障碍的适龄儿童、少年无须接受义务教育

参考答案：1. D，2. B，3. B，4. D，5. E

二、简答题

1. 精神医学的发展经历了哪些革新运动？
2. 精神科护理工作的特点有哪些？
3.《精神卫生法》关于精神障碍患者的送治权、诊治权、住院原则、保障个人权益是如何规定的？

第二章

精神障碍的基础知识

02章

学习目标

知识目标	掌握　判定精神活动是否异常的原则；精神症状的共同特点；常见精神症状的临床特点。 熟悉　精神障碍的诊断与分类系统。 了解　精神障碍的主要发病因素。
能力目标	能对来访者的精神活动是否异常、是何种症状进行准确评估，并采取有效的护理措施。
素质目标	树立爱伤观念，理解并接纳患者各类症状，关心、支持和护理好患者。

案例导入

李某，女，25岁，汉族，未婚，研究生。约3年前无明显原因出现心情低沉，很难开心起来，以前感兴趣的事情也很难引起其兴趣，精力减退，容易疲劳，感到头脑和四肢沉重和缓慢，注意力难以集中，学习和思考效率明显下降，自卑，自责，感到自己拖累了课题组，连累了家人。有时产生自杀想法，常常凌晨5点醒来就睡不着了。上述情况持续1个月到半年不等，会自动缓解，缓解期基本无异常。1年前出现莫名开心，天天都很快乐，一切都是那么美好，自我感觉良好，很自信，精力充沛，不知道疲劳，头脑也变得很好用，本来比较内向的她变得比较外向，喜欢交朋友，送人礼物，请人吃饭，以至于信用卡严重透支。她睡眠减少，每晚睡4~5个小时就感觉精力很好了。这种状态一般持续为4~30天，会自动缓解，有时是一下子情绪就滑下去了，变成上述不好的状态。近半年出现凭空闻语，听到有人说她这样那样的不好，有时还让她去死。感到周围人对她指指点点，眼神和动作都流露出对她的厌恶。近1个月心情一直都不好，有两次过量服药，企图自杀，幸好被同学和家人及时发现并送医院抢救。

请思考：

1. 患者主要表现为哪些精神症状？考虑哪种疾病？
2. 如何对患者进行护理评估？
3. 针对该患者主要的护理措施有哪些？主要护理重点是什么？

第一节　精神障碍的病因

一、生物因素

1. 遗传与环境因素　人们早就认识到基因是影响人类和动物正常与异常行为的主要因素之一。已有家系研究、双胞胎研究及分子遗传学研究等表明，精神分裂症、心境障碍、儿童孤独症、神经性厌食症等疾病具有遗传性。目前，基因与环境的相互作用产生疾病或行为问题已经成为人们的共识。

2. 神经发育异常　神经发育异常学说已逐渐成为精神疾病发病机制的主要前沿研究领域。该学说认为，由于遗传和其他神经发育危险因素的相互作用，在胚胎期大脑发育的过程中出现了某些神经病理改变。这些改变的效应没有即刻表现，随着进入青春期或成年早期，在不良外界环境因素影响下导致疾病的发生。科学家们认为神经发育异常可能是重大精神障碍的共同发病机制。

3. 躯体疾病　急慢性躯体感染和颅内感染，或者一些内脏器官、内分泌、代谢、营养等躯体疾病，如果引起水电解质平衡失调、衰竭、缺氧、毒性中间代谢产物等影响脑功能或脑器质的改变，如肝性脑病、脑膜炎等，均可导致精神障碍。

4. 理化因素　精神活性物质如镇静药、催眠药类物质的应用，有毒物质如一氧化碳、农药的接触与使用均可影响中枢神经系统，导致意识和精神障碍。

二、心理社会因素

应激性生活事件、人格特征、父母教养方式、人际关系、社会阶层、经济状况、宗教文化等均构成影响疾病的心理与社会因素。心理、社会因素既可以作为发病因素，如创伤后应激障碍、适应障碍等；也可以作为相关因素影响精神障碍的发生与发展，如抑郁发作、焦虑障碍、惊恐发作、强迫障碍、分离性障碍及躯体痛苦和体验障碍等；还可以在躯体疾病的发生、发展中起重要作用，如心身疾病。

1. 应激因素　任何个体都不可避免地遇到各种各样的生活事件，这些生活事件常常是导致个体产生应激反应的应激源。婚恋、家庭内部问题、工作中人际关系常是主要的应激源。社会生活中重大遭遇，如社会动荡、交通事故、地震、洪水、亲人罹难、被强暴等则常常是比较强烈的应激源。

在临床上，与急性应激有关的精神障碍主要有创伤后应激障碍。慢性应激反应可能与人格特征关系更大，临床上可见适应障碍等。另外，社会、心理刺激常常作为许多精神障碍的诱因出现，应予以充分注意。

除外来的生活事件外，内部需要得不到满足、动机行为在实施过程中受挫，也会产生应激反应；长时间的应激则会导致广泛性焦虑障碍、惊恐障碍、恐惧障碍、躯体痛苦和体验障碍、分离性障碍和心身疾病等。

2. 社会文化因素　在不同的文化和环境背景下所产生精神障碍的病种、症状表现多不同，这与民族文化、社会风俗、宗教信仰、生活习惯等有关系。在疾病的诊疗中，要充分考虑社会文化背景的不同和影响。

3. 人格特征 人格是一个人稳定的行为模式及在日常生活中待人处世的习惯方式，是全部心理特征的总和。人格的形成与先天的生物学基础及后天的生活环境均有密切关系。现代研究认为，病前人格特征的偏离或障碍与精神障碍的发生密切相关，且不同的人格特征可能易患不同的精神障碍。如具有分裂样人格的人，表现为孤独少语、被动、退缩、缺少热情或情感冷漠，患精神分裂症可能性较大；具有强迫型人格障碍的人，表现为过分的谨小慎微、做事犹豫不决、完美主义、主观、固执及不安全感等，患强迫障碍的可能性较大；而分离性障碍患者病前的人格特征多具有表演性人格倾向或障碍，表现为过分的感情用事或夸张行为吸引他人的注意，具有情感体验肤浅、反应强烈易变、喜怒形于色、张扬造作、自我为中心及暗示性强等特点。

第二节 精神障碍的诊断分类

所有的医学学科都存在疾病分类，其目的是把种类繁多的不同疾病按各自的特点和从属关系划分出病类、病种与病型，并列成系统，这样不但可以指导临床实践，有助于教学和科研，也可以奠定研究基础，加深对疾病的研究与认识。

一、国际常用的精神障碍分类系统

随着精神病学事业的发展，尤其在第二次世界大战以后，许多国家的学者都认识到必须改变过去分类上的混乱状态，他们迫切要求制定一个为多数人所能接受的和统一的分类系统，并认为这样一个分类系统将对比较不同地区精神障碍的流行情况、提高诊疗和科研水平、加强国际学术交流起到积极的推动作用。现今国际上影响最大且为很多国家所采用的有世界卫生组织（WHO）《疾病及有关健康问题的国际分类》（International Statistical Classification of Diseases and Related Health Problems，ICD）中的第六章和美国精神病学会的《精神障碍诊断和统计手册》（Diagnostic and Statistical Manual of Mental Disorders，DSM），我国目前主要使用ICD系统，有时做研究会使用DSM，分述如下。

1. ICD WHO组织编写的ICD，目前已出版到第11版，简称ICD-11，包括各科疾病，其中第六章是关于精神障碍的分类。包括我国国家卫生健康委员会在内的许多国家及地区政府卫生部门均认可此分类为标准疾病分类系统。

ICD-11第六章主要分类如下：

6A00~6A0Z 神经发育障碍

6A20~6A2Z 精神分裂症及其他原发性精神病性障碍

6A60~6A8Z 心境障碍

6B00~6B0Z 焦虑及恐惧相关障碍

6B20~6B2Z 强迫及相关障碍

6B40~6B4Z　应激特有相关障碍

6B60~6B6Z　分离性障碍

6B80~6B8Z　喂养和进食障碍

6C00~6C0Z　排泄障碍

6C20~6C2Z　躯体痛苦或体验障碍

6C40~6C5Z　物质使用或成瘾行为所致障碍

6C70~6C7Z　冲动控制障碍

6C90~6C9Z　破坏性行为及去社会障碍

6D10~6D11　人格障碍或相关人格特征

6D30~6D3Z　性心理障碍

6D50~6D5Z　做作障碍

6D70~6E0Z　神经认知障碍

6E20~6E2Z　妊娠、分娩及围产期相关的精神或行为障碍

6E60~6E6Z　继发性精神或行为综合征，与归于他处的障碍或疾病相关

2. DSM　美国的DSM在2013年出版了第5版，简称DSM-5。虽然主要通行于美国，但因其详细的诊断标准，故具有较高的国际影响力。

DSM-5共包括22类疾病：

（1）神经发育障碍

（2）精神分裂症谱系及其他精神病性障碍

（3）双相及相关障碍

（4）抑郁障碍

（5）焦虑障碍

（6）心境障碍

（7）强迫与其他相关障碍

（8）创伤及应激相关障碍

（9）分离性障碍

（10）躯体症状障碍及相关障碍

（11）喂食及进食障碍

（12）排泄障碍

（13）睡眠-觉醒障碍

（14）性功能障碍

（15）性别焦虑

（16）破坏性、冲动-控制及品行障碍

（17）物质相关障碍及成瘾障碍

（18）认知神经障碍

（19）人格障碍

（20）性欲倒错障碍

（21）其他精神障碍

（22）药物所致的运动障碍及其他的药物不良反应

DSM-5还列出一些其他可能成为临床关注焦点的问题。

二、精神障碍的诊断

理想的医学分类应当按照疾病的病因和本质进行，但人类对精神活动规律和精神疾病本质的认识还远远不足，绝大多数精神疾病的病因和发病机制不明确，所以目前仍主要依靠临床特征进行分类，不是以“疾病”命名，而是以“障碍”作为诊断名称。

目前精神障碍的诊断标准是将疾病的症状按照不同的组合，以条理化形式列出的一种标准化条目。诊断标准包括内涵标准和排除标准两个主要部分。内涵标准又包括症状学、病情严重程度、功能损害、病期、特定亚型、病因等指标，其中症状学指标是最基本的，又分为必备症状和伴随症状。排除标准一般是排除继发于躯体疾病、物质使用或其他理化因素的精神障碍以及其他相关的精神障碍。

精神障碍主要遵循“症状（symptom, S）-综合征（syndrome, S）-诊断（diagnosis, D）”（SSD）的过程式思维方法。具体过程：首先确定精神症状，再根据症状组合确定综合征，然后对精神症状或综合征的动态发展过程，结合起病形式、病程特征、病前性格、体格检查、实验室检查等资料综合分析，作出诊断。

第三节　精神障碍的常见症状

一、概述

精神症状是精神异常活动的表现，它涉及人们精神活动的各个方面，并通过人的外显行为，如言谈、书写、表情、动作行为等表现出来。研究精神症状及其产生机制的科学称为精神障碍的症状学或精神病理学（psychopathology）。由于许多精神障碍病因不明，缺乏有效的生物学诊断指标，精神障碍的诊断主要依靠病史采集和精神检查发现精神症状，然后进行综合分析和判断，得出诊断结论。因此，熟练掌握精神障碍的症状学是临床医护人员必备的基本功。

1. 判断精神活动是否异常　判断某一精神活动是否属于病态，一般应从三个方面进行分析：① 纵向分析，即与其过去一贯表现相比较，精神活动是否具有明显改变；② 横向比较，即与大多数正常人的精神活动相比较，是否有明显差别；③ 是否与现实环境相符，即结合当事人的心理背景和当时的处境进行具体分析和判断。因此，精神症状的判断必须与患者的过去、现在进行比较，并结合其处境、症状的频度、持续时间、严重程度进行综合评估。

2. 精神症状的评估要点　第一，应确定是否存在精神症状以及存在哪些精神症状；第二，了解精神症状的强度、持续的时间，并评定其对社会功能影响的严重程度；第三，分析各种症状之间的关系，确定哪些症状是原发的，与病因是否直接有关，是否具有诊断价值，哪些症状是继发的，与原发症状是否存在因果关系；第四，了解患者对症状的态度和反应；第五，分析和探讨各种症状发生的可能诱因或原因及影响因素，包括生物学和心理社会因素，以利于制订针对性的护理计划来减轻和消除症状。

3. 精神症状的特点 虽然每一种精神症状有各自不同的表现，但往往具有以下共同特点：① 症状的出现不受患者意志的控制；② 症状一旦出现，难以通过注意力转移令其消失；③ 症状的内容与周围客观环境不相称；④ 症状会给患者带来不同程度的社会功能损害。

二、感知觉障碍

（一）感觉障碍

1. 感觉过敏（hyperesthesia） 是对外界一般强度的刺激感受性增加，感觉阈值降低。如对一般生活中的声音、光线刺激感到刺耳、刺眼，不能忍受电话铃声、关门声、冷水、阳光等。多见于多种焦虑障碍、分离性障碍、脑外伤所致精神障碍以及病后虚弱状态等。

2. 感觉减退（hypoesthesia） 是对外界一般强度的刺激感受性减低，感觉阈值增高。如患者对强烈刺激不能感知或感觉轻微，比如针刺没有疼痛感。多见于抑郁状态、木僵状态、意识障碍以及精神发育迟滞等。

3. 内感性不适（senestopathia） 患者躯体内部产生各种不舒服或难以忍受的异样感觉，由感觉异常所致。表现为不能明确描述的内脏牵拉、挤压、撕扯、游走、虫爬感。内感性不适多见于疑病症、分离性障碍、躯体痛苦及体验障碍、焦虑状态和抑郁状态等。

（二）知觉障碍

1. 错觉（illusion） 是对客观事物歪曲的知觉，以错听和错视多见。比如将草绳看成蛇，将墙上的裂纹看成一幅画。正常人可以在光线暗淡、情绪紧张或处于期待状态时出现错觉，但条件改善或解释后，很快意识到错误，并能及时纠正。病理性错觉常在意识障碍时出现，患者常常坚信不疑，并伴有相应的情绪和行为反应，不容易及时纠正。多见于器质性精神障碍的谵妄状态，也见于精神分裂症。

2. 幻觉（hallucination） 是没有现实的客观刺激作用于感觉器官时所出现的知觉体验，是一种虚幻的知觉。幻觉是精神科临床最常见的且重要的精神病性症状之一。根据所涉及的感觉器官不同分为幻听、幻视、幻嗅、幻味、幻触、内脏性幻觉。

（1）幻听：患者听到了并不存在的声音，是精神科临床最常见的一种幻觉。患者可以听见各种声音，比如言语声音、音乐、噪声等。如为直接对患者言行进行评论的声音称为评论性幻听；命令患者做某些事情的声音称为命令性幻听；如果有两个或两个以上的声音在争论，且对患者使用第三人称的称为议论性幻听。这些言语性幻听常见于精神分裂症。患者常因此而苦恼和不安，并产生拒食、自伤或伤人行为。

（2）幻视：即看到不存在的事物。幻视内容可以是单调的光、色或者片段形象，也可以是非常鲜明、生动、具体的事物，如具体的人物、景象、场面等。幻视常见于精神分裂症，意识障碍时出现的幻视多见于器质性精神障碍的谵妄状态。

（3）幻嗅：患者闻到一些在现实中并不存在的事物所产生的难闻气味，如腐烂食品、尸体、粪便或化学药品的气味等。幻嗅常与其他幻觉同时存在，并易继发被害妄想。多见于精神分裂症，也见于颞叶损伤，如颞叶外伤、颞叶癫痫所致的精神障碍。

（4）幻味：患者尝到食物或水中有某种怪味道，因而拒食。幻味常与被害妄想同时存在，如认为食物中的“怪味道”是被人投毒所致，主要见于精神分裂症。

（5）幻触：在没有任何刺激时，患者感到皮肤或黏膜有各种异常的感觉，如针刺感、虫爬感等，也可有性接触感。见于精神分裂症或器质性精神障碍。

（6）内脏性幻觉：患者对躯体内部某一部位或某一脏器的一种虚幻的知觉体验。如感到肠扭转、肝破裂、心脏穿孔、腹腔内有虫爬行等，常与疑病妄想伴随出现，多见于精神分裂症及抑郁症。

此外，还有一些特殊的幻觉形式，按幻觉体验的来源分为真性幻觉和假性幻觉。前者体验到的幻觉形象鲜明，如同外界客观事物形象一样，存在于外部客观世界，通过自己的感官感受到；后者所感受到的幻觉表象不够清晰、不够鲜明生动且不完整，存在于主观空间如脑内、体内，幻觉不是通过感觉器官而获得的，如听到肚子里有说话的声音，可以不用自己的眼睛就能看到头脑里有一个人像，在意识清晰时多见于精神分裂症。

3. 感知综合障碍（psychosensory disturbance） 是指患者对客观事物整体属性能感知，但对某些个别属性如大小、形状、颜色、距离、空间位置等产生了错误的感知。可见于精神分裂症、癫痫、抑郁发作等。常见的感知综合障碍有：

（1）空间感知综合障碍：患者对周围的人或物的大小、形状、距离、空间位置等方面发生感知错误。其中，看到外界事物扭曲变形者称为视物变形症（metamorphopsia）；看到周围人和物的形象比实际增大或缩小者分别称为视物显大症（macropsia）和视物显小症（micropsia）；感到外界人或事物与自身的距离发生了变化者称为视物错位症（porropsia）。

（2）时间感知综合障碍：患者对时间的快慢出现不正确的知觉体验。如感到时间在飞逝，外界事物的变化异乎寻常得快；或者感到时间停止了，岁月不再流逝了，外界事物停滞不前。此症状可见于癫痫、中毒性精神障碍和精神分裂症。

（3）运动感知综合障碍：对外界物体的运动与静止状态出现了歪曲的知觉体验。此时，如果同时有空间和时间的知觉障碍，可感到运动的物体静止不动或静止的物体在运动。可见于癫痫和精神分裂症。

（4）体型感知综合障碍：患者感到自己的身体某一部位在大小、形状、重量和颜色等方面发生变化。如看到自己的手臂很长，下颌很大。有些患者有反复偷偷看镜子的行为，称为窥镜症状。多见于精神分裂症，尤其多见于青少年。

（5）非真实感：又称现实解体（derealization），指个体对周围环境的感知清晰度下降，感到周围变得模糊不清，毫无生气，缺乏鲜明生动感，视物犹如隔着一层帷幔，听音如隔一道屏障，因而感到外界不真实，都像假的一样。多见于抑郁状态和精神分裂症等。

三、思维障碍

思维是人脑对客观事物间接概括的反映，它揭示事物内在的、本质的特征，是人类认识活动的最高形式。思维通过言语或文字来表达。所以思维障碍也常常可以从语言中去识别。思维障碍临床表现多种多样，主要包括思维形式障碍和思维内容障碍。

1. 思维形式障碍　主要为思维过程的联想和逻辑障碍。常见的症状如下：

（1）思维奔逸：又称观念飘忽，指联想速度加快、数量增多、内容丰富生动且转换速度加快。患者表现为健谈，说话滔滔不绝、口若悬河、出口成章。患者自述脑子反应快，特别灵活，好像机器加了“润滑油”，思维敏捷，概念一个接一个地不断涌现出来。说话增多，语速加快，说话的主题极易随环境而改变（随境转移），也可有音韵联想（音联），或字意联想（意联）。多见于躁狂发作。

（2）思维迟缓（inhibition of thought）：即联想抑制，联想速度减慢、数量减少和转换困难。患者表现为语速慢、语量少、语声低和反应迟缓。患者自觉脑子变笨，感觉“脑子不灵了，像生了锈一样”。多见于抑郁发作。

（3）思维贫乏（poverty of thought）：指联想数量减少，概念与词汇贫乏，患者感觉到脑子空洞无物，没有什么东西可想。表现为寡言少语，回答简单，词穷句短。严重的患者对什么问题都回答“不知道”。见于精神分裂症、精神发育迟滞及脑器质性精神障碍。

（4）思维松弛（looseness）：也称思维散漫，指思维的目的性、连贯性和逻辑性障碍。患者思维活动表现为联想松弛，内容散漫，缺乏主题，一个问题与另外一个问题之间缺乏联系；说话东拉西扯，以致别人弄不懂他要阐述的主题思想是什么；对问话的回答不切题，交谈困难。多见于精神分裂症。

（5）思维破裂（splitting of thought）：指概念之间联想的断裂，即建立联想的各种概念内容之间缺乏内在联系。表现为患者的言语或书写内容有结构完整的句子，但各句含义互不相关，形成语句堆积，整段内容令人不能理解。严重时，言语支离破碎，个别词句之间也缺乏联系，成了语词杂拌。多见于精神分裂症。如在意识障碍的情况下出现语词杂拌，称之为思维不连贯。

（6）思维不连贯（incoherence of thought）：意识障碍背景下出现的联想的严重断裂，概念与概念之间没有联系，没有结构完整的句子，只有片段凌乱且缺乏联系的词语。

（7）病理性赘述（circumstantiality）：指思维活动停滞不前、迂回曲折，联想枝节过多。表现为患者回答问题时啰嗦、做不必要的过分详尽的描述，但能回答出有关问题。多见于癫痫、脑器质性及老年性精神障碍。

（8）思维中断（thought blocking）：又称思维阻滞。患者无意识障碍，又无外界干扰等原因，联想过程突然出现中断。表现为患者说话时突然停顿，片刻之后又重新说话，但所说内容不是原来的话题。若患者有当时的思维被某种外力抽走的感觉，则称作思维被夺（thought deprivation）。多见于精神分裂症。

（9）思维插入（thought insertion）：患者感到有某种不属于自己的思想被强行塞入其脑中，或者感到别人借用他的头脑进行思维活动。主要见于精神分裂症。

（10）思维云集（pressure of thought）：又称强制性思维（forced thought），是一种联想自主性障碍，患者体验到脑内涌现大量无现实意义、不属于自己的联想，仿佛是被外力强加的。这些联想常突然出现，突然消失，内容多变。多见于精神分裂症。

（11）强迫思维（compulsive thought）：指患者脑中反复不由自主出现某一概念或同一内容的思维，患者明知没有必要，也不合理，但又无法摆脱，常伴有痛苦体验。强迫思维多伴有强迫动作。多见于强迫障碍，也可见于抑郁发作和精神分裂症。

（12）思维化声（audible hallucination）：患者思考时体验到自己的思想同时变成了言语声，自己和他人均能听到，是同时具有思维障碍和感知障碍的一种症状。多见于精神分裂症。

（13）病理象征性思维（symbolic thinking）：属于概念转换，是指患者以无关的具体概念代替某一抽象的概念，不经患者本人解释，他人无法理解。例如某患者经常反穿衣服，以表示自己"心地坦白、表里合一"，常见于精神分裂症。正常人可以有象征性思维，如以鸽子象征和平，以红色象征革命，正常人的象征以传统和习惯为基础，彼此能够理解。

2. 思维内容障碍（thought content disorder） 思维内容障碍主要表现为妄想（delusion），它是一种病理性的歪曲信念，是病态的推理和判断。其特征有：① 信念的内容与事实不符，没有客观现实基础，但患者坚信不疑；② 妄想内容均涉及患者本人，总是与个人利益相关；③ 妄想内容具有个体独特性，是个体心理现象，不是群体信念；④ 妄想内容与个人经历和文化背景有关，常有浓厚的时代色彩。妄想属于精神病性症状，是精神病患者最常见的症状之一。

按妄想的起源可分为原发性妄想和继发性妄想。原发性妄想是没有发生基础的妄想。表现为内容不可理解，也不能用既往经历、当前处境加以解释。原发性妄想是精神分裂症的典型症状，对诊断精神分裂症具有重要价值。继发性妄想是发生在其他病理心理基础上的妄想，或与某种情景、经历有关。例如有幻觉的患者会继发出现被害妄想。可见于多种精神障碍。

按照妄想的结构可将其分为系统性妄想和非系统性妄想。系统性妄想是指妄想内容前后相互联系、结构严密、逻辑性较强的妄想，反之则称为非系统性妄想。

临床上通常按妄想的主要内容归类。

（1）关系妄想：患者将环境中与他无关的事情均认为与自己有关。如认为周围人的谈话是在议论自己，别人咳嗽是针对自己，甚至电视和报纸上的内容也与自己有关。常与被害妄想同时出现，多见于精神分裂症。

（2）被害妄想：患者坚信自己被某些人或组织迫害。如被人跟踪、监视、诽谤、投毒等。患者受妄想的支配可出现拒食、控告、逃跑、报警、自伤自杀、伤人杀人等行为。主要见于精神分裂症和妄想性障碍。

（3）夸大妄想：患者认为自己拥有非凡的才能、财富、权利、地位等。如患者坚信自己是发明家、大富翁、明星、某个领导等。可见于躁狂发作、精神分裂症及某些器质性精神病。

（4）罪恶妄想：又称自罪妄想。患者毫无根据地坚信自己犯了严重错误或罪行，甚至认为自己犯了不可饶恕的罪行，应该严惩。患者在妄想影响下可有拒食、自杀行为。多见于抑郁发作，也可见于精神分裂症。

（5）嫉妒妄想：患者毫无根据地坚信自己的配偶对自己不忠实，另有外遇。为此患者跟踪、监视配偶的日常活动，检查配偶的衣服、手机等日常生活用品，以寻觅“婚外情”的证据。见于精神分裂症、妄想性障碍、更年期精神障碍。

（6）钟情妄想：患者坚信自己被某异性钟情，对方的一言一行都是对自己爱的表达。因此，患者主动去追求对方，即使遭到对方严词拒绝仍坚信不疑，认为是对方在考验自己，仍纠缠不休。多见于精神分裂症。

（7）疑病妄想：患者毫无根据地坚信自己患了某种严重躯体疾病或不治之症，因而四处求医，各种详细、反复的医学检查都不能纠正。如认为自己得了癌症、心脏病等，严重时患者认为自己“内脏腐烂了”“脑子变空了”，称为虚无妄想。多见于抑郁发作、精神分裂症、更年期及老年期精神障碍。

（8）物理影响妄想：又称被控制感。患者觉得自己的思想、情感和意志行为受到外界某种力量的控制。如受到电波、超声波、卫星或某种仪器控制。多见于精神分裂症。

（9）被洞悉感：又称内心被揭露。患者感到自己内心所想的事，虽然没有说出，也没有用文字表达，但被别人知道了。至于别人用什么方式知道的，患者不能描述。多见于精神分裂症。

3. 超价观念（overvalued idea） 也属于思维内容障碍，是一种具有强烈情感色彩的错误观念，其发生一般均有一定的事实基础，没有明显的逻辑推理错误。这种观念既片面又偏激，明显地影响患者的行为及其他心理活动。多见于人格障碍和心因性障碍。超价观念与妄想的区别在于其形成有一定的人格基础和现实基础，伴有强烈的情绪体验，内容比较符合客观现实。

四、注意、记忆和智能障碍

1. 注意障碍 注意（attention）是指个体的心理活动集中地指向于一定对象的过程。注意可分为主动注意和被动注意。主动注意又称有意注意，是由外界刺激引起的定向反射，为既定目标的注意，与个人的思想、情感、兴趣和既往体验有关；被动注意也称无意注意，它是由外界刺激被动引起的注意，没有自觉的目标，不需任何努力就能实现。通常所谓注意是指主动注意。注意障碍通常有以下表现：

（1）注意增强（hyperprosexia）：为主动注意的兴奋性增高，表现为过分关注某些事物。如有被害妄想的患者，对环境保持高度的警惕，过分地注意别人的一举一动；有疑病观念的患者注意增强，指向身体的各种细微变化，过分地注意自己的健康状态。见于偏执型精神分裂症、焦虑障碍、疑病障碍、躯体痛苦和体验障碍等。

（2）注意涣散（divergence）：为被动注意兴奋性增强和注意稳定性降低，表现为注意力不集中，易被外界的事情所干扰。多见于注意缺陷多动障碍、抑郁发作和精神分裂症。

（3）注意减退（hypoprosexia）：为主动及被动注意兴奋性减弱。注意的广度缩小，注意的稳定性也显著下降。多见于焦虑障碍、脑器质性精神障碍及伴有意识障碍时。

（4）随境转移（distractibility）：主要表现为主动注意不能持久，注意稳定性降低。患者很容易受外界环境的影响而不断转换注意的对象。多见于躁狂发作。

（5）注意狭窄（narrowing of attention）：指注意广度和范围的显著缩小，当注意集中于某一事物时，不能再注意与之有关的其他事物。多见于意识障碍和智能障碍等。

2. 记忆障碍 记忆（memory）是既往事物经验在大脑中的重现。记忆是在感知觉和思维基础上建立起来的精神活动。包括识记、保持、再认或回忆三个基本过程。临床上常见的记忆障碍包括：

（1）记忆增强（hypermnesia）：是病理性的记忆增强，表现为患者对病前不能够回忆且不重要的事都能回忆起来。多见于躁狂发作、抑郁发作、妄想性障碍。

（2）记忆减退（hypomnesia）：是指记忆的三个基本过程普遍减退。轻者表现为近记忆的减弱，如记不住刚见过面的人的姓名、刚吃过的饭；严重时，远记忆也减退，如回忆不起个人重要经历等。可见于抑郁发作、各类痴呆；也可见于正常老年人。

（3）遗忘（amnesia）：是对既往感知过的事物部分或全部不能回忆。一段时间内全部事件或经历完全不能回忆为完全性遗忘，仅仅对部分经历或事件不能回忆为部分性遗忘。临床上，通常按照遗忘与疾病的时间关系分为以下几种。① 顺行性遗忘，即紧接着疾病发生以后一段时间内的经历不能回忆。遗忘的产生多由意识障碍而导致不能识记引起，如脑震荡、脑挫伤的患者回忆不起受伤后一段时间内的事。② 逆行性遗忘，指疾病发生之前一段时间内的事件不能回忆。多见于脑卒中发作后、脑外伤，遗忘阶段的长短与意识障碍的持续时间长短及外伤的严重程度有关。③ 进行性遗忘，指随着病情的发展，遗忘逐渐加重。主要见于阿尔茨海默病。

（4）虚构（confabulation）：在遗忘基础上，患者用未曾亲身经历过的事件来填补记忆的缺损。多见于各种原因引起的痴呆及慢性酒精中毒性精神障碍。

（5）记忆错构（paramnesia）：在遗忘基础上，患者对过去曾经历过的事件，在发生的地点、情节，特别是在时间上出现错误回忆，并坚信不疑。多见于各种原因引起的痴呆和酒精中毒性精神障碍。

3. 智能障碍 智能（intelligence）是人们获得和运用知识、解决实际问题的能力，包括获得和保持知识的能力、获得经验并运用经验的能力、应对新情景做出反应的能力、形成新概念并运用推理解决问题的能力等。它涉及感知、记忆、注意和思维等一系列认知过程。临床上常常通过检查患者的一般常识、理解力、计算力、记忆力、综合分析能力、概括能力等对智力水平作初步的判断。也可以通过标准化智力测验对其智商进行定量测评。智能障碍可分为智力发育迟滞及痴呆两大类型。

（1）智力发育障碍（disorder of intellectual development）：是指先天或发育成熟以前（18岁以前），由于各种致病因素影响智力发育所导致的智力低下和社会适应困难的状态。随着年龄增长，患者的智力水平可能有所提高，但还是明显低于正常的同龄人。影响智力发育的原因包括遗传、营养缺乏、感染、中毒、缺氧、脑外伤、内分泌异常等。

（2）痴呆（dementia）：是指智力发育成熟以后，由于各种原因损害原有智力所造成的智力减退状态。痴呆患者往往有脑器质性病变基础，如脑外伤、脑缺氧、颅脑感染、脑血管病变等。临床主要表现为记忆力、计算力、理解力、分析判断力、工作和学习能力下降或丧失，生活甚至不能自理，并伴有情感淡漠、行为幼稚及本能意向亢进等精神症状。

根据大脑病理变化的性质和所涉及的范围大小，可分为全面性痴呆、部分性痴呆和假性痴呆。全面性痴呆表现为大脑弥散性损害，智力活动的各个方面均受到损害，从而影响患者全部精神活动。常出现人格改变、定向力障碍及自知力缺乏。多见于阿尔茨海默病和麻痹性痴呆等。部分性痴呆表现为大脑的局部发生病变侵袭，患者可只产生记忆力减退、理解力削弱、分析综合困难等，但其人格仍保持良好，定向力完整，有一定的自知力。可见于脑外伤后痴呆和血管性痴呆的早期。假性痴呆是一类大脑功能暂时性全面抑制而无真正的智能障碍的临床综合征。其发生往往由精神因素或疾病状态引起，一般持续时间较短，大脑组织结构无任何器质性损害，原发心理疾病治愈后，痴呆表现易于消失。多见于抑郁发作、分离性障碍和应激障碍等。

五、情感障碍

情感（affection）和情绪（emotion）在精神医学中常作为同义词，是指个体对客观事物的主观态度及其产生的相应的内心体验。两者有区别也有联系，情感主要指与人的社会性需要相联系的体验，具有稳定性、持久性、深刻性，不一定有外在的表现，如爱与恨、道德感和审美感等；情绪则是与人的自然属性需要相联系的体验，具有变化性、暂时性、外在性，如喜、怒、惊、恐等。一般说来，情感会通过情绪表现出来；反过来，情绪的表达又受到情感的制约。在精神病学中，情感和情绪往往作为同义词使用。情感障碍（affective disorder）主要包括：

1. 情感高涨（elation） 是正性情感活动的明显增强。表现为不同程度的、与环境不相符的病态喜悦，自我感觉良好，整日喜笑颜开，说话眉飞色舞，表情丰富。由于高涨的情感与其他精神活动比较协调，与周围环境保持一定的联系，故有较强的感染性，易于引起周围人的共鸣。多见于躁狂发作。

2. 欣快（euphoria） 是在智能障碍基础上出现的与周围环境不协调的愉快体验。患者整日乐呵呵，似乎很幸福，但往往给人以刻板单调、愚蠢呆傻的感觉。

3. 情绪低落（depression） 是负性情绪活动的明显增强。表现为愁眉苦脸、唉声叹气、度日如年、生活无望，严重时可因悲观绝望而出现自杀企图及行为。多见于抑郁发作。

4. 情感淡漠（apathy） 是指对外界刺激缺乏相应的情感反应和内心体验。表现为面部表情呆板，对周围的事漠不关心，甚至对与自己切身利益有关的事也无动于衷。多见于晚期精神分裂症。

5. 焦虑（anxiety） 是指在缺乏相应的客观因素情况下出现的内心不安状态。患者表现为顾虑重重、坐立不安、紧张恐惧，严重时可表现为捶胸顿足、惶惶不可终日，似有大祸临头的感觉。焦虑常伴有心悸、出汗、手抖、尿频等自主神经功能紊乱症状。多见于焦虑障碍。

6. 恐惧（phobia） 是指面临某种事物或处境时出现的紧张不安反应。正常人也会在遇到危险处境时产生恐惧，病态的恐惧是与现实威胁不相符的过分紧张害怕反应，常伴有回避行为和明显的自主神经功能紊乱症状，如心悸、气短、出汗、四肢发抖等。多见于恐惧障碍。

7. 情绪不稳（emotional lability） 患者的情感稳定性差，情感反应极易从一个极端波动到另一个极端，喜怒无常。多见于脑器质性精神障碍。

8. 易激惹（irritability） 患者对刺激的反应性增高，轻微刺激即可引起强烈的不愉快情感反应，如暴怒发作。多见于疲劳状态、人格障碍、焦虑状态、躁狂发作、脑器质性精神障碍。

9. 情感倒错（parathymia） 指情感表现与其内心体验或处境明显不协调，甚至截然相反。如精神分裂症患者陈述被追杀时，并没有相应的紧张害怕情绪反应；获悉父亲去世时，说笑不止。见于精神分裂症和分离性障碍等。

10. 矛盾情感（ambivalent feeling） 患者在同一时间内对同一人或同一事物产生两种截然相反的情感体验，但患者并不感到这两种情感互相矛盾和对立，没有苦恼或不安。多见于精神分裂症。

六、意志行为障碍

（一）意志

意志是指人们自觉地确定目标，并克服困难，用自己的行动去实现目标的心理过程。意志与认识活动、情感活动及行为紧密相连而又相互影响。认识过程是意志的基础，而人的情感活动则可能成为意志行动的动力或阻力。在意志过程中，受意志支配和控制的行为称作意志行为。常见的意志障碍有以下几种。

1. 意志增强（hyperbulia） 指意志活动增多。在病态情感或妄想的支配下，患者可以持续坚持某些行为，表现出极大的顽固性。例如有嫉妒妄想的患者坚信配偶有外遇，而长期进行跟踪、监视、检查；有疑病妄想的患者到处求医；在夸大妄想的支配下，患者夜以继日地完成自己的“事业”或“发明创造”等。见于躁狂发作、偏执型精神分裂症和妄想性障碍等。

2. 意志减退（hypobulia） 指意志活动的减少。患者表现出动机不足，缺乏积极主动性及进取心，对周围一切事物无兴趣，不愿活动，感到工作学习非常吃力，严重时卧床不起，日常生活难以自理。常见于抑郁发作及精神分裂症。

3. 意志缺失（abulia） 指意志活动缺乏。表现为对任何活动都缺乏动机和要求，生活处于被动状态，处处需要别人督促和管理。严重时行为孤僻、退缩，甚至没有对进食、排泄的本能要求。意志缺失常伴有情感淡漠和思维贫乏。多见于精神分裂症慢性衰退期及痴呆。

4. 矛盾意向（ambitendency） 指对同一事物同时出现两种完全相反的意向，但患者并不感到这两种意向的矛盾和对立，没有痛苦感。如患者因先迈左脚还是右脚的问题而不能出门。多见于精神分裂症。

（二）动作与行为障碍

动作指简单的随意和不随意运动，如点头、弯腰。行为则指为达到一定目的而进行的复杂随意运动，它是一系列动作的有机组合。一定的行为反映一定的思想、动机和目的。但这两个词常被合用或互为通用。精神障碍患者由于认知、情感和意志等活动的障碍，常存在动作和行为的异常，称为动作行为障碍，又称精神运动性障碍，包括精神运动性兴奋和精神运动性抑制。

1. 精神运动性兴奋（psychomotor excitement） 指行为动作和言语活动的显著增加，可分为协调性和不协调性精神运动性兴奋。

（1）协调性精神运动性兴奋：患者动作和行为增多且与思维、情感、意志活动协调一致，也与周围环境保持密切联系。患者整个精神活动是协调的，行为有目的性，可以被人理解。多见于躁狂发作。

（2）不协调性精神运动性兴奋：患者动作和行为增多且与思维、情感、意志活动不相协调，脱离周围环境。患者整个精神活动是不协调的，动作单调杂乱，缺乏动机及目的，令人难以理解。如青春型精神分裂症患者兴奋时表现出愚蠢幼稚行为，装怪相、做鬼脸等。意识障碍时也可出现不协调兴奋，如谵妄状态。

2. 精神运动性抑制（psychomotor inhibition） 指行为动作和言语活动的显著减少，常包括以下症状：

（1）木僵（stupor）：指动作行为和言语活动完全被抑制。患者表现为不言、不动、不饮、不食，肌张力增高，面部表情固定，对刺激缺乏反应，常保持一种固定姿势，甚至出现大小便潴留。可见于抑郁发作、应激障碍、脑器质性精神障碍、精神分裂症。

（2）蜡样屈曲（waxy flexibility）：在木僵基础上，患者出现肢体任人摆布的现象，即使把他摆成一个很不舒服的姿势也能较长时间似蜡塑一样维持不动。如将患者头部抬高似枕着枕头的姿势，患者也不动，可维持很长时间，称为“空气枕头”，此时患者意识清楚，病愈后能回忆。多见于精神分裂症。

（3）缄默症（mutism）：是语言活动的明显抑制。患者缄默不语，不回答问题，有时可以以手示意或进行文字交流。多见于分离性障碍和精神分裂症。

（4）违拗症（negativism）：患者对于他人要求加以拒绝。如要他躺下，患者却站立，患者做出与对方要求完全相反的行为称为主动性违拗；如拒绝别人的一切要求称为被动性违拗。多见于精神分裂症。

3. 其他特殊动作

（1）刻板动作（stereotyped act）：患者机械刻板地重复某一单调动作，常与刻板言语同时出现。如反复解纽扣等。常见于精神分裂症。

（2）模仿动作（echopraxia）：患者毫无意义地模仿别人动作，常与模仿言语同时出现。常见于精神分裂症。

（3）作态（mannerism）：患者做出一些古怪的、愚蠢的、幼稚的动作、姿势与表情。如做鬼脸、扮怪相。常见于精神分裂症。

（4）强迫动作（compulsive act）：指患者明知没有必要，却难以克制而去重复地做某个动作，如果不去重复，患者就会产生严重的焦虑不安。如强迫性洗手、强迫性检查门锁、强迫性计数等。强迫动作常与强迫思维有关。常见于强迫障碍。

七、意识障碍和自知力障碍

（一）定向力障碍

定向力指个体对时间、地点、人物以及自身状态的认识能力。前者称为对周围环境的定向力，包括时间定向、地点定向和人物定向，后者称为自我定向力。

定向力障碍（disorientation）是指对环境或自身状况的认识能力丧失或认识错误。定向力障碍是意识障碍的一个重要标志，但有定向力障碍不一定有意识障碍，如老年痴呆患者可以有定向力障碍，但意识清晰。精神分裂症患者在妄想体验下，可在意识清楚状态下出现定向力障碍。

（二）意识障碍

意识（consciousness）是指个体对周围环境及自身状态的感知清晰程度及认识反应能力。大脑皮质及网状上行激活系统的兴奋性对维持意识起着重要作用。意识障碍（disorder of consciousness）时可表现为意识清晰度的降低、意识范围缩小及意识内容的变化。常见的意识障碍包括：

1. 嗜睡（drowsiness） 意识清晰度水平轻微降低。在安静环境下，患者经常处于睡眠状态，接受刺激后可以立即觉醒，并能进行简单应答，停止刺激后患者又入睡。

2. 意识混浊（clouding of consciousness） 又称意识模糊。意识清晰度轻度受损。患者反应迟钝、思维缓慢，注意、记忆、理解都有困难，对周围环境定向障碍，能回答简单问题，但对复杂问题则茫然不知所措。此时吞咽、角膜及对光反射存在，可出现强握、吸吮等原始反射。

3. 昏睡（sopor） 意识清晰度水平较意识混浊更低，患者环境及自我定向力均丧失，没有言语功能。患者对一般刺激没有反应，只有强烈刺激才引起防御性反射，如以手指压迫患者眶上缘内侧时，可引起面肌防御反射。此时角膜、睫毛等反射减弱，对光反射、吞咽反射仍存在，深反射亢进，病理反射阳性。可出现不自主运动及震颤。

4. 昏迷（coma） 意识完全丧失，以痛觉反应和随意运动消失为特征。对任何刺激均不能作出反应，吞咽、防御反射，甚至对光反射均消失，可引出病理反射。

5. 朦胧状态（twilight state） 患者意识清晰度降低同时伴有意识范围缩小。患者在狭窄的意识范围内，可有相对正常的感知觉，以及协调连贯的复杂行为，但对除此范围的事物都不能进行正确感知。患者表情呆板或迷惘，联想困难。精神检查可发现有定向障碍，片段的幻觉、错觉、妄想以及相应的行为。常忽然发生，突然中止，反复发作，持续数分钟至数小时，事后遗忘或部分遗忘。

6. 谵妄（delirium） 患者在意识清晰度降低的同时，出现大量的错觉、幻觉，以幻视多见，这些视幻觉及视错觉的内容多为生动而鲜明的形象性的恐怖性场景，如凶猛的野兽、打斗场景等，在此影响下，患者常产生紧张、恐惧情绪反应，出现喊叫、逃跑等不协调性精神运动性兴奋。患者思维联想困难，可有片段妄想。患者对周围环境定向力丧失，部分患者可有自我定向力障碍。谵妄状态往往有昼轻夜重的规律，一般持续数小时至数日，意识恢复后可以部分或完全遗忘。

7. 梦样状态 在意识清晰程度降低的同时伴有梦样体验。患者外表好像清醒，实则完全沉湎于幻觉妄想中，与外界失去联系，如同做梦。但对其幻觉内容过后并不完全遗忘。持续数日或数月，恢复后对梦样内容能够部分回忆。

（三）自我意识障碍

自我意识（self-consciousness）指个体对自身精神状况或躯体状况的认识。常见的自我意识障碍有以下几种：

1. 人格解体（depersonalization） 指患者感到自身已有特殊的改变，甚至已不存在了。有的患者感到世界正在变得不真实，或不复存在，称为现实解体或非现实感。有些患者感到自己丧失了与他人的情感共鸣，不能产生正常的情绪或感受。多见于抑郁症，也见于精神分裂症和神经症性障碍。

2. 双重人格（dual personality） 指患者在不同的时间体验到两种不同的心理活动，有着两种截然不同的精神生活，是自我单一性的障碍。除了自我以外，患者感到还有另一个“我”存在，或者患者认为自己已经变成了另一个人。常见于分离性障碍、精神分裂症。

（四）自知力障碍

自知力（insight）是指患者对自己所患精神疾病的认识能力。自知力缺乏（lack of insight），又称内省力缺乏，是指患者对自身疾病的判断和认识能力的缺乏。患者能正确认识自己的精神病理现象称为“有自知力”；患者不能认识自己精神病理现象是病态的，称为“无自知力”；介于两者之间者，称为“有部分自知力”。评判自知力是临床上进行精神疾病诊断、鉴别诊断、预测疗效、判断预后的一个必不可少的重要指标。

判断有无自知力的四条标准：① 患者是否意识到别人认为他有异常的现象；② 患者是否自己认识到这些现象是异常的；③ 患者是否认识到这些异常现象是自己精神疾病所致；④ 患者是否意识到这些异常现象需要治疗。

学习小结

精神障碍是生物、心理、社会文化因素相互作用的结果，不同精神障碍其生物、心理、社会文化因素所起的作用和地位有所不同。由于大多数精神疾病的病因和本质不清，因此，目前精神障碍的分类主要依据症状学分类原则，其诊断标准是将疾病的症状按照不同的组合，以条理化形式列出的一种标准化条目。精神障碍的表现复杂多样，临床特点也不尽相同，精神症状有其共同特点，识别精神症状是评估精神疾病的基础，也是医护人员的临床基本技能。

（魏钦令）

复习参考题

一、单项选择题

1. 李某，男，37岁，近1个月常听到有人在他脑海里对他评头论足，无论其在想什么或者做什么，总有几个人评论，有人在表扬，更多的是批评或者侮辱性的评价。李某很生气，但又找不到这些人在哪里。此

患者最可能有的症状是（　）

A. 幻听

B. 思维化声

C. 关系妄想

D. 被害妄想

E. 思维云集

2. 张某，男，57岁，近一年记忆力、理解力明显逐步下降，近3个月常显得乐呵呵的样子，给人傻乐和愚蠢的感觉，该患者最可能是（　）

A. 情感高涨

B. 欣快

C. 情感倒错

D. 矛盾意向

E. 情绪不稳

3. 关某，男，28岁，自称脑海里被人装了芯片，用以控制他的想法和行为。该患者最可能有（　）

A. 幻触

B. 内脏幻觉

C. 物理影响妄想

D. 现实解体

E. 病理性象征性思维

4. 刘某，女，18岁，近一年来常反复想过去的事情，明知道没有什么意义，但难以控制。该患者最可能有（　）

A. 插入性思维

B. 思维云集

C. 强制性思维

D. 强迫性思维

E. 病理性赘述

5. 周某，女，76岁，近3日在晚上会凭空说看到有鬼要抓她，很是恐惧，大声喊叫，当时错认为自己在老家，有时不认识儿子。第二天早上上述症状会消失，对上述情况完全不记得，称自己晚上睡得很好。该患者最可能的诊断是（　）

A. 精神分裂症

B. 急性短暂性精神障碍

C. 痴呆

D. 躁狂发作

E. 谵妄

参考答案：1. A，2. B，3. C，4. D，5. E

二、简答题

1. 如何判定某一精神活动是否异常？
2. 精神症状有哪些共同特点？
3. 试述妄想的定义和主要特征。
4. 简述精神运动性兴奋和精神运动性抑制的主要临床表现。
5. 简述自知力缺乏的概念和临床意义。

第三章

精神科护理技能

学习目标

知识目标	掌握　建立治疗性护患关系的要求；精神障碍患者病情观察的内容；暴力行为、自伤自杀行为发生的征兆、预防及处理；出走行为的防范；噎食的预防及处理；吞食异物的护理措施；木僵的临床表现及护理措施。 熟悉　精神科护理记录的内容；暴力行为、自伤自杀行为、出走行为发生的原因及危险因素的评估。 了解　精神科患者的基础护理和康复训练护理；噎食、吞食异物发生的原因。
能力目标	能够运用本章节所学的知识和技能，结合患者的实际情况，建立治疗性护患关系。 能够运用所学技能，结合患者的实际情况，实施精神科专科护理，并能准确书写精神科护理记录。 能够运用所学知识和技能防范和处理精神科危机事件。
素质目标	精神科护理技能得以提升，关心尊重患者，能体会患者在精神症状影响下的痛苦体验，树立"以患者为中心"的服务理念。

案例导入

孙某，女，17岁，未婚，高二学生。一年前无明显原因出现敏感多疑，认为同学背地里议论她，说她的坏话，近一个月病情加重，认为其中一位同学跟踪、监视她，想害她，多次找同学理论，学习成绩直线下降。近两天患者听到"赶快跑，有人想害你"，拒绝上学。家人送其到精神病院治疗，但孙某不认为自己有病。孙某生活懒散，睡眠差。

请思考：

1. 如何与患者进行沟通？
2. 针对该患者主要的护理措施有哪些？

第一节　精神障碍患者的基本护理技能

精神科护理的对象是各种精神障碍患者，他们的大脑功能发生紊乱，认知、情感、意志、行为等出现异常，严重者发生自伤、自杀、伤人、毁物等行为，大部分患者对疾病缺乏认识，无自知力或存在部分自知力，拒绝治疗和护理，难以建立信任的治疗性护患关系。因此，与患者建立良好的关系、观察及记录患者病情，实施有效护理是精神科护士必须具备的基本技能。

一、治疗性护患关系的建立

（一）建立治疗性护患关系的要求

1. 正确认识、理解精神疾病　精神障碍是一组或一类严重的精神疾病，由于各种原因导致大脑功能紊乱。精神障碍患者会有一些离奇怪异的行为或荒诞不经的表现，都是疾病表现，就像躯体疾病的症状和体征表现一样，无好坏之分，无对错之别，不能以此来判断患者的道德品质，其与个人品德无关，不能以常人的标准来评判。

2. 掌握患者的基本情况　护士与患者接触时，必须首先详细了解患者的基本情况，根据患者的不同特点，采取适当的接触方式与患者交流，为患者提供有针对性的护理服务。

3. 尊重患者的人格　尊重患者是沟通的基础，可以使治疗性护患关系得到良性发展。护士必须具备敏锐的观察力及共情能力，在与患者交往过程中，表达对患者的尊重、关注、倾听和适当的反馈。充分尊重其知情权，让患者感到被尊重。

4. 尊重患者的隐私权　护士与患者及家属的接触时间较多，比其他医务人员有更多机会发现和了解患者的生活隐私。无论是患者主动向护士披露的，还是护士无意中发现的，护士都应当秉承保密原则。因此，护士一定要认真对待患者的诊断、治疗过程与其他生活方面的隐私，恪守保密原则，不在医疗护理范围之外进行扩散。

5. 体会患者的心境　在为患者服务的过程中，护士要从患者细小的行为中进行观察，理解并体会患者的内心痛苦，设身处地为患者着想，尽量满足患者的合理需求。体会患者心境，站在患者角度考虑问题是建立治疗性护患关系的基础。

6. 保持持续性和一致性的态度　持续性是指患者在住院期间，由相对固定的护士与其经常性地接触沟通，使其得到关心、支持、安慰。一致性是指护士对同一患者应前后一致或对不同患者始终以一样的真诚态度接纳、对待；一致性还指病房内护士要以一致性方式处理患者的问题，要以接纳、真诚的态度对待患者，有利于建立和发展良好的护患关系。

7. 树立良好的护士形象　在日常的护理工作中，护士应加强自身修养，树立良好的职业形象。做到精神饱满、态度和蔼、举止文雅、仪表整洁，这样会给患者被尊重的感觉，使患者感到亲切、愉快、舒适，从而增加患者的信赖感和安全感。同时护士还应具有高度的预见性和敏锐的观察力，及时发现和解决问题，防范意外事件的发生。

（二）建立治疗性护患关系的过程

沟通是人与人之间的信息传递和交流过程，包括意见、情感、观点、思考的交换过程，以此取得彼此间的了解、信任，建立良好的人际关系。良好的护患沟通既有助于了解患者的身心状况，向患者提供正确的信息，减轻患者身心痛苦，又能增进相互间的理解、支持与配合，提高治疗、护理效果。治疗性沟通的实施过程如下：

1. 准备与计划阶段 此阶段主要是了解患者的基本情况、明确沟通目的，制订交流的提纲、提供适于交流的时间和环境等。但要注意避免对交谈对象有任何预定的设想或对交谈结果抱有固定的期望。

2. 沟通开始阶段 此阶段的目的是建立护患之间的相互信任关系。从打招呼开始，不要以床号代替患者姓名或直呼其名，可以使用平时别人对其的称呼；护士主动介绍自己，向患者说明交谈的目的及所需时间，告诉患者在交谈过程中可以随时提问、澄清问题或要求终止。在交谈过程中可以通过仔细地观察和耐心地倾听，同时运用共情技术，初步了解患者的核心问题和需求。

3. 沟通进行阶段 此阶段是治疗性沟通的主要阶段，几乎所有的沟通技巧在这个阶段都有所运用，是建立良好护患关系的关键所在。

（1）提问：护士可提出一些开放式的问题启发患者谈话，如“你哪里不舒服呀”，为了使患者便于理解和回答，一次只提出一个问题，并把问题说得简单明了，而且还要根据患者的背景，使用患者能理解的语言进行提问，尽量减少问“为什么”，避免给患者一种被质疑的感觉。

（2）倾听：倾听是沟通关系中建立信任的最简单有效的方法，是护士对患者所发出的信息进行整体性接收、感受和理解的最直接途径。倾听应与观察相结合，即所谓“察言观色”。倾听过程中还要给予恰当的反应和反馈，如变换表情和眼神，点头并配合语言回应“嗯”“哦”“是”等。护士专心倾听患者诉说，有利于消除患者紧张、焦虑的情绪反应，减轻患者的心理负担。倾听并不是只接受患者的语言信息，同时还应接受其通过语音语调、面部表情、身体姿势传递的非语言信息，以便全面理解患者想要表达的真正含义，从而有针对性地帮助患者。

（3）核实：通过询问、重复、澄清来核对护士的理解和患者想要表达的意思是否一致，让患者知道你已明白他所要表达的意思。核实需要一定的技巧，除仔细倾听和观察患者情感外，还要选择最能代表其含义和情感的词句，应用引导性的谈话，如“你看起来好像……”“据我理解，您所说的是……”，将患者的“言外之意，弦外之音”摆到桌面上来，使其进一步明确自己的真实情感。

（4）沉默：在沟通的过程中，沉默也是一种信息交流，是超越语言力量的一种非语言沟通方式。选择适当的时机使用沉默技巧，可以起到积极的作用，既使患者感到护士是在真正用心倾听他的讲述，又能给患者留有时间考虑自己的想法，同时也给护士留出时间思考谈话内容，并进一步提出问题。

（5）触摸：触摸是一种无声的语言，是护患沟通的一种积极有效的方式，可以交流关心、体贴、理解、安慰和支持等情感，应在不适宜用语言表达关怀的情况下使用。触摸有多种形式，只有采用与环境场合相契合的触摸形式，才能起到积极的效果。护士在巡视病房时对患者的触摸行为如拍拍肩、拉拉手等，可使患者感受到一种支持、鼓励和关怀，并使其产生安全感。

（6）共情：共情是指能够进入患者的内心世界，从对方的角度来理解其思想，体验其情感，并产生共鸣。也就是常说的“设身处地，将心比心”。共情在护患关系中发挥以下作用。① 护士通过换位思考来体验、感受和理解患者的情感和需求；② 护士通过言语和行为，表达对患者的感受和理解；③ 患者感受到护士的理解，并产生积极的反馈；④ 护患双方产生思想和情感的共鸣，表现为行为上的密切配合和默契。

（7）与具有不同精神症状患者的沟通技巧：① 对妄想患者，启发其述说，以便了解其病情。以倾听为主，对患者所述之事不做肯定或否定评价，更不与其争辩，以避免成为患者妄想的对象，待病情稳定、症状缓解时再帮助其认识。② 对有攻击行为的患者，护理人员避免单独与其共处一室，态度要平和，避免激惹性语言，不与患者争论，不站在患者正面，应站在患者两侧，保持一定的安全距离。③ 对消极抑郁的患者，护理人员要诱导其宣泄内心的痛苦，多安慰鼓励，启发患者回忆快乐的往事，并表示赞同和肯定。④ 对木僵或缄默不语患者，护理人员应关切地静坐其身旁，让患者感到安慰和被重视，切忌在他们面前随意谈论病情，在落实各类治疗与护理措施之前应向患者做好充分告知及解释。⑤ 对幻听患者，应对病态思维和感受进行正确引导，让其知道此情况不存在，但态度要委婉，不必过分与患者反驳，可以回答“我可以理解你真的听到有人在说话，但事实上没有”。有时患者会生气，认为护士在欺骗他，会再问其他人，经过几次验证后，患者的病态思维会慢慢动摇。所以，护士不能为讨好患者而赞同他的话。⑥ 对异性患者，护士态度要自然、谨慎、稳重，避免患者把正常的关心当作爱恋，产生误会。

4. 结束交谈　顺利地结束交谈可为今后的交谈和护患关系打下良好的基础。当交谈结束时，一般先说些安慰鼓励的话，可以表示由于患者的配合，交谈很成功，相约下次交谈的时间和内容，并征求患者的意见以便改进今后工作。

二、精神障碍患者的护理观察

精神障碍患者的症状表现多样，有些症状并非在短时间内完全显露出来，特别是重性精神障碍患者，在发病期多无自知力，对自身的不适往往缺乏相应的主诉，需要通过观察才能做出明确判断。护士需要从对患者的言语、表情、行为和生命体征的观察中，及时发现其病情变化和对治疗的反应，了解其疾病症状或心理状态，为临床诊断、治疗、护理等提供重要资料。

（一）观察的内容

1. 一般情况　了解患者的仪表、衣着和步态，个人卫生情况；全身有无外伤；生活自理的程度；饮食、睡眠、排泄及月经情况等；与周围人接触、交往的态度，是主动还是被动，对人热情、冷淡还是粗暴；参加各种活动时的情况，如有无兴趣、主动性、持久性、注意力是否集中、完成的效果等；对住院及治疗的态度。

2. 精神症状　了解患者有无意识障碍，能否正确认知时间、地点、人物等；有无幻觉、妄想，情绪是否稳定，有无自杀、自伤、出走行为，有无自知力等。

3. 躯体情况　了解患者的一般健康状况，如体温、脉搏、呼吸、血压等是否正常；有无脱水、水肿、呕吐等情况；是否伴有呼吸、循环、消化、内分泌等躯体疾病。

4. 治疗情况　了解患者对治疗、护理的配合程度；治疗效果；有无拒绝服药或藏药行为及药物不良反应。

5. 心理状况　包括患者目前的心理状况和心理需求；与心理有关急需解决的问题以及心理护理的效果。

6. 社会功能　了解患者的工作、学习、人际交往能力和日常生活能力等。

7. 安全方面　入院前检查患者是否携带刀、剪、玻璃器皿等；周围环境中有无危险品；病房基本设施、医疗设备有无安全隐患；患者有无暴力和意外行为发生的隐患；患者有无违反病房相关安全规定的行为等。

（二）观察的方法

由于精神障碍患者临床表现的复杂多变性，护士在工作中应针对不同患者、不同时间和环境，主动对患者进行观察，通过视觉、听觉、触觉等感官，获取患者最真实、有意义和全面的信息。护理观察方法一般可分为直接观察法和间接观察法。

1. 直接观察法　是护理工作中最常见的观察法。护士通过与患者面对面交谈或护理体验，从中了解患者的思维、情感、躯体等情况。观察患者答话是否切题，通过患者的表情、动作和行为了解其症状，从而进一步了解其精神活动和心理状态。此法一般适用于意识相对清晰、能够正常交谈合作的患者。

2. 间接观察法　护士可通过侧面观察患者独处或与人交往时的精神活动表现，获取信息。例如，工娱治疗活动时观察患者的注意力是否集中，也可通过患者平时与病友接触及探视时与亲友、家属交往的态度和谈话内容，以及患者平时的信件、日记、诗歌、绘画等了解患者的思维内容和病情变化。这种方法适用于不肯暴露思维内容或不合作的患者，间接观察获得的信息资料是直接观察的补充。

（三）观察的要求

1. 目的性、客观性　护士对病情的观察要有目的性，需要知道哪些方面的信息是重点观察内容。对观察到的内容，要客观地进行交接与记录，内容必须真实、客观、严谨，避免主观判断或先入为主，以免误导其他医务人员对患者病情的了解和判断。

2. 整体性　一方面要对患者住院期间各个方面的表现进行观察，以便对患者情况有一个全面、整体、动态的掌握，及时制订或修订适合患者需要的护理计划。另一方面要对病房内所有患者进行观察，掌握每个患者的主要特点，对重点患者做到心中有数。

3. 针对性　疾病阶段不同，对患者的观察侧重点也不同。① 新入院患者：要从一般情况、住院依从情况、精神症状、心理状况、躯体情况等全面观察；② 治疗初期的患者：要重点观察其对治疗的态度、治疗的效果和不良反应；③ 疾病发展期患者：要重点观察其精神症状及病情的动态变化；④ 缓解期患者：要重点观察病情稳定程度与患者对疾病的认识程度；⑤ 恢复期患者：要重点观察症状消失的情况、自知力恢复的程度及对出院的态度。

4. 隐蔽性　观察患者时，要使患者感到轻松自在，可以通过谈心、开展活动等方式不知不觉地进行，这样患者所表达的意思和行为较为真实。交谈时尽量不在患者面前做记录，否则会使患者感到紧张与焦虑。观察患者时要注意技巧，护士可以利用各种与患者接触的机会，如晨晚间护理、各种治疗操作等来观察患者，也可在患者参加各种康复活动时从侧面进行观察。例如对有自杀观念的患者，在患者如厕时，护士要入内查看，此时护士要关切地问“要手纸吗”或“需要帮助吗”，让患者感到护士的关心，避免产生被监视、不被信任的感觉。

三、护理记录

（一）记录的要求

1. 及时 护理记录要注意时效性，不可拖延或提早，必须做到及时记录。患者入院后按规定时间或班次书写护理记录，病情有变化时随时记录，不可遗漏。

2. 真实 护理记录应真实、客观，避免主观叙述，对患者原话和行为表现应据实描述，尽量少用主观判断及医学术语。

3. 准确 护理记录要表述准确，措词简明扼要，字迹工整清晰，不得涂改，书写出现错别字时，应当用双线划在错别字上，但须保持原字清晰可见，将正确字写在上方并签全名、注明修改时间。避免笼统、含糊不清或过多修饰，使用公认或已统一的文字符号和缩写，标点符号要正确。

4. 完整 护理记录要完整填写，包括眉栏项目，记录完毕要签全名。记录时间采用24小时制，具体到分钟。

（二）记录的方式与内容

护理记录的方式多种多样，临床上采用何种记录方式与当地医疗机构的实际情况和专科特点有关。常见的主要有以下几种：

1. 体温记录单 主要用于记录患者的生命体征及患者基本情况，项目分为眉栏、一般项目栏、生命体征绘制栏、特殊项目栏，内容包括患者姓名、年龄、性别、科别、床号、入院日期、住院病历号（或病案号）、日期、住院天数、体温、脉搏、呼吸、血压、出入量、大便次数、体重、身高、页码等。

2. 入院护理评估单 记录内容包括患者的一般情况、精神症状、躯体疾病、日常生活状况与自理程度、护理体检、主要护理问题等。记录方式多采用表格式填写，由当班护士完成，入院24小时内由上级护士审阅。

3. 一般护理记录单 主要用于记录非危重患者的精神症状、躯体症状等病情动态变化的情况，治疗护理措施及其效果，药物不良反应，生活自理状况，饮食、睡眠情况等，以文字叙述记录为主。

4. 危重护理记录单 适用于危重、需要监护的患者，主要用于记录患者的生命体征、出入液量、精神与躯体症状、治疗护理措施、饮食情况、睡眠情况等，以表格填写和文字叙述相结合的方式记录。

5. 健康教育记录单 记录患者在入院、住院、出院不同阶段，护士对其进行精神卫生知识、疾病认识、症状管理、药物不良反应的观察和预防、健康生活方式等方面健康教育的落实情况。

6. 保护性约束观察记录单 用于实施保护性约束的患者。主要记录约束的原因、约束的时间、约束带数量、约束部位、约束部位皮肤情况以及患者饮食、睡眠、排泄和相应护理措施落实情况，以表格打勾的方式记录。

7. 巡视记录单　按照患者的护理级别按时巡视，重点记录巡视过程中患者的病情变化、睡眠、饮食、排泄及相应的护理措施等情况。

8. 风险评估单　包括自伤、自杀、暴力、出走、跌倒、压力性损伤及噎食风险等，以表格打勾方式记录。

四、精神科常用的评定量表

为提高疾病诊断水平和可靠性，国内外精神病专家编制了标准化精神检查工具。因此护理人员可以借助这些标准化工具来评估患者的疾病症状。

1. 简明精神病评定量表（brief psychiatric rating scale，BPRS）　用于评定精神障碍患者尤其是精神分裂症患者的临床症状和治疗前后的变化。此表包括18个症状条目，7级评分。

2. 阳性和阴性精神症状评定量表（positive and negative syndrome scale，PANSS）　用于评定不同类型精神分裂症患者症状存在与否及其严重程度。

3. 汉密尔顿抑郁量表（Hamilton depression scale，HAMD）　临床上评定抑郁状态时应用最为普遍的量表。该量表由两名经过培训的评定者对患者进行HAMD联合检查，一般采用交谈与观察的方式，检查结束后，两名评定者分别独立评分；在治疗前后进行评分，可以评价病情的严重程度及治疗效果。

4. 汉密尔顿焦虑量表（Hamilton Anxiety Scale，HAMA）　主要用于评定神经症及其他患者焦虑症状的严重程度，是精神科临床中常用的量表之一。HAMA应由两名经过训练的评定员进行联合检查，一般采用交谈和观察的方式，待检查结束后，两名评定员独立评分。在评估心理或药物干预前后焦虑症状的改善情况时，首先在入组时评定当时或入组前1周的情况，在治疗2~6周后再次评定，比较焦虑症状严重程度和症状谱的变化。

5. 治疗伴发症状量表（treatment emergent symptom scale，TESS）　包括常见的不良症状和体征，又包括若干实验室检查结果。

6. 社会功能量表（social function rating scale，SFRS）　主要从客观方面对患者社会功能进行评估。主要用于评定精神病患者社会功能缺陷程度，为治疗或康复效果的评价和家庭治疗的效果评估提供依据。

第二节　精神障碍患者的基础护理

一、日常生活护理

精神障碍患者由于意志活动减退、行为紊乱等现象，个人生活自理能力下降甚至丧失。有些患者不能表达自己的需求和不适，因此日常生活护理是精神科护理工作的重要内容。

（一）个人卫生

1. 进行个人卫生宣教，促进患者养成良好的卫生意识和卫生习惯。

2. 定期安排患者洗澡、理发、剃须、修剪指（趾）甲。督促患者晨晚间刷牙、饭前便后洗手。

3. 新入院患者做好个人卫生处置，协助沐浴、更换衣裤，检查有无外伤、肢体活动情况、皮肤情况，检查有无头虱、体虱，检查头发是否洁净等，发现异常要及时处理并记录，做好交班。

4. 指导缓解期的患者对个人的日常生活进行自理，训练患者自我照顾的能力，先从简单地整理个人床单被褥、洗漱用具、餐具等做起，进一步训练居家生活的技能，促进患者回归家庭、社会。

5. 对因病情影响、生活自理困难者，护士应满足其生理需要；做好皮肤护理，定时给予翻身拍背，防止压疮发生；帮助肢体活动；协助床上沐浴、洗头等，并根据患者的自理能力情况给予动态的评估、记录和护理。

6. 特别注意女性患者的经期个人卫生。

（二）排泄护理

1. 便秘 鼓励患者多饮水、多进食蔬菜和水果、适当饮用蜂蜜水、多活动、按摩腹部等，以预防便秘的发生；对三日无大便的患者，要遵医嘱及时给予恰当的处理，可给予开塞露或适宜的药物（如番泻叶、甘油灌肠剂、聚乙二醇等）帮助通便，以解决患者便秘的痛苦，并预防肠梗阻、肠麻痹的发生。

2. 排尿困难 可以热敷腹部、听流水声、用温水冲洗会阴等进行诱导排尿，如无效，遵医嘱进行药物治疗和导尿，注意做好尿管的护理。

3. 生活不能自理 对此类患者，要掌握其大小便规律，同时加强训练与督促，尤其是痴呆、慢性衰退的患者，定时陪伴患者如厕或给予便器。便湿衣裤时，要及时更换，并用温水洗净臀部。

（三）衣着卫生及日常仪态

1. 关注患者的衣着，随着季节变化及时督促、协助患者增减衣物，以免其感冒或中暑等。

2. 帮助患者整理衣裤、鞋袜，保持整洁、舒适，定期更衣，随脏随换，衣扣脱落及时缝补。

3. 督促、训练患者修饰仪表仪容的技巧，鼓励适当打扮自己，尤其是病情缓解、康复待出院者，有利于提高患者生活情趣，增强患者的自尊、自信。

二、饮食护理

精神障碍患者由于受精神病症状支配，常可出现多种多样的饮食障碍，如暴饮暴食、抢食、拒食、挑食、厌食、吞食异物等。抗精神病药物出现锥体外系反应或干扰咽喉部环状括约肌的正常反射，造成咽喉肌群运动的共济失调时，易导致患者吞咽困难甚至噎食。因此，认真做好饮食护理是精神科护理中非常重要的一项工作。

（一）进餐前的准备

1. 环境 餐厅环境要整洁宽敞、光线明亮、桌椅摆放整齐。

2. 餐具 使用清洁消毒、安全性较高的餐具，以不锈钢或塑料制品为宜。统一保管，用时发放，用后及时收回，清点数量，按规定清洁消毒。

3. 患者进餐前 督促患者洗手，依次排队进入餐厅，排队时要避免相互拥挤，防止烫伤。

（二）进餐形式与安排

1. 进餐形式 一般采用集体分区用餐（分餐制）方式，有利于调动患者进食情绪及消除患者对饭菜的疑虑，也有利于护理人员全面观察患者的进餐情况。

2. 进餐安排 按照医嘱、病情以及特殊情况进行分区，分别设置普通饮食区、特殊饮食区、其他区。

（1）普通饮食区：供饮食无特殊要求的患者、大多数合作或被动合作的患者就餐，给予普通饮食。

（2）特殊饮食区：供少数有躯体疾病或宗教信仰不同，对饮食有特别要求的患者就餐，如糖尿病、低脂、低盐、回民饮食等。

（3）其他区：供暴饮暴食、抢食、吞咽困难、拒食、藏食、吞食异物、生活自理困难需喂食的患者就餐，需要专人看护。

（三）进餐时的观察与护理

1. 进餐时护理人员维持患者进餐时的秩序，观察患者进食量、进食速度，防止患者倒食、藏食，防范患者用餐具伤人或自伤，随时提醒患者，细嚼慢咽，谨防噎食。

2. 对年老体弱或吞咽困难的患者，给予软食或半流质饮食，专人看护。进餐时切勿催促，必要时予以每口少量喂食，避免发生意外。

3. 对暴食暴饮、抢食的患者，应单独进餐，可分量分次配给，并劝其放慢进食速度，以免狼吞虎咽发生喉头梗阻。并适当限制进食量，以防过饱发生急性胃扩张等意外。

4. 对喜吞食异物的患者，要重点观察，专人看护，必要时予以隔离，防止进食不洁物品、危险物品等。

5. 对进食不主动、拒食患者，应检查患者有无躯体不适，遵医嘱对症处理。必要时给予鼻饲或静脉补液，并作好记录，重点交接班。

6. 对患者家属或亲友送来的食品，注意检查所带食品是否卫生、适量和安全，预防胃肠道疾病。封闭病房的患者食品可由护士代为集中管理，按时按量发放给患者。

三、睡眠护理

大部分精神障碍患者存在睡眠障碍，如入睡困难、早醒、失眠、多梦等，睡眠的好坏预示着患者病情的好转、波动或恶化。因此，要做好患者的睡眠护理，保证患者的睡眠质量。

（一）创造良好的睡眠环境

1. 保持病室清洁整齐，空气新鲜，温湿度适宜，光线柔和。床单要干燥、整洁、舒适。

2. 保持周围环境安静，兴奋躁动患者可安置于隔离室，并及时给予对症处理，以免影响其他患者。护士合理安排夜间治疗护理活动，巡视病房时做到说话轻、走路轻、操作轻、开关门窗轻。

（二）合理安排作息时间

帮助患者分析睡眠障碍的原因、特点及规律，指导患者正确对待睡眠障碍，为患者制订合理的作息时间并督促执行，白天尽量组织患者参加适宜的康复活动，有利于患者夜间正常睡眠。

（三）观察患者的睡眠情况

加强巡视，仔细观察患者睡眠情况，包括睡眠姿势、呼吸音、呼吸时胸廓起伏节律等，判断患者入睡情况，要特别注意佯装入睡者，尤其对有自杀风险的患者做到心中有数，发现未入睡患者，要及时通知医生进行处理，保证患者的睡眠，防止意外发生。

（四）加强未入眠患者的护理

护士要体谅患者因失眠而带来的心理痛苦，指导患者运用放松方法转移注意力，帮助患者分析失眠原因，遵医嘱给予对症处理。

四、安全护理

安全护理是精神科护理工作的重中之重，安全护理是指在护理工作中，护士为确保患者生命安全而进行的有组织、有目的的活动。因此，做好安全管理，满足患者的安全需要，确保患者生命安全，是护理人员的重要职责和工作内容之一。

（一）掌握患者病情，有针对性地防范

护士要熟悉患者的病情、诊断，了解其病史，对有严重自杀、自伤、冲动、伤人、毁物、出走企图和行为的患者及生活不能自理、新入院、意识障碍的患者，要做到心中有数，限制其在护士视线范围内活动，密切观察病情变化，因病情需要必须外出时应有专人看护，防止意外发生。

（二）加强安全管理，保障患者安全

1. 环境安全管理　定期或不定期检查病房的环境，确保门窗牢固、玻璃坚韧；工作区、办公区及治疗室、配餐室等场所应随时上锁。室内无易碎物品，墙上无暴露的钉子、电线，电源插座有保护装置等，发现问题及时处理，并做好安全检查记录。

2. 危险品的管理　严格执行危险品管理检查制度，对于新入院、外出返回、探视后回病房的患者等，要对患者所带物品进行检查。必须加强管理办公区因工作需要使用的刀、剪、针线、体温计、约束带等物品，物品应定点加锁放置，班班清点交接并做好记录。患者使用指甲刀、针线，必须在护士监督下进行。

3. 做好家属的安全健康宣教工作　讲解疾病知识、疾病可能给患者带来的风险，提高家属的风险意识。告知安全管理的目的、意义，取得家属的支持和配合。指导家属观察病情和患者情绪变化，以及与患者沟通交流的技巧，避免刺激性言语和过度的保护，指导家属正确应对患者危机的技巧。

（三）严格落实安全管理制度

安全管理制度是指导临床护士工作和考核护理工作质量的重要依据，精神科护理安全制度涉及安全检查制度、巡视制度、陪护管理制度、危险物品管理制度、风险评估制度、保护性约束制度等。同时，针对安全管理还需要有严格的执行监督机制，包括医院、科室、病房三级安全管理检查。

五、药物依从性护理

药物治疗是精神科主要治疗方法之一，无论是住院治疗还是家庭治疗，缺乏自知力的患者常

不配合治疗。采取科学规范的护理措施以落实治疗方案，既是取得满意疗效的重要保障，也是精神科护理工作的重要内容。有关药物依从性的护理详见第四章。

六、保护性约束护理

（一）保护性约束前护理

1. 实施前对患者具体情况进行评估，其是否符合保护约束适应证。评估周围环境安全，周围是否有其他患者、是否有贵重的器材或物品、空间是否开阔、是否有利于医护人员对患者实施保护性约束。同时评估患者是否手持或周边有无可作为武器的器具或其他工具，所有可能有潜在危险的物品都应该被尽量移除。

2. 临床上常采用的约束用具包括肢体约束带（磁扣式与棉布）、肩部约束带、磁扣式腰部约束带、约束背心与约束椅，见图3-1~图3-6。

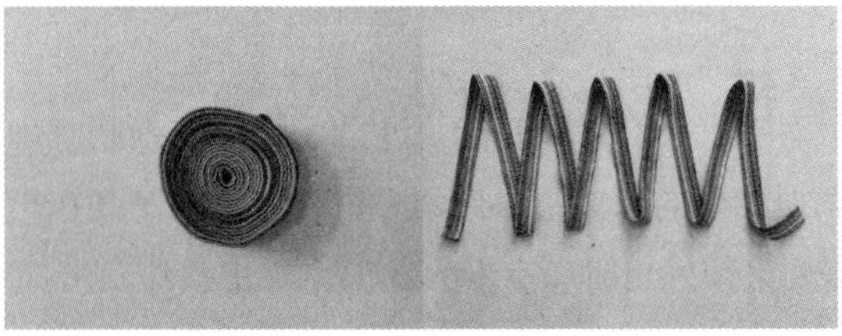

▲ 图3-1　棉布肢体约束带

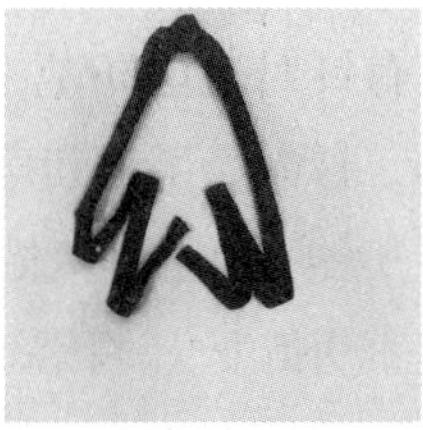

▲ 图3-2　肩部约束带

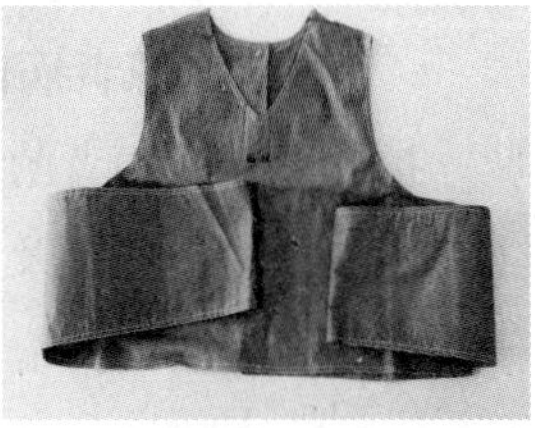

▲ 图3-3　约束衣

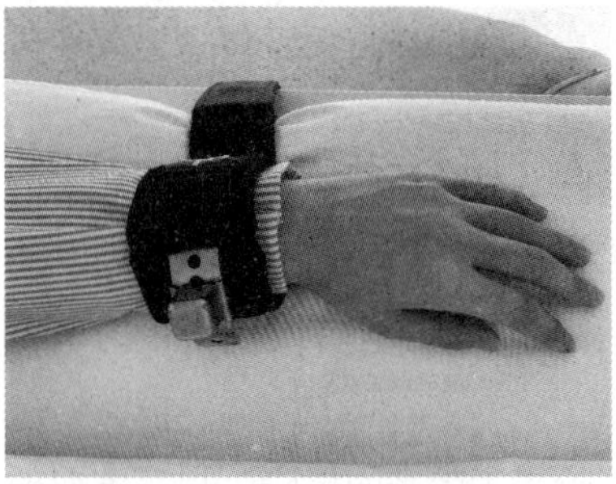

▲ 图3-4　磁扣式肢体约束带

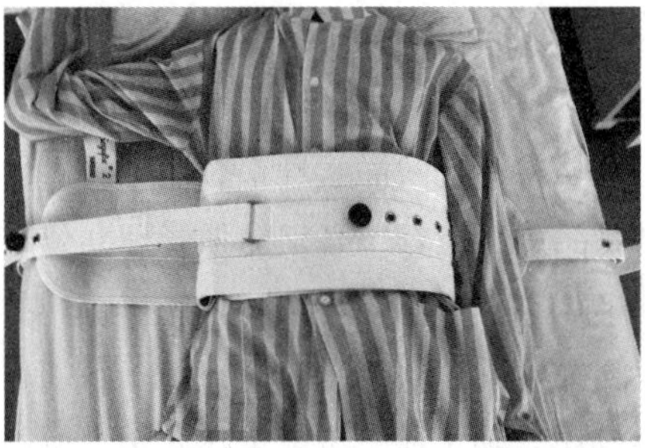

▲ 图3-5　磁扣式腰部约束带

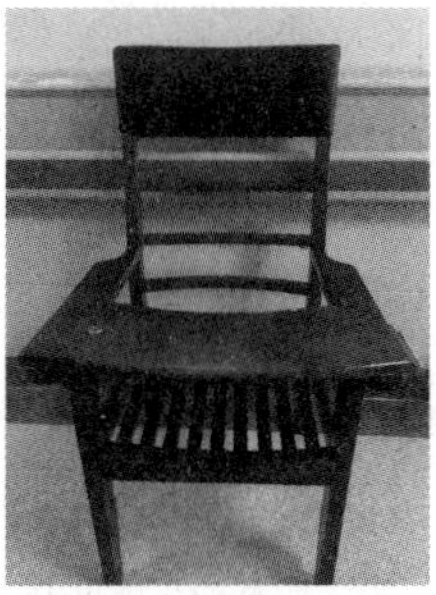

▲ 图3-6　约束椅

3. 在实施保护性约束时，要充分向患者说明保护约束的目的和必要性，指导患者进行配合，并取下患者身上可能损伤其皮肤的物体。

4. 通知病房其他工作人员，疏散围观患者，移走周围可能的危险物品。

5. 保护性约束不得作为惩罚患者的手段。

（二）保护性约束中护理

1. 操作人员应相互协作，避免对患者粗暴拉扯，防止并减少对患者的伤害。

2. 约束患者时，协助患者取舒适体位，处于功能位，选择合适的约束部位，松紧以能伸入1~2指为宜。

3. 约束患者过程中，工作人员要对患者进行沟通，使其消除紧张、恐惧心理。

（三）保护性约束后护理

1. 将患者安置在由护士提供不间断照护的病室，尽量遮挡患者，保护患者的隐私。

2. 做好重点交接，包括护士与护士、护士与医生2个层面。重点交接的内容包括患者的病情、保护约束的原因、时间、约束带数量及松紧度、肢体血液循环状况、床褥及衣裤是否干燥整洁等。

3. 每15分钟到床旁巡视1次，每30分钟评估1次，每2小时活动肢体1次，并记录在相关表格及护理记录单上。

4. 保证患者正常药物治疗。做好患者的基础护理及心理护理，满足其生理需求。

5. 做好患者及家属的健康教育。

相关链接 | **《精神科保护性约束实施及解除专家共识》实践要点：10项降级技术**

参与实施约束的护理人员应具备专业的沟通能力和防护技术。与患者沟通时应采用尊重和关怀的态度，尽可能安排接受过沟通降级技巧培训的人员作为主要沟通人，以保证沟通安全，避免有攻击性患者的暴力行为的发生，从而保护其他患者及医务人员的人身安全。

10项降级技术：① 尊重患者的个人空间；② 不要挑衅患者；③ 与患者建立言语接触；④ 与患者沟通时使用简洁的语言；⑤ 明确患者的需求和感受；⑥ 认真听取患者诉说的内容；⑦ 暂时同意患者需求；⑧ 制订规则，向患者设定明确的界限；⑨ 为患者提供多种选择；⑩ 听取患者和工作人员的汇报。

附：

约束带使用技术操作评分标准

科室：________________　姓名：________________　得分：________________

项目	总分	技术操作流程及标准	评分等级				得分	备注
			A	B	C	D		
操作前准备	10分	1.着装整洁，洗手，戴口罩	3	2	1	0		
		2.用物准备：约束带2~4根，肩部约束带2根，膝部约束带1套，垫衬6~8根，洗手液，记录本，笔（少一项扣0.5分）	3	2	1	0		
		3.熟悉病情，严格掌握适应证（不了解病情，无医嘱扣4分）	4	2	1	0		

续表

项目	总分	技术操作流程及标准	评分等级				得分	备注
			A	B	C	D		
操作流程	80分	1.携用物至床旁，核对床号、姓名。向患者解释约束的目的，争取患者配合	5	4	3	2		
		2.根据病情，选择合适的约束部位（未做不得分）	5	4	3	2		
		3.选择干净柔软的垫衬，置于患者被约束部位（未做扣2分）	5	4	3	2		
		4.将约束带打双套结，套于垫衬上，松紧适宜，以能伸进1~2横指为宜；再打一结使手腕不易脱出（未做不得分）	10	8	6	4		
		5.将约束带固定于床上，不得让患者的手触及打结处及约束带的另一端（不符合要求不得分）	5	4	3	2		
		6.整理床铺，使患者平卧、四肢舒展、卧位舒适	5	4	3	2		
		7.检查被约束部位的血液循环情况，安抚患者，整理用物，洗手	5	4	3	2		
		8.进行约束登记，包括约束时间、部位、约束带数目，执行人签名，并交班	5	4	3	2		
		9.膝部固定法：选择干净柔软的垫衬置于腘窝及两膝之间；将约束带横放于两膝上，两头各缚住膝关节，松紧适宜；将约束带两端系于床沿	15	11	7	3		
		10.肩部固定法：选择干净柔软的垫衬置于腋窝；将袖筒套于患者两肩上，两袖筒上的细带在胸前打结固定，松紧适宜；将两条宽长带固定于床头，必要时将枕头横立于床头	5	4	3	2		
		约束后步骤与6、7、8相同	15	10	5	3		
评价	10分	1.约束有效，患者安全	3	2	1	0		
		2.操作熟练，约束带松紧适宜，约束部位血运良好（过松或过紧扣2分）	5	4	3	2		
		3.操作过程中注意关心、安抚患者，减轻其紧张情绪	2	1	0	0		

第三节 精神科康复护理

一、精神障碍不同阶段的康复重点

（一）急性治疗期的康复重点

精神障碍患者的康复工作应随着其疾病诊断的确定开始。精神障碍患者确诊后，应当根据患者的具体病情对其进行技能训练，包括指导患者如何适应住院环境，鼓励患者与他人交往、表达内心感受，引导其参加集体活动，教会患者应对症状的技巧等。

（二）病情稳定期的康复重点

患者经过急性期治疗后，症状逐步缓解进入病情稳定期，可根据患者的情况给予认知功能训练、药物不良反应的识别与独立生活技能训练，以提高患者的自我管理能力，恢复其社会功能，降低其精神残疾的发生率。

（三）出院期的康复重点

病情稳定期后即进入出院期，治疗的重点是预防复发。帮助患者识别疾病复发的早期症状和教授如何预防复发。加强药物自我管理能力训练、就业康复技能训练、社会交往技能训练等。在精神障碍患者康复训练护理的过程中要注意对患者家属进行指导和帮助，避免患者产生依赖，尽可能地发挥患者的主观能动性。

二、精神科康复训练程序

（一）全面评估患者

1. 一般情况评估 性别、年龄、文化程度、宗教信仰、患者对疾病康复及未来的态度与期望等。

2. 精神症状评估 临床中常用的精神症状评定量表有简明精神病评定量表（BPRS）、阴性症状量表（SANS）、阳性症状量表（SAPS）等。

3. 社会功能评估 是制订患者康复计划的依据，是康复过程的基本环节。常用量表包括“社会功能缺陷筛选量表”和“日常生活能力量表”。

4. 躯体障碍和人际关系评估 相当多的精神障碍患者同时合并躯体疾病，其精神状态、社会功能和生活质量也因躯体疾病而受到影响。因此制订康复训练计划时，需注意评估精神障碍患者是否存在躯体疾病，同时还要评估患者的人际关系情况，包括家庭关系及其他社会关系。

（二）制订康复计划

康复计划包括所要达到的目标，具体实施的康复类型及方法，每次康复训练的时间，训练的频率、场地和道具要求，负责训练人员的要求等。康复目标要明确，充分依据患者功能损害情况及家庭、社会对患者的要求来确定。具体的康复类型的选择应切合患者的情况，同时要让患者及家属共同参与、达成共识。训练的方法应详细、明确，便于实际操作。在康复计划的实施过程中应及时观察患者的参与度，了解患者的康复训练感受，以便及时做出调整。

（三）康复疗效评价

康复疗效的观察是一个动态连续的过程。可以通过临床观察、上述评估工具，定期对患者的康复训练效果进行评价，根据评价的结果确定新的康复目标，制订新的康复进程，从而不断提高患者的功能水平和生活质量。

三、常见的精神康复训练项目

（一）独立生活技能训练

此类训练主要针对病程较长的慢性衰退型精神障碍患者。护士设置实际的生活技能训练内容，将患者一天的活动安排好，督促、指导患者完成各种活动，如洗漱、穿衣、饮食、排便等，根据患者完成的情况给予一定语言或物质强化。临床上常用代币强化法，即当患者的行为符合要求时发给筹码，患者可用所得的筹码换取物品或做想做的事，如打电话、外出活动、周末回家、到病房外散步或换取日用品等，但若患者的行为违反或不符合训练要求，则收回筹码。这种反复的奖惩刺激，可促使精神障碍患者学习和建立适当的行为模式，对改善继发性精神残疾起到促进作用。

（二）文体娱乐活动训练

训练的目的在于陶冶患者心情、改善情绪，培养社会活动能力，增强社会适应能力。根据患者的病情和个人爱好选择具体内容，训练项目包括一般游乐与观赏活动，如音乐疗法；含有学习与竞技的参与性活动，如歌咏、舞蹈、体操、绘画、乐器演奏、球类比赛及其他体育竞赛等。文体娱乐活动既能唤起患者的愉悦和满足感，营造轻松愉快的气氛，稳定患者的情绪，减轻敌意和攻击性，对缓解病情和康复起到促进作用，还能丰富患者的住院生活，减少住院带来的约束感、孤独感和思家情绪。

（三）药物自我管理训练

在精神科，药物的维持治疗是预防疾病复发的重要措施，但是受精神症状等因素的影响，患者的服药依从性差。因此，对患者进行药物治疗的自我管理技能训练，是减少疾病复发、促进患者康复的有力措施之一。

1. 加强患者健康宣教，使其了解药物对预防和治疗精神疾病的重要意义，使其自觉接受药物治疗。

2. 引导患者学习有关抗精神病药物的知识，知道服用药物对疾病的作用，理解精神疾病需要长期服药的特点，学会识别常见的药物不良反应，并能进行简单的自我处理。

3. 教会患者正确管理药物的方法，学会评估药物对其所起的作用，并记录药物产生的不良反应。

4. 指导患者与医务人员商讨药物治疗有关的问题，让其知道什么时间通过什么方式能获得医务人员的帮助，如何能清晰地向医务人员汇报病情。

（四）社会技能康复训练

1. 人际交往技能训练 目的在于帮助患者如同正常人那样在社会群体中生活交往。可先从简单的社交训练开始，如教会患者怎样主动与亲戚、朋友打招呼，如何称呼对方等；再教会患者交谈技巧，如言语表达、语调、目光、姿态等；教会患者适当利用交通设施参加各种社交活动等。

2. 社会角色技能训练 慢性精神障碍往往导致患者出现社会功能缺陷，不能完成自己的社会角色功能，临床上常用情景剧来进行这方面的训练。通常先设计一个情景，与实现角色功能需要解决的问题有关，让患者在扮演中模拟学习，从而胜任社会中的真正角色。扮演过程中护士应给予患者一些人际关系技巧的示范，同时对患者取得的微小进步或改善立即给予表扬和鼓励。

（五）认知功能训练

精神障碍患者随着病程的延长和复发次数的增加，认知功能往往会出现不同程度的损害，继而使其在学习方面的能力下降，主要表现为注意力不集中，不能较长时间地专注一件事情，无法坚持完成作业，无法学习新知识、新技能。训练的目的在于帮助患者改善学习技能，提高学习能力。常采用的训练方法包括记忆力训练、定向力训练、计算力训练、思维综合能力训练、益智类活动训练、手工作业训练等。学习内容应强调健康与趣味的结合且通俗易懂，培训时应有足够的耐心和技巧，培养患者参加培训的兴趣，教学速度不宜过快，目标不可定得太高。

（六）职业技能康复训练

职业技能康复训练是减少精神残疾的一个重要内容，是以恢复或提高患者职业技能，达到重返社会、恢复工作为目的的一种康复训练方法。

1. 简单作业训练 是患者进行就业训练的初期阶段，训练项目工序简单、技术要求低，适合大多数患者。常见训练项目包括粘贴信封、分拣物品、折叠纸盒、抄写文书、整理文件等。

2. 工艺制作训练 又称“工艺疗法”，训练患者进行手工的艺术性操作。工艺制作训练可激发患者的创造力、增加才智、培养兴趣及稳定情绪。此类训练通常具有较强的艺术性及技术性，训练时应配备有相当工艺水平的专业人员进行耐心细致的带教。工艺制作训练大致有以下种类：编织、绘画、书法、摄影、园艺种植等。

3. 职业模拟训练 为患者回归社会做好就业前准备，可依据患者病前职业或工作能力选择训练项目，如超市收银员、酒吧服务员、洗车行职员等。在训练过程中帮助其调整职业心态，适应规律的职业生活，对患者的不适应行为和遇到的压力问题给予及时处理，不断提高患者的职业能力。

第四节 精神障碍患者的组织与管理

在精神科的护理过程中，做好患者的组织管理，对保证病房良好秩序和安全、促进患者康复、改善护患关系均具有重要意义。

一、精神障碍患者的组织

由于精神障碍患者长期住院，康复过程比较漫长，因此，在病房内建立一个由患者参与并起主导作用、专职人员（康复护士）引导监督的患者组织很有必要，这样既充分调动了患者的主动性，又对患者安心住院起着积极稳定作用。同时还保证了病房秩序，更有利于医疗护理工作的开展，进而减少差错，杜绝事故和意外事件的发生。

患者组织可取名为患者休养委员会或患者康复委员会，通常由专职护理人员具体负责，从病情稳定的恢复期患者中挑选有一定工作能力并在患者中有较高威信的且愿意为病友服务的患者担任主任或副主任，另外再挑选一些病情基本缓解的患者任委员会的成员，让他们参与病房的组织管理，督促病友遵守各项规章制度、积极参加各种活动，鼓励他们提出合理化建议，使他们成为病房管理的主人。

二、精神障碍患者的管理

目前，我国精神科病房管理根据疾病的种类及不同阶段分为开放式和封闭式两种管理模式。开放式管理包括半开放及全开放式管理。

（一）封闭式管理与开放式管理的适应证

1. 封闭式管理 适合于非自愿住院、精神障碍急性发作期患者；具有严重的冲动、伤人、毁物、自杀、自伤、拒食、拒药及病情波动无自知力的患者。

2. 开放式管理 适合于自愿住院、主动接受治疗的患者。如精神症状缓解或消失、病情稳定，处于康复期等待出院的患者。

（二）实施方法

1. 封闭式管理病房的实施方法

（1）制订相关制度：封闭病房内，大部分是非自愿住院的重性精神障碍患者，病房设施配备、护理单元分级管理均要符合患者治疗及安全需求。因此，制订安全管理、保护约束、探视、危险物品管理等相关制度至关重要。

（2）实施分级护理管理：根据分级护理标准，提供相应的护理措施。重症患者安排在一级护理病室，护士配备需要符合岗位资质及人力要求。患者在护士的监护下进行活动，密切观察患者病情，防范各种意外事件发生。恢复期患者安排在二级或三级护理病室，在护士监管下组织活动。

（3）心理护理及人文关怀：封闭病房强制住院治疗的患者常常不安心住院，拒绝治疗。因此，要求护理人员在生活上主动关心患者，满足其合理需求，善于发现其心理需求，及时提供心理帮助。

（4）严密观察病情：封闭病房住院患者大多症状复杂，病情严重，存在明显的自杀、自伤、冲动、伤人等危险行为，护士应加强责任心，严密观察患者病情变化，严格防范意外事件的发生。

（5）丰富住院生活：根据患者的病情和爱好，安排各种劳动、学习、娱乐、体育活动等。这些活动可以转移患者注意力，稳定患者情绪，提高他们的生活兴趣和质量，使其安心住院，配合治疗。

2. 开放式管理病房的实施方法

（1）建立完善的开放病房管理制度：开放式管理病房患者有很大的自主性及活动空间，给安全管理带来一定难度。如外出不归、危险品带进病房等。因此必须建立一套完整的制度及规范并加强管理。主要包括开放式管理病房管理制度、住院须知、陪护制度、巡视制度、安全管理制度等。

（2）收治对象及病情评估：患者入住开放式管理病房，首先应提出自愿住院申请，经精神科医生初步诊断评估，符合条件后方可住院。患者安排相应的病房后，签署知情同意书等文件，院方应告知患者及家属应承担的责任和义务，以提高住院治疗的依从性，减少医患纠纷的发生。

（3）加强患者心理及行为管理：定期举办健康教育讲座，指导患者正确面对压力、处理不良生活事件，增强自控力。鼓励患者积极参加康复活动，以分散患者对不良情绪的注意力，减少不安全行为的发生。对患者的不遵医行为给予指导或一定的弹性管理，劝导无效者转入封闭式管理病房治疗，以保证治疗的正常进行及患者的安全。

三、分级护理管理

在参照综合医院分级护理指导原则的基础上，根据患者病情的轻重缓急和其对自身、他人、病室安全的影响，分为特级、一级、二级、三级护理，并根据病情动态变化和治疗需要随时调整。

（一）特级护理

1. 护理指征 符合以下任意一条者：

（1）精神障碍患者伴有严重躯体疾病，病情危重随时可能发生病情变化，如生命体征不稳定、意识障碍及生活完全不能自理者。

（2）具有严重的暴力、自杀、自伤行为，需要重点监护者；生命体征不稳定者。

（3）严重的药物不良反应，如急性粒细胞减少、恶性综合征、严重药物过敏等，出现危象、危及生命者。

2. 护理要点

（1）严密观察病情变化，监测生命体征、准确记录出入量。

（2）正确执行医嘱，按时完成治疗和护理。

（3）根据患者病情正确实施相应的基础护理和专科护理。如口腔护理、压疮护理、改良型电抽搐治疗护理、防自杀护理、保护性约束护理等。

（4）保持患者舒适卧位及置于功能位。

（5）实施床旁交接班。

（二）一级护理

1. 护理指征 符合以下任意一条者：

（1）病情趋向稳定的重症患者。

（2）新入院患者，有自杀、自伤、冲动、走失倾向者。

（3）伴有严重的躯体疾病，或身体极为衰弱需要严格卧床休息，生活自理能力重度依赖者。

（4）发生严重药物副反应及病情波动较大者。

（5）精神症状不稳定和器质性精神障碍患者。

2. 护理要点

（1）安置在重点病室，根据病情测量生命体征，严密观察病情，重点交接班。

（2）正确执行医嘱，按时完成治疗和护理。

（3）根据患者病情正确实施相应的基础护理和专科护理。如口腔护理、压疮护理、改良型电抽搐治疗护理、防自杀护理、保护性约束护理等。

（4）保持患者舒适卧位及置于功能位。

（5）针对疾病进行健康教育，做好心理援助及康复指导。

（6）实施床旁交接班。

（三）二级护理

1. 护理指征 符合以下任意一条者：

（1）病情趋于稳定仍需观察，无明显自杀、自伤、伤人、毁物等行为患者。

（2）仅有一般躯体疾病，生活尚能自理或被动自理患者。

2. 护理要点

（1）安置在一般病室，观察患者病情变化，根据病情测量生命体征。

（2）遵医嘱按时完成治疗和护理。

（3）根据患者病情正确实施相应的基础护理。

（4）组织患者开展各项康复活动、生活技能训练。

（四）三级护理

1. 护理指征 符合以下任意一条者：

（1）病情较稳定，处于康复期等待出院的患者。

（2）生活自理能力轻度依赖或无需依赖者。

2. 护理要点

（1）安置在一般病室，酌情实施开放式管理，物品可自行管理，但需要督促患者生活自理。

（2）安全护理措施到位，定时巡视，常规完成临床观察项目。

（3）遵医嘱按时完成治疗和护理，指导患者正确用药。

（4）组织患者开展各项康复活动、生活技能训练。

（5）提供相关疾病指导和出院后指导，为回归社会做准备。

第五节 精神科专科监护技能

案例导入

王某，男，32岁，已婚，公司职员。因凭空闻声，疑被迫害1年，加重1个月入院，诊断为精神分裂症。入院前曾有冲动伤人史。入院后不与他人交流，眼神警惕，夜间时醒时睡。住院第3天中午在病房大声叫喊，骂人，并用脚不停踢墙。护士上前劝阻，嘱其休息，不听劝说，态度凶恶，握拳，面部肌肉紧张，高声说："我没病，你们肯定和我的领导串通一气，把我关在这里，企图害我。"并扬言要是不让其出院便要炸掉医院。

请思考：

1. 如何对该患者进行护理评估？
2. 该患者目前的护理问题是什么？
3. 如何对该患者进行护理？

精神科危机状态是指突然发生的，个体无法自控的，可能危及自身及他人生命安全的一种严重的需要立即干预的状态。精神障碍患者由于受到精神症状、药物不良反应或严重精神刺激等因素的影响出现各种危机状态，如暴力行为、自伤自杀行为、出走行为、噎食、吞食异物以及木僵等。危机状态不仅危及患者的生命安全，而且会威胁他人安全和社会秩序。因此，精神科护士必须掌握各种精神科危机状态的防范知识及有效处理技能。

一、暴力行为的防范及护理

精神科暴力行为是精神障碍患者在精神症状的影响下突然发生的伤人、毁物等攻击性行为，具有极强的爆发性和/或破坏性，会对攻击对象或环境造成不同程度的伤害或破坏。暴力行为是精神科最常见的危机事件，可以发生在家中、社区及医院，会给患者、家庭及社会带来严重后果。

（一）护理评估

1. 暴力行为发生的原因及危险因素评估

（1）精神障碍：不同精神障碍患者暴力行为发生率及针对性、严重性均不同。依次为精神分裂症、人格障碍、物质使用与成瘾行为所致障碍、双相障碍等。引起暴力行为的主要精神症状为幻觉、妄想、情感不稳、兴奋、意识障碍等。一般来说，处于症状发作期的患者的暴力行为发生率高于症状缓解期的患者。因此，评估与暴力行为相关的精神症状十分重要。

精神分裂症患者主要受幻觉和妄想的影响，容易产生暴力行为。比如患者有被害妄想时，由于害怕被害，出现"先发制人"的伤人行为。命令性幻听可指使患者攻击他人。此外，患者处于激越状态时，若要求得不到满足，也会发生暴力行为。人格障碍患者由于个人需要未能如愿或感觉未得到尊重时易出现攻击行为。物质使用与成瘾行为所致障碍患者常在精神活性物质的作用下或戒断反应影响下诱发破坏性的冲动行为。躁狂发作患者易激惹、好挑剔、爱管闲事，可因活动受限制、意见被否定、需求未得到满足而发生暴力行为。部分抑郁发作患者担心自己的罪恶连累亲人或者自己死后无人照顾他们而感到可怜，出现"怜悯性自杀"。癫痫伴发精神障碍患者在发作期间可因意识模糊、思维混乱而发生暴力行为，且手段残忍，不计后果。

（2）心理学特征

1）早期的心理发展或生活经历：成长期经历过严重的情感剥夺、性格形成期处于暴力环境中、智力发育障碍等都与暴力行为的发生有关。

2）性格特征：个体受到挫折或精神症状控制时，采用攻击或退缩、压抑、否认等方式应对，与个体的性格、心理应对方式、行为反应方式等有关。研究表明，既往行为是将来行为的最佳预测因子，因此，习惯用暴力行为来应对挫折的个体最可能再次发生暴力行为。

3）人口学特征：年轻、单身、男性、失业等患者更容易发生暴力行为。

4）诱发因素：许多因素都可能诱发暴力行为。如拥挤嘈杂、缺乏隐私的环境，工作人员态度粗暴、言语不当，患者的合理需求没有得到满足，药物副反应使患者难以忍受等都可能导致暴力行为的发生。

2. 暴力行为的征兆评估

（1）行为：暴力行为发生前患者常常表现出一些兴奋对立的行为。例如，拒绝治疗、不合作、来回踱步、不能静坐、握拳或用拳头击物、下颚或面部肌肉紧张等。

（2）情感：易激惹、愤怒、敌意、异常焦虑、欣快，激动和情绪不稳定提示患者即将失去控制。

（3）语言：患者发生暴力行为之前，说话声音大且有威胁性，对真实或想象的对象进行威胁，无理要求增多，并具有强迫性等。

（4）意识状态：精神状态突然改变，思维混乱、定向力缺乏、记忆力损害等提示可能发生暴力行为。

3. 评估工具 常用的量表有布罗塞特暴力风险评估量表（Brøset violence checklist, BVC）（表3–1）、外显攻击量表（overt aggression scale，OAS）等。

▼ 表3–1　布罗塞特暴力风险评估量表（BVC)

条目	说明	得分
混乱	出现明显的混乱和定向障碍，无法确认时间、地点或人物	不存在　0 存在　1
易激惹	容易被惹恼或被激怒，无法容忍他人的存在	不存在　0 存在　1
喧闹	行为是公开的“大声”或制造“噪声”式的,如使劲关门\交谈中大声叫喊等	不存在　0 存在　1
口头威胁	突然大声喊叫、提高嗓音，目的是恐吓或威胁他人。如言语攻击、辱骂、中伤，对中性事件的评说在言语上完全呈现出一种咆哮、攻击性方式	不存在　0 存在　1
身体威胁	有明确针对他人身体的威胁意图，例如，采取挑衅的站姿；抓住他人的衣服；摆出用手打、用脚踹、用头撞人的姿势	不存在　0 存在　1
毁物行为	行为指向物体。例如，不加考虑随便乱扔东西；敲打或砸窗户；踢、敲打或用头撞某物；或砸坏家具	不存在　0 存在　1

① 评估方法：护士根据患者的具体表现进行评估，当患者不出现某种行为评分为0分，出现某种行为评分为1分，总分最高为6分。② 评分说明：量表得分为0分，暴力风险很小；量表得分为1~2分，暴力风险中等，应采取预防措施；量表得分3~6分，暴力风险很高，应采取预防措施，并制订护理计划以处理可能发生的暴力。

相关链接 | **危险性评估的注意事项**

在进行危险性或风险性评估及制订策略时，应注意以下几点。

1. 应区分静态与动态、近期与远期的风险　静态风险是指不能通过干预改变的，如人口学特征、既往暴力等，动态风险是指可通过干预改变的，如精神症状、物质滥用等。近期风险主要是指当时的应激状态、精神症状等。远期风险主要是指人格特征、社会支持及环境等。

2. 注重评估工具与临床观察的结合　尽管危险性评估工具不断发展完善，标准化程度、一致性、准确率在不断提高，但依然不能替代临床观察。

3. 评估须综合多方意见　正确评估在一定程度上依赖于患者的依从性。但有些患者，如神经发育障碍、反社会型人格障碍，常对治疗缺乏反应、对评估的依从性较差，从而影响评估结果。因此危险性评估应综合考虑其他工作人员、家属、社会工作者和临床心理学家等多方意见。

4. 明确评估的目的　虽然预测的目的是预防，但目前的研究大多集中于预测，对预防的关注不够。

（二）常见护理诊断/问题

1. 情绪失控　与幻觉、妄想、缺乏应对技巧有关。

2. 有对他人施行暴力的危险　与幻觉、妄想、激越等因素有关。

（三）护理目标

（1）患者能叙述导致暴力行为的原因及感受。

（2）患者能应用已学技巧控制暴力行为。

（3）患者的攻击性言行减少或消失。

（4）住院期间没有发生暴力行为。

（四）护理措施

1. 暴力行为的预防

（1）掌握病情：正确识别精神症状，掌握患者对精神症状的应对方式，是防范暴力行为的基础。护士要掌握暴力行为发生的征兆，认真观察病情，运用评估工具，及时筛查出暴力高风险患者，力争在患者出现暴力行为前及时有效处理。

（2）合理安置：将暴力高风险的患者，安置在重点观察室，设置警示标识，安排专人看护，重点交班。与其他兴奋冲动的患者分开安置。环境应安全、安静、整洁、舒适。同时，做好危险物品的管理，防止患者获得用作攻击的工具。

（3）沟通交流：护士可以通过语言和非语言沟通与患者建立良好的治疗性护患关系。与患者沟通交流时，避免使用命令性言语，应态度和蔼，关心、尊重、接纳患者。对于患者的合理要求应尽量满足，满足不了的要作好解释。沟通时注意保持足够的安全距离，避免威胁性、紧张性及突然性的姿势，避免双手插于口袋及双臂交叉于胸前，以免引起患者误解，诱发暴力行为。

（4）药物服用：预防暴力行为的关键是控制精神症状，护士应确保医嘱有效执行，口服给药做到发药到手、看服吞下、张口检查、吐了再补。

（5）提高患者自控能力：与患者探讨内心压抑、愤怒情绪产生的原因，提供宣泄负性情绪的方法，如捶枕头或棉被、撕纸及培养兴趣爱好等。教会患者在无法自控时，及时求助医护人员。同时明确告知患者暴力行为的后果，并设法提高患者的自信心，让其相信自己有控制行为的能力。

（6）人员培训：精神障碍患者暴力行为的发生与工作人员专业技能、服务态度及方式有密切的关系。因此，加强护士专业知识、沟通技巧、风险评估、自我防护技能等方面的培训，对减少暴力事件的发生有重要作用。

2. 暴力行为发生时的处理

（1）立即寻求帮助，有效控制局面：当患者出现暴力行为时，应立即呼救，寻求其他医护人员的帮助，集体行动，尽快控制混乱的局面，确保其他患者和病区环境的安全。与患者保持一米左右的安全距离，站在利于脱身的位置，从背后或侧面阻止患者的冲动行为，不可迎面阻拦，以保护患者及自身安全。及时疏散围观患者。护士应保持冷静，用简单、清楚、直接的语言提醒患者暴力行为的后果。

（2）心理疏导：护士应以平静沉稳的语气，关心友好的态度，询问患者有什么需求，需要工作人员做什么，取得患者的信任，缓解患者的紧张、焦虑心理。对有诱发事件引起的暴力行为，应及时处理诱发事件，尽量满足其合理要求，使其自行停止暴力行为。

（3）巧夺危险物品：对手持凶器或危险物品者，护士要真诚地安抚和劝导患者放下手中的危险物品。若劝说无效，宜采取转移注意力的方法，乘其不备快速夺取危险物品。组员要步调一致，行动果断，切不可强行夺取，以免激起伤人行为。

（4）隔离或约束：当上述措施无法制止患者的暴力行为时，医护人员应齐心协力，迅速执行身体约束与护理，并通知医生补开保护性约束医嘱，患者情绪平稳后及时解除约束。

3. 暴力行为发生后的处理

（1）患者行为重建：分析本次暴力行为的相关因素，帮助患者重建新的行为方式，如情绪控制方法、挫折应对能力、人际交流技巧等。

（2）使用药物控制病情：遵医嘱使用苯二氮䓬类、氟哌啶醇等药物。

（3）护士心理调适与经验总结：对于经历暴力情景，特别是受到伤害的护士，应给予及时的关心和心理疏导，提高其心理调适水平，使其尽快恢复理性情绪。同时对本次暴力事件的发生过程进行反思，如病情观察是否到位、事发前是否发现暴力征兆、采取的措施是否恰当、寻求帮助是否及时、暴力处置预案是否熟悉等。吸取经验教训，不断提高自己。

（五）护理评价

1. 患者是否发生了暴力行为，有无伤害他人或自伤。
2. 患者是否能预感失去自制力的征兆且能立即寻求帮助。
3. 患者是否能以建设性的方式处理自己的愤怒情绪。
4. 患者是否能识别应激源并能有效应对压力。
5. 患者的人际关系是否改善，对行为模式的塑造有无新的认识。

二、自伤自杀行为的防范及护理

相关链接 | **世界预防自杀日**

"世界预防自杀日"（world suicide prevention day），是由创建于奥地利的国际预防自杀协会和世界卫生组织在2003年设立的。2003年9月10日是首个"世界预防自杀日"，口号为"自杀一个都太多"。一个人从有自杀想法到实施会有三个心理阶段：纠结挣扎期、呼救期和平静期。其中，处在纠结挣扎期的人通常只需要一点陪伴、一句安慰就能拉回来。为了让公众关注自杀，世界卫生组织和国际预防自杀协会呼吁各国政府、预防自杀协会和机构、当地社区、医务工作者以及志愿者们，加入到当天的各项地方性行动中，共同提高公众对自杀问题重要性的意识以及降低自杀率。帮助公众了解诱发自杀行为的危险因素，增强人们对不良生活事件的应对能力，预防自杀行为。

非自杀性自伤行为（non-suicidal self-injury, NSSI）是指个体在没有明确自杀意图的情况下采取一系列反复、故意、直接对身体组织造成轻到中度损伤且不被社会接纳、认可的行为，包括割伤/刮擦、烧灼、干扰伤口愈合、击打等多种形式，简称自伤。近年来，非自杀性自伤行为在青少年群体中大量涌现，在青少年群体中具有负面影响，严重影响青少年的身心健康。一项系统综述显示，NSSI在青少年或年轻人中最为常见，12~14岁是高峰期，男女比例为1∶3，常见的自伤部位为手臂、手腕、大腿，较少见于面部、胸部及腹部。NSSI与自杀的关系非常密切，在极端情况下可能导致自杀行为、身体残障等严重后果。

自杀是指个体有意识地伤害自己的身体，以达到结束生命的行为。自杀是精神科较常见的危机事件之一，也是精神障碍患者死亡的常见原因。根据自杀发生情况，将自杀分为自杀意念、自杀未遂、自杀死亡三种形式。自杀意念指有寻死的意向，但没有采取任何实际行动；自杀未遂指有意毁灭自我的行动，但未导致死亡；自杀死亡指有意毁灭自我的行动，并导致了死亡。根据世界卫生组织提供的报告，精神障碍患者的自杀率是普通人群的数十倍，给患者、家庭及医院造成严重的损失，也容易引起医疗纠纷。因此，采取适当的措施预防自伤自杀是精神科护理的一项重要任务。

（一）护理评估

1. 自杀的原因及危险因素评估

（1）精神障碍：几乎所有的精神障碍都会增加自杀风险，并且自杀风险与精神障碍的严重程度相关。在各类精神障碍患者中，抑郁障碍患者自杀率最高，其次为精神分裂症、物质使用或成瘾行为所致精神障碍以及人格障碍等患者。

1）抑郁障碍：是自杀发生率最高的一类精神障碍，临床研究资料表明，分别有50%和15%的抑郁障碍患者有过企图自杀的行为和最终死于自杀。对生活丧失信心、自罪感、无用感和绝望感是导致自杀的常见原因。

2）精神分裂症：患者在命令性幻听、被害妄想等精神症状的支配下自杀；在缓解期对疾病态度悲观、遭受社会歧视及工作或婚姻受挫，导致社会隔离和无助感而引起自杀。

3）物质使用或成瘾行为所致精神障碍：酒精依赖和吸毒患者大多伴有严重抑郁情绪，且在吸食毒品后会产生中毒性幻觉或妄想，出现自杀行为。嗜酒者伴有人格障碍、戒断综合征等均可引发自杀行为。

4）其他类型精神障碍：反社会型人格障碍和抑郁障碍共存的患者自杀风险较高，表演型和自恋型人格伴有冲动和攻击性行为时也可能发生自杀行为。强迫障碍患者因不能摆脱强迫观念或行为而出现强迫性自杀观念，自杀的危险较大。疑病障碍患者若伴发抑郁，自杀危险性增高。

（2）其他生物学和社会心理学因素

1）遗传因素：有家族自杀史的患者自杀风险较高。可能与患者对家庭成员自杀行为的认同和模仿、家庭压力大及遗传物质传递有关。

2）个性特征：不良的心理素质和个性特征与自杀有关。如偏执或敌意、心胸狭窄、嫉妒心强、依赖、自卑、自尊心过强、孤僻及回避社交等，使其人际关系不良，往往缺少社会支持，在精神应激状态下自杀的可能性比较大。青少年的冲动和情绪管理能力薄弱，遇到学业压力大、校园霸凌等应激源时容易出现自伤自杀行为。

3）心理危机事件：突然遭受严重的灾害、重大生活事件，如地震、躯体残疾、至亲离世或被亲人遗弃、离异、失学、失业等，可以促发自杀行为。罹患慢性疾病，如恶性肿瘤和艾滋病等也可能导致患者自杀。

4）应对与社会支持：在面对负性生活事件时，个体既有的应对机制和所能接触到的社会支持是非常重要的两个影响因素。比如乐观评估、寻求帮助、积极行动等应对技巧，良好的家庭和社会支持系统（包括物质、经济、精神等方面的支持）对于自杀而言是强有力的保护因素，而消极应对方式、不良的社会支持系统则是自杀的危险因素。

2. 自杀的征兆评估 约80%有自杀倾向的患者在实施自杀前都曾经流露过自杀征兆。护士要高度重视患者透露的自杀语言和行为，从以下几方面进行评估。

（1）语言信息：反复向亲友、同事或医务人员打听或谈论自杀的方法。如患者常说“我不想活了”“这世界上没有什么值得我留恋的”“这是您最后一次见到我”等。问一些可疑的问题，如“阳台距离地面有多高”“流血多长时间才能死亡”“吃多少安眠药才能死亡”等。

（2）情感信息：情绪低落，经常哭泣，有无助、无望、无用感。长时间抑郁后，突然无故显得很开心，或对亲人过分关心或疏远、冷淡等均有可能是自杀的信号。

（3）行为信息：与他人和社会隔离，将自己反锁在室中；把自己的事情处理得有条不紊，并开始分发自己的财产；浏览网络上自杀相关信息；收集和存藏刀具、绳子、玻璃片、药品等可用来自杀的物品。

（4）精神症状：如自责自罪、被害妄想、虚无妄想，或有命令性幻听、强制性思维、焦虑或惊恐障碍等症状。

3. 自杀危险性的评估

（1）自杀准备

1）自杀意向：有自杀意念者不一定采取自杀行动，有自杀企图者很有可能采取自杀行动，有周密的自杀计划和实施的具体方式则可能一有机会就采取自杀行动。

2）自杀意志：越坚决者越有可能自杀。

3）遗嘱：留有遗嘱者很可能立即采取自杀行动。

4）自杀方法：从高楼跳下、自缢比服毒和吞食异物更为危险。

（2）自杀的环境

1）独处：单独一人者更可能采取自杀行动。

2）选择自杀的时间：家人外出或上班时、夜深人静及工作人员交接班时，危险性更大。

（3）自杀的表现

1）自杀中不呼救更可能自杀成功。

2）自杀未遂者为没有死而感到遗憾，表明患者想死的意志坚决。

4. 评估工具 常用的有9项患者健康问卷（patient health questionnaire –9 items, PHQ–9）（表3–2），护士用自杀风险评估量表（nurses' global assessment of suicide risk, NGASR）（表3–3）等。

▼ 表3–2 9项患者健康问卷（PHQ–9）

在过去的两个星期，有多少时间您被以下问题困扰？（在您的选择下打"√"）	完全不会	几天	一半以上的日子	几乎每天
1. 做什么事都感到没有兴趣或乐趣	0	1	2	3
2. 感到心情低落	0	1	2	3
3. 入睡困难、很难熟睡或睡太多	0	1	2	3
4. 感到疲劳或无精打采	0	1	2	3
5. 胃口不好或吃太多	0	1	2	3
6. 觉得自己很糟，或很失败，让自己或家人失望	0	1	2	3
7. 注意力很难集中，例如阅读报纸或看电视	0	1	2	3
8. 动作或说话速度缓慢到别人可察觉的程度，或正好相反——烦躁或坐立不安，动来动去的情况比平常更严重	0	1	2	3
9. 有不如死掉或用某种方式伤害自己的念头	0	1	2	3
这些问题在您工作、处理家庭事务，或与他人相处上造成了多大困难？				
毫无困难	有点困难	非常困难	极度困难	

注：<5分表示情绪状态良好；5~9分表示轻度抑郁；10~14分表示中度抑郁；≥15分表示重度抑郁。

▼ 表3-3　护士用自杀风险评估量表（NGASR）

条目	得分	
1. 绝望感	不存在0	存在3
2. 近期负性生活事件	不存在0	存在1
3. 被害妄想或有被害内容的幻听	不存在0	存在1
4. 情绪低落/兴趣丧失或愉快感缺乏	不存在0	存在3
5. 人际和社会功能退缩	不存在0	存在1
6. 言语流露自杀意图	不存在0	存在1
7. 计划采取自杀行动	不存在0	存在3
8. 自杀家族史	不存在0	存在1
9. 近期亲人死亡或重要的亲密关系丧失	不存在0	存在3
10. 精神病史	不存在0	存在1
11. 丧偶	不存在0	存在1
12. 自杀未遂史	不存在0	存在3
13. 社会经济地位低下	不存在0	存在1
14. 饮酒史或酒精滥用	不存在0	存在1
15. 罹患晚期疾病	不存在0	存在1

注：① 护士根据患者的具体情况进行评估。② 总分≤5分为低自杀风险，6~8分为中自杀风险，9~11分为高自杀风险，≥12分为极高自杀风险。

（二）常见护理诊断/问题

1. 有自伤、自杀的危险　与悲观绝望、无价值感、幻听、妄想等有关。

2. 应对无效　与缺乏应对技巧、社会支持不足有关。

（三）护理目标

1. 患者自杀意念消除，无自伤、自杀行为发生。

2. 患者人际关系有所改善，能主动表达和宣泄其痛苦的内心体验。

3. 患者对自己的生活有正向的认识，并能维持良好的身体状况。

4. 患者能够掌握良好的应对技巧，以取代自伤、自杀行为。

（四）护理措施

1. 自杀的预防　不是所有的自杀行为都能够预防，但是可以通过评估来识别自杀意念，并且解决这些引起患者情绪烦扰的因素。

（1）密切观察病情：自杀高风险的患者，应安置在重点观察室，设置警示标识，必要时实行一对一监护。观察患者有无自杀征兆，及时处理。认真观察患者的睡眠情况，对入睡困难和早醒者要及时处理。加强巡视，特别是夜间、凌晨、午睡、开饭和交接班时段及节假日等医务人员少的情况下，应加强防范，严密观察。

（2）保证环境安全：加强危险物品管理和家属的安全宣教工作，认真落实安全检查制度，患者外出返回病房和会客结束都应仔细检查带入物品，防止危险物品带入病房。

（3）建立良好的治疗性护患关系：多与患者沟通交流，倾听其诉说，鼓励患者表达自己的负性情绪，给予支持性心理护理。与患者一起分析自杀产生的原因，共同探讨解决问题和困难的方法及途径，用积极的应对方式面对困难，重建生活的信心。

（4）连续评估自杀风险，直至自杀风险消除：根据患者的病情和具体情况与患者讨论自杀问题（如计划、时间、地点、方式、如何获得自杀工具等），坦诚地与患者讨论自杀问题可大大降低其自杀的危险性，并可判断患者获得自杀工具和发生自杀行为的可能性。

（5）确保患者遵医嘱服药：尽快控制与自杀有关的精神症状，是防范自杀的根本措施。严格执行口服给药操作规程，防止患者藏药或储积后一次服下发生意外。

（6）鼓励家属探视：住院期间尽量安排患者与家属及朋友多接触，减少与他人隔离的感觉，指导家属共同参与对患者的治疗和护理，此期间应严密观察患者病情变化。

（7）提高患者的自尊和自我效能：自杀患者的自尊和自我效能水平较低，护士应充分发掘和赞扬患者的优点和长处，提升患者对自我存在价值的认可和肯定，提高自信心和自尊感，使其放弃自杀打算，勇敢面对生活。鼓励患者参加有益的活动，如看书、绘画、听音乐、体育锻炼等。

（8）使用安全契约：制订不自杀契约可降低患者自杀的危险性。在契约中，患者要口头或书面上同意，在一段时间内不会采取自杀行为，如有自杀意念要及时与医护人员联系。当这段时间已过，可重新商定一段时间。亲友也可参与契约的制订，从而更好地防范患者自杀。

（9）利用支持系统：向患者及家属宣教自杀干预的相关知识，以及如何早期发现自杀征兆。提供心理危机干预电话及可以帮助患者的医务人员姓名和电话，让患者在出现自杀念头和冲动时能及时获得帮助。

（10）人员培训：通过培训，提高护士识别自杀危险信号和正确处理的能力，以及团队合作、沟通、心理护理等能力。在此基础上，为患者及家属提供个性化的健康教育。

2. 非自杀性自伤行为的管理

（1）分析实施自伤的原因：目前报告最多的NSSI动机是应对痛苦及对他人实施影响。患者自我报告的NSSI原因还包括因为存在积极的感觉而惩罚自己、惩罚他人、寻求感官刺激（如制造兴奋感）、避免自杀（如摆脱自杀观念）、缓解麻木或空虚感、不良模仿等。

（2）进行自杀风险评估：无论何种原因实施NSSI，都要开展个体化的、全面的自杀风险评估，以找到可变、不可变的高危因素及保护性因素，供制订治疗、护理方案时参考。

自杀风险评估的关键因素包括但不限于：当前及过去实施NSSI的冲动，既往NSSI及自杀未遂史，接触到致死手段的机会以及遵循安全计划（safety plan）的能力。

（3）避免渲染NSSI的危险性及重要性：由于大部分NSSI并非由真正的自杀冲动所驱使，家人及医务人员的过度反应可能会在无意中向患者传递一种信息，即自伤是维持他人对自己注意的有效方式，进而强化他们在痛苦时以此方式寻求支持的行为。并且过度反应也无助于患者理解及应对自伤行为背后的原因。

（4）避免接触到致伤/致死物品：大部分自伤/自杀具有冲动性，最好的防范是无法获得自伤/自杀途径。所以，保证环境安全，避免让患者接触到锐器、药物、可能导致窒息的物品及家中的潜在毒物，可有效降低自杀率，也可降低个体实施NSSI的可能性。

（5）完善安全计划：安全计划包括危险信号清单（情感、行为和意志等）、应对策略（散步、运动、兴趣爱好和社交等），以及24小时危机援助热线、急诊或精神科医生的联系方式等。

（6）表达共情，提供支持：实施NSSI往往是个体发出的求助信号，需要得到关切及支持性的回应，其中一种有效的回应方式就是提供共情。倾听患者的诉说，帮助其稳定情绪，采取积极的措施应对危机事件。

（7）管理反移情：医护人员可能会对实施NSSI的个体产生一些负面的感觉，甚至会直接将自伤视为患者试图获取注意的有意行为。这种感觉可能会导致医护人员忽视患者这一行为的意义，进而将其推向更危险的自伤行为。确认反移情，有助于更好地理解患者，改善医患合作，不耽误恰当的治疗措施的及时开展。

3. 常见自伤/自杀的紧急处理 精神障碍患者多采用自缢、服毒、割腕、撞墙、坠楼等方式进行自伤/自杀。一旦发生自伤/自杀行为，应根据情况及时抢救。

（1）自缢：自缢是最常见且致死率很高的一种自杀方式。自缢时颈动脉受压，反射性使心跳减弱直到停止；大脑缺血缺氧，引起脑细胞死亡；同时气管受压造成窒息。如果发现不及时，患者会很快死亡。急救措施包括：

1）松开缢套：发现患者自缢，立即解脱或剪断用于自缢的绳带套。如患者悬吊在高处，立即抱住患者身体向上托起，以减轻绳带套对颈动脉的压力，解套时防止患者坠地跌伤。

2）立即抢救：将患者就地平放，松开衣扣及腰带。如患者心跳尚存，将患者下颌抬起，保持呼吸道通畅，立即给予氧气吸入。如果呼吸、心跳已停止，立即实施胸外心脏按压术及人工呼吸。

3）报告医生或其他工作人员，共同抢救。

4）配合医生抢救，遵医嘱给氧、注射呼吸兴奋剂及强心剂等。

5）复苏后应纠正酸中毒，防止因缺氧导致的脑水肿，同时给予其他支持治疗，密切观察病情变化，做好抢救记录。

6）给予患者心理支持，稳定患者情绪，防止再次出现自杀行为。

（2）服毒：以大量服用精神药物最常见。处理措施如下：

1）评估患者的意识、瞳孔、生命体征、肤色、呕吐物、分泌物等。

2）初步推断药物的种类、剂量及性质。对意识清醒的患者，应诱导其说出服用药物的种类、剂量和过程。

3）无论患者服毒时间长短，均应彻底洗胃。根据所服药物，正确选择洗胃液。服用抗精神病药物和镇静安眠药物的患者，首选（1∶15 000）~（1∶20 000）高锰酸钾溶液，对毒物性质不明者，首选清水。

4）意识清醒的患者，应先刺激咽喉部催吐，然后洗胃。对刺激不敏感者，先口服适量洗胃液再催吐，然后洗胃。

5）对意识不清或休克患者，应配合医生及时抢救。

6）洗胃时留取胃内容物标本送检。

（3）割腕：患者常用刀、剪、玻璃等锐器割腕。一旦发现，要迅速止血包扎，观察患者意识、面色、口唇、血压、脉搏，并根据受伤时间、部位估计失血量。同时通知医生，如失血量大，应立即开通静脉通路，就地抢救。

（4）撞击：当发现患者以头撞击硬物（如用头撞墙）时，应立即抱住患者，阻止其撞击行为，或迅速保护患者头部，以缓冲撞击力度。一旦发生撞击，应立即检查有无开放性伤口、出血情况，配合医生对患者进行各项检查和处理。观察患者的意识、瞳孔、生命体征、有无呕吐及头痛等，发现颅内压增高征兆，应立即告知医生。

（5）坠楼：发现患者自高处坠落，应立即判断患者意识是否清醒，检查有无开放性伤口，外耳道有无血性液体流出，有无呕吐、头痛；对开放性伤口，立即用止血带结扎肢体近心端止血。如果发生骨折，应妥善固定，搬运时，使用平整的硬板床，并观察有无内脏出血；同时通知其他工作人员共同急救，若患者已出现休克情况，应就地抢救。

（五）护理评价

1. 患者是否自己述说不会自杀，或者出现自杀意念时，能否积极寻求帮助。

2. 患者是否学会向他人表达情绪的有效方法，能否建立和保持一个更为积极的自我概念，人际关系是否改善。

三、出走行为的防范及护理

出走是指患者在住院期间，没有征得医生同意而擅自离开医院的行为。出走行为不仅使患者的治疗中断，而且由于患者自我防御及自控能力较差，可能因走失而发生各种意外，如受伤或伤害他人。因此，精神科护士要做好患者出走行为的风险评估和防范措施。

（一）护理评估

1. 出走的原因及危险因素评估

（1）精神障碍：精神分裂症患者在幻觉、妄想等精神症状的支配下，认为住院是对其迫害而出走。患者否认有精神障碍，不愿接受治疗而出走。有严重自杀企图的患者由于医院防范严密无法实施自杀行为，离开医院寻找自杀机会。躁狂发作患者因为要实现自己的抱负或要求得不到满足而出走。精神发育迟滞或痴呆的患者无正确辨识能力而走失。物质使用或成瘾行为所致精神障碍患者出现戒断症状不能忍受而设法离开医院，外出寻找精神活性物质以获得满足。

（2）社会心理因素

1）强制入院的患者：因封闭式管理，感到行为受限，没有自由，生活单调乏味，故想方设法离开医院。

2）病情好转的患者：因思念亲人或急于完成某项工作，希望尽早出院而选择出走。

3）患者对住院环境、治疗存在抵触情绪和恐惧感：如害怕被约束、对电抽搐等治疗存在误解。

4）工作人员态度粗暴、方法简单、解释不耐心等给患者造成不良刺激，使其产生不满心理而出走。

5）病区管理松懈或工作人员疏忽，患者在外出检查、购物时伺机出走。

2. 出走的征兆评估

（1）既往有出走史。

（2）有明显的幻觉、妄想。

（3）对疾病缺乏认识，不愿住院或强迫入院。

（4）对住院及治疗感到恐惧，不能适应住院环境等。

（5）想念亲人，急于回家。

（6）有寻找出走机会的表现。

3. 出走患者的表现

（1）意识清晰的患者通常采用隐蔽的方式，平时积极创造条件，一有机会便伺机出走。如常在门口附近活动、逗留，与前来探视的家属搭讪，要求帮忙打电话，趁门前人员杂乱或工作人员不备时出走；四处寻找可出走的地方，如不结实的门、窗等；或者帮助工作人员做一些日常工作以取得他们的信任，取得信任后趁工作人员放松警惕时出走。

（2）意识不清的患者出走不讲究方式，也无出走的目的和计划，不知避讳，会旁若无人地从门口或工作人员身边走过。此类患者一旦成功出走，由于认知受损，不会求助，找不到家，容易受到伤害。

（二）常见护理诊断/问题

有出走的危险　与幻觉妄想、自知力缺乏、思念亲人等有关。

（三）护理目标

1. 患者对所患疾病和住院治疗有正确的认识，能安心住院。

2. 患者在住院期间没有发生出走行为。

（四）护理措施

1. 出走的预防

（1）对住院患者进行出走风险评估：对高风险患者设置警示标识，将患者安置在工作人员的视线范围内，必要时要限制其活动范围，加强巡视，做好交接班。

（2）增进沟通，与患者建立良好的治疗性关系：医护人员要经常与患者交流，了解不安心住院的原因和想法，做好解释及心理疏导工作，尽量满足患者的合理要求，避免刺激患者。讲解精神障碍知识，提高患者治疗的依从性。

（3）加强病房安全管理，杜绝出走的漏洞：工作人员要保管好钥匙，禁止借给患者或随意乱放，如丢失要及时报告护士长立即寻找。患者外出检查或活动要有专人陪护。定时进行病房安全大检查，门窗损坏及时维修，严格保管好各类危险物品。

（4）丰富住院生活：在病区内举行丰富多彩的娱乐活动，如打乒乓球、下棋、绘画、书法等，不仅有利于宣泄患者的不良情绪，而且有利于促进其社会功能的恢复。

（5）增强社会支持：鼓励家属探视，给予患者情感支持和精神鼓励，减少患者在住院期间的被隔离感和孤立感。

2. 出走后的处理

（1）发现患者出走，应立即组织人员寻找，同时报告科室负责人及上级部门，通知家属协助寻找，必要时报警。

（2）在寻找患者的同时，应妥善管理好病房内其他患者，防止其他患者效仿，避免再次发生不良事件。

（3）患者返院后应给予关心和安抚，勿埋怨和责备患者。做好护理记录，严格交接班，防止再次出走。

（4）组织讨论分析和总结，查找安全隐患，制订防范措施，防止类似问题发生。

（五）护理评价

1. 患者有无出走想法和计划。

2. 患者是否对所患疾病有正确的认识，并表示要安心住院。

3. 患者是否能适应医院的环境，对治疗和护理无恐惧及焦虑。

4. 患者有无出走行为发生。

四、噎食的防范及护理

噎食是指食物堵塞咽喉部或卡在食管的第一狭窄部，甚至误入气管，引起窒息而导致生命危险。患者一旦发生噎食，应立即进行抢救。

（一）护理评估

1. 噎食的原因及危险因素评估

（1）抗精神病药物导致的锥体外系反应，引起吞咽肌肉运动不协调，抑制吞咽反射，容易发生噎食。

（2）脑器质性疾病的患者，如帕金森综合征患者由于吞咽反射迟钝，如果出现抢食或进食过急，可导致噎食。癫痫患者在进食时，如抽搐发作也可导致噎食。

（3）因病抢食、暴食所致。

（4）电抽搐治疗后，患者在意识模糊状态下进食也可引起噎食。

2. 噎食的临床表现　进食时突然发生，轻者表现为呼吸困难，不能发声，呼吸急促；严重时出现喘鸣及海姆立克（Heimlich）征象（图3–7），手不由自主地以"V"字形紧贴颈部，面色青紫，双手乱抓。极严重者口唇、黏膜及皮肤发绀，意识丧失，抽搐，四肢发凉，全身瘫痪，二便失禁，心跳快而弱，呼吸停止，如抢救不及时或措施不当，病死率极高。

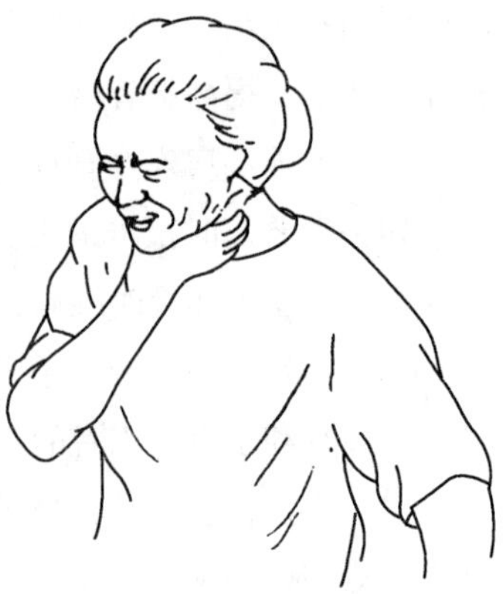

▲ 图3–7　海姆立克征象

（二）常见护理诊断/问题

1. 吞咽障碍　与抗精神病药物所致不良反应或神经认知障碍等有关。

2. 有窒息的危险　与吞咽障碍或进食过急有关。

（三）护理目标

1. 患者知道噎食的相关原因及细嚼慢咽的重要性，能有效防止噎食的发生。

2. 患者不发生噎食。

（四）护理措施

1. 噎食的预防

（1）对住院患者进行噎食风险评估，对高风险的患者，设立警示标识。采用集体进餐方式，餐厅设置防噎食专座，进餐时对有噎食风险者重点看护，防止噎食发生或力争对噎食早发现、早抢救。

（2）观察患者病情及药物不良反应，对有明显吞咽困难者，除遵医嘱给予拮抗剂外，应给予患者流质或半流质饮食，避免进食汤圆、粽子、馒头、芋头、蛋糕等黏性食物以及带刺带骨的食物，必要时专人喂饭或给予鼻饲。

（3）暴食、抢食及进食速度快的患者应单独进食，专人看护，控制其进食量及速度，禁止患者将食物带入病室。

（4）对卧床需要在床上进食的患者，在喂食时应摇高床头30°~40°，头稍前倾45°，以进食半流质饮食为宜。

（5）做好患者、家属、陪护的健康教育，让他们了解噎食发生的原因和防范措施，共同参与噎食防范。

2. 噎食的急救处理

（1）就地抢救，分秒必争。立即停止进食，判断噎食程度。

（2）如为轻度噎食，即患者尚能呼吸和咳嗽，应迅速清除口咽部食物，鼓励患者咳嗽，同时观察噎食是否解除。

（3）如为重度噎食，即患者无法呼吸和咳嗽。护士应迅速用手指掏出口咽部食物，若患者牙关紧闭可用开口器等撬开口腔掏取食物，采用海姆立克手法抢救，同时呼叫其他工作人员，通知医生和麻醉师。

（4）海姆立克急救法：分为立位腹部冲击法和仰卧位腹部冲击法。

1）立位腹部冲击法：适用于意识清醒的患者。① 施救者站在患者身后，双手环抱患者腰部，一腿在前，于患者两腿之间呈弓步，另一腿在后并伸直；如患者无法站立，施救者协助患者采取坐位，并跪在患者身后（图3-8）。② 指导患者身体前倾、低头、张嘴，有利于气道异物排出。③ 施救者一手握拳，拳眼置于患者肚脐与剑突之间（脐上两横指处），用另一只手固定拳头，用力向内向上快速冲击5次（图3-9）。如为肥胖或怀孕者，施救者双臂从患者的双侧腋下环抱患者胸部，一手握拳，拳眼置于两乳头连线中间，另一手固定拳头，用力向内快速冲击。

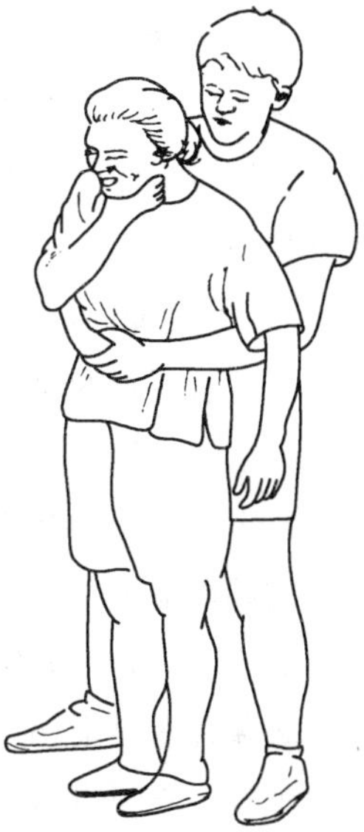

▲ 图3-8　立位腹部冲击法

2）仰卧位腹部冲击法：用于意识不清醒的患者。① 将患者置于仰卧位，救护者骑跨在患者髋部两侧。② 一只手的掌根置于患者腹部正中线、脐上方两横指处，不要触及剑突。另一只手直接放在第一只手的手背上，两手掌根重叠（图3-10）。③ 两手合力快速向内向上有节奏冲击患者的腹部。④ 连续5次冲击后，检查患者噎食是否解除，如果仍旧存在，继续重复冲击，直至患者噎食被解除。

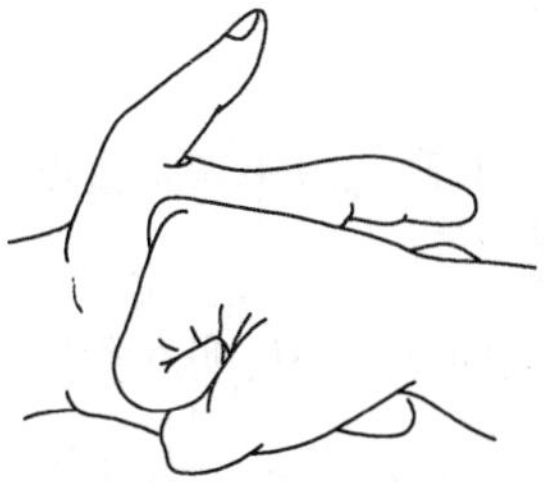

▲ 图3-9　海姆立克手法

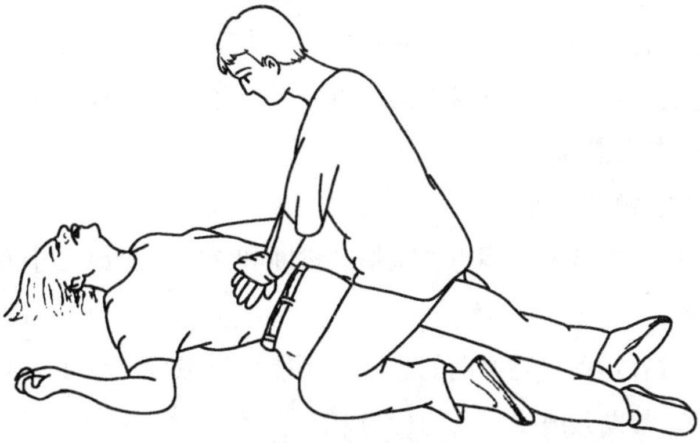

▲ 图3-10　仰卧位腹部冲击法

（5）若使用以上急救法不能奏效，协助医生采用环甲膜穿刺术暂时改善通气。应尽早行气管插管或气管切开取出食物。

（6）如患者呼吸心跳停止，应立即实施心肺复苏。

（7）如噎食解除、自主呼吸恢复，立即给予氧气吸入，防止患者发生吸入性肺炎，专人监护至患者完全恢复。

（五）护理评价

1. 采用的预防措施是否有效，患者有无噎食发生。

2. 患者是否认识到缓慢进食的重要性，是否能选择合适的食物。

3. 患者发生噎食时是否得到及时抢救，急救措施是否有效，有无并发症发生。

五、吞食异物的防范及护理

吞食异物是指患者吞下食物之外的其他物品，如戒指、别针、刀片、筷子、铁丝、牙刷、体温计、塑料、棉絮、沐浴露及洗发水等。吞食异物可造成严重的后果，须严加防范、及时发现和正确处理。

（一）护理评估

1. 吞食异物的原因　精神障碍患者在幻觉、妄想等症状的支配下出现自伤、自杀观念，可能吞食异物；有的患者为了达到不住院的目的，威胁家人或工作人员而吞食异物；智力发育障碍或痴呆患者因缺乏对事物的分辨能力，不知道吞食异物的危险性而吞食异物；部分异食症患者吞食异物的动机不明。

2. 吞食异物的表现　吞食异物的表现及其危险性视吞食异物的性质不同而不同。如锐利的刀片、玻璃片等会损伤组织器官，导致胃肠穿孔或大出血；吞食较多的纤维织物可能引起肠梗阻；吞食塑料、咬碎的体温计、沐浴露、洗发水等会引起中毒。

（二）常见护理诊断/问题

1. 有受伤的危险　与吞食锐利的物品有关。

2. 有中毒的危险　与吞食有毒液体、金属（水银）及塑料有关。

（三）护理目标

1. 患者住院期间没有发生吞食异物行为。

2. 患者能认识到吞食异物的严重后果，并学会合理的应对方式。

（四）护理措施

1. 吞食异物的预防

（1）护理人员要掌握患者病情、诊断和治疗，做到心中有数。对高风险患者要重点观察，加强巡视。

（2）对有吞食异物倾向的患者，不能斥责患者，要了解原因，向其耐心说明吞食异物导致的不良后果，帮助其改变不良的行为方式。

（3）加强对各类危险物品的管理，严格执行安全检查制度及交接班制度。当患者使用刀、剪、针等物品时应有工作人员在场看护。

2. 吞食异物后的处理

（1）吞食液体异物：应立即用温水洗胃，防止异物吸收。

（2）吞食固体异物：较小的异物大多可自行从肠道排出。如吞食有锐利刀口或尖峰的较小异物，应嘱患者卧床休息，遵医嘱给患者进食粗纤维食物如韭菜等，或给予缓泻剂，促进异物排出。同时密切观察患者腹部症状、体征和血压，若患者出现急腹症或内出血，应立即手术取出异物。

（3）若患者吞食的是金属异物，应行X线检查，确定异物所在的位置及是否对胃肠道有损伤，并跟踪、复查异物所在位置。

（4）若吞食异物较大或较长，如牙刷、打火机等，应采用外科手术取出。

（5）若患者吞下咬碎的体温计及水银，立即给患者服用蛋清或牛奶，使汞与蛋白质结合，从而延缓汞的吸收。

（6）在等待异物自行排出的过程中，要指导患者继续日常饮食，将大便解在便盆内，观察异物是否排出。

（7）在不能确认患者是否吞食异物时，宁可信其有，不可信其无。应行X线检查确定，如X线检查结果为阴性仍需密切观察患者的生命体征和病情变化，防患于未然。

（五）护理评价

1. 患者是否吞食异物，以及是否出现内出血、穿孔、中毒等危险情况。

2. 患者是否认识到吞食异物的严重后果，从而改变行为方式。

六、木僵患者的护理

木僵是指在意识清晰的状态下出现的精神运动性抑制综合征，表现为动作、行为和言语活动的减少或完全抑制。轻者言语和动作明显减少或缓慢、迟钝，又称为亚木僵状态。严重时全身肌肉紧张，随意运动完全抑制。需要注意的是木僵不同于昏迷，患者一般无意识障碍，各种反射存在。木僵解除后，患者可回忆起木僵期间发生的事情。

（一）护理评估

1. 木僵的原因及危险因素　详细询问病史，了解木僵发生的时间、过程、起病缓急及发生原因。严重木僵多见于精神分裂症，称为紧张性木僵；严重抑郁障碍亦可能出现木僵状态，但程度一般较轻；突然的严重精神刺激可引起心因性木僵，持续时间短暂，事后对木僵期间的情况多不能回忆；感染、中毒、脑瘤、脑血管病变等可引起器质性木僵；药物副反应可引起药源性木僵。

2. 木僵的表现　典型的木僵表现为动作和言语的明显减少，呆坐不语、动作刻板、有时有模仿语言或违拗等症状。轻度的木僵，即亚木僵，患者表现为问之不答、呼之不动、表情呆滞，但在无人时能自动进食、能自己如厕。严重木僵患者表现为不语、不动、不食，双目凝视，面无表情，保持固定的姿势，大小便潴留，对刺激缺乏反应。比如口腔有唾液或食物不下咽也不吐出来，任其顺口角流出。全身肌张力增高的患者可出现“蜡样屈曲”或“空气枕头”等表现，如不予治疗，可维持很长时间。部分患者在木僵解除后能说出病程的经过。木僵的持续时间长短不一，短者可为几小时、几天，长者可达数年，可逐渐消失，也可突然结束，并可突然进入兴奋状态，躁动不安，出现伤人毁物等行为。

（二）常见护理诊断/问题

1. 有受伤的危险　与缺乏自我保护能力有关。

2. 有对他人实施暴力行为的危险　与突然转为兴奋状态有关。

3. 卫生/穿着/进食/如厕自理缺陷　与精神运动抑制有关。

4. 营养失调：低于机体需要量　与不能自行进食有关。

5. 有压力性损伤的危险　与精神运动性抑制长期卧床有关。

6. 有感染的危险 与长期卧床、抵抗力下降有关。

7. 有便秘、尿潴留的危险 与精神运动抑制有关。

（三）护理目标

1. 患者未发生受伤的情况。

2. 患者未发生攻击伤害他人的情况。

3. 患者生命体征平稳，无并发症发生。

4. 患者木僵解除后，生活自理能力和心理社会功能恢复正常。

（四）护理措施

1. 安全护理 将患者安置在便于观察的单人房间。病房保持安静，光线柔和，温湿度适宜，陈设简单。木僵患者无防御能力，也会突然转为兴奋状态，因此，既要防止其他患者对木僵患者的干扰或伤害，也要防止患者突然转为兴奋出现伤人毁物的行为。应预防抑郁性木僵患者在缓解期发生自杀，因其自杀意愿强烈，且自杀形式隐蔽，成功率高，护士应连续监护，防止意外事件发生。

2. 做好基础护理，预防并发症

（1）做好饮食护理，保证营养摄入：病情较轻者给予喂食，病情重者，给予鼻饲。

（2）加强皮肤护理：定时翻身，注意保持皮肤清洁、干燥，预防压力性损伤的发生。

（3）保持口腔清洁：及时清除口腔分泌物，每天清洁口腔三次，预防口腔感染和溃疡的发生。

（4）做好大小便护理：尿潴留者给予导尿，便秘者给予灌肠。

3. 加强功能锻炼 对亚木僵患者，护士应指导其运动，木僵严重的患者定时按摩肢体，定时进行关节被动运动，预防肌肉萎缩。

4. 心理护理 木僵患者意识清晰，木僵状态解除后可回忆起木僵期间的事情。因此，护士应实行保护性医疗护理措施，在治疗和护理过程中要给予必要的解释说明，观察患者的心理状态，及时做好心理疏导工作。不在患者面前或者患者看不见但听得见的地方谈论其病情，以免加重患者病情。

5. 健康教育 反复诱导患者与现实接触，嘱患者按时服药、定时排便、规律作息。指导患者逐步了解病情，正确对待疾病，学习管理疾病的知识和技能。鼓励家属参与治疗、护理，多关心陪伴患者。在康复过程中鼓励患者做力所能及的事情，促使患者早日回归家庭及社会。

（五）护理评价

1. 患者生命体征是否平稳，有无并发症发生。

2. 患者有无发生自伤或冲动伤人等意外情况。

3. 患者的生活自理能力和心理社会功能是否恢复正常。

4. 患者有无压力性损伤或感染发生。

学习小结

精神科护理技能是护士护理精神障碍患者必备的重要临床技能。护士应学会运用各种沟通技巧与患者建立良好的治疗性护患关系。由于精神障碍患者不能客观真实地表述自己的病情，护士要运用直接观察和间接观察的方法准确观察和记录病情。还需加强基础护理和专科护理，包括患者的日常生活、饮食、睡眠、安全、药物依从性的护理。护士应注重培养患者自我照护能力，尽早实施康复护理，预防精神残疾的发生。护士需对患者进行必要的技能训练，鼓励患者参加集体活动，教会患者应对症状的技巧，提高和恢复人际交往能力，为回归社会做好准备。精神科常见的危机状态包括暴力行为、自伤自杀行为、出走行为、噎食、吞食异物、木僵等。护士应全面掌握患者病情，做好各类风险评估，加强安全管理、心理护理及健康教育，预防或有效应对各种危机事件。

（侯秀梅　李惠仙）

复习参考题

一、单项选择题

1. 暴力行为发生时的处理，下列选项**错误**的是（　）
   A. 大声呵斥制止
   B. 站在利于脱身的位置
   C. 安抚患者
   D. 隔离或约束
   E. 寻求帮助
2. 张某，女，45岁，服用抗精神病药物发生锥体外系不良反应，抑制吞咽反射，容易造成患者（　）
   A. 自杀行为
   B. 暴力行为
   C. 出走
   D. 吞食异物
   E. 噎食
3. 王某，女，32岁，1个月以来，情绪低落，对任何事都没有兴趣，自觉"脑子不灵了，像生锈的机器，高兴不起来，活着没有意思，是家人及社会的累赘"。生活被动，不交往，整日待在家里，不愿见人，曾多次服药自杀未遂，睡眠差，早醒。针对该患者，首要的护理问题是要防止（　）
   A. 出走行为
   B. 冲动伤人
   C. 自杀行为
   D. 活动减少引起感染
   E. 拒食造成的营养不良
4. 陈某，男，50岁，以精神分裂症收住院，入院后诉害他的人正在迫害他的家人，医生、护士被害他的人收买了，反复纠缠要求出院，常见大厅门口逗留，下列护理措施**不妥**的是（　）
   A. 立即约束患者，直到患者不再纠缠出院
   B. 加强沟通
   C. 请家属陪护
   D. 加强安全管理，开门时防止患者冲门

E. 保证药物服下

5. 赵某，女，26岁，因情绪低落、失眠、焦虑、有自杀企图，以抑郁障碍收住院，经过3周的治疗、护理，下面选项说明取得了较好的护理效果的是（　）

A. 自杀意图强烈

B. 制定自杀计划

C. 向家属交代后事

D. 出现自杀意图时主动寻求帮助

E. 拒绝治疗

参考答案：1. A，2. E，3. C，4. A，5. D

二、简答题

1. 护士应如何与患者建立治疗性护患关系？
2. 精神障碍患者病情观察包括哪些内容？
3. 精神障碍患者安全护理包括哪些内容？
4. 精神障碍患者暴力行为发生的征兆有哪些？
5. 如何预防和处理精神障碍患者的暴力行为？
6. 如何预防精神障碍患者发生自杀行为？
7. 住院患者出走的常见原因及防范措施有哪些？
8. 如何对噎食患者进行急救处理？

第四章

精神障碍的治疗与护理

学习目标

知识目标	掌握　精神药物治疗过程中的护理评估、护理诊断/问题、护理措施和评价等。 熟悉　常见精神药物的作用及副作用、心理治疗和物理治疗过程中的护理。 了解　精神障碍的常见治疗方式和过程。
能力目标	能对接受精神药物治疗、心理治疗和物理治疗的患者可能出现的风险进行准确评估，与患者建立良好的护患治疗关系，并采取有效的护理措施。
素质目标	具有为精神障碍患者提供护理的专业能力，具有尊重和关爱患者、保护患者隐私的人文素养。

案例导入

徐某，女，56岁，已婚，教师。因“反复情绪低落，兴趣下降3年，再发1个月，出现自杀行为1天”入院。患者3年前换了工作岗位一段时间后出现闷闷不乐，食欲下降，夜间入睡困难，此后还出现少言寡语，不愿活动，常常无精打采，兴趣减退，原来喜欢看的电视剧和跳舞都提不起兴趣。自觉思维变慢，工作效率下降，因为工作失误被领导指出后，患者出现不愿出门、不愿与人交往，有时和丈夫说自己有罪，拖累了同事，认为自己死了更好。家人遂带其到医院就诊，考虑为抑郁发作，给予舍曲林治疗，6个月后上述表现逐渐消失，患者情绪改善，生活恢复正常，并重回到原工作岗位。但自觉长期服药有副作用，自行停药。1个月前因儿子婚恋问题与儿子发生激烈争吵后再次出现情绪低落，闷闷不乐，不主动进食，彻夜不眠，常呆坐到天亮。无法坚持上班，现在家休养。患者自觉人生很失败，1天前企图割腕自杀，被丈夫发现后送入院治疗。

请思考：

1. 针对该患者，可以使用哪些治疗方法？
2. 针对该患者，目前主要的护理诊断有哪些？
3. 针对该患者，主要的护理措施有哪些？

精神障碍的治疗方式多种多样，目前主要包括药物治疗、心理治疗、物理治疗和职业康复治疗等。由于精神障碍的发病机制与生物、心理、社会因素密切相关，因此在采用药物治疗的同时，还需要结合心理治疗、物理治疗和社会功能康复治疗等方式，通过综合干预，帮助患者获得最佳疗效。

精神障碍治疗过程中的护理体现在治疗的各个环节，包括执行治疗方案、观察和评价治疗的反应、及时向医生反馈治疗效果等。所以护士不仅要全面了解相关的疾病和治疗知识，更重要的是要掌握治疗过程中的护理技术。

第一节 药物治疗及护理

一、常用精神药物

精神药物（psychotropic drug）是指主要用于中枢神经系统而影响精神活动的药物。常用的精神药物依据其主要治疗作用可分为抗精神病药、抗抑郁药、心境稳定药、抗焦虑药、镇静催眠药、中枢神经兴奋药、促认知药。

（一）抗精神病药

抗精神病药（antipsychotic drug），此类药物作用于中枢神经系统，主要通过调节多巴胺等神经递质传递功能，治疗精神分裂症和其他精神病性障碍与各种原因引起的精神病性症状。

1. 分类

（1）第一代抗精神病药物（first-generation antipsychotic, FGAs）：又称典型抗精神病药，主要作用于中枢多巴胺D_2受体，为D_2受体阻断剂。通过对中脑边缘系统过高的多巴胺传递产生抑制作用而治疗精神病性症状，特别是幻觉、妄想等阳性症状；但同时抑制黑质－纹状体通路多巴胺传递而导致锥体外系症状（extra-pyramidal symptoms，EPS）；抑制下丘脑漏斗节部位多巴胺传递导致催乳素水平升高，产生乳汁分泌；抑制额叶皮层多巴胺功能，产生或加重精神分裂症患者的阴性症状。

1）氯丙嗪：临床应用最早的抗精神病药物，适用于治疗以阳性症状为主的患者，注射可控制兴奋、激越。不良反应有过度镇静、中枢和外周的抗胆碱能不良反应、锥体外系症状。

2）奋乃静：作用与氯丙嗪相似，适用于治疗以阳性症状为主的患者。主要不良反应为锥体外系症状；镇静作用和对内脏的不良反应较氯丙嗪轻。

3）氟哌啶醇：是目前对D_2受体选择性最强的阻断剂，对阳性症状疗效好，肌内注射对兴奋、激越、躁狂症状及行为障碍效果较好。主要不良反应为锥体外系症状，也可引发心脏传导阻滞。

4）舒必利：是选择性D_2受体阻断剂，主要作用于边缘系统。有兴奋、激活作用，对木僵等精神运动抑制症状有明显疗效。主要副作用为高催乳素血症引起的内分泌变化，如体重增加、泌乳、闭经、性功能减退等；锥体外系症状少见。

（2）第二代抗精神病药物（second-generation antipsychotics，SGAs）：又称非典型抗精神病药物，和第一代抗精神病药物相比，具有较高的5-羟色胺$_{2A}$型（$5\text{-}HT_{2A}$）受体的阻断作用，对中脑边缘系统的作用比对纹状体系统作用更具有选择性，能有效治疗阳性和阴性症状，EPS不良反应较少，催乳素分泌升高的幅度也较低。

1）氯氮平：氯氮平是第一个第二代抗精神病药物，主要适应证如下。① 难治性精神分裂症患者；① 出现严重迟发性运动障碍的精神分裂症患者；③ 分裂情感障碍、难治性躁狂和严重精神病性抑郁症；④ 小剂量（25mg/d）用于帕金森病和多巴胺激动剂所致精神障碍患者。严重的不良反应为粒细胞缺乏症，此外还可见体温升高、癫痫发作、心肌炎和恶性综合征。

2）奥氮平：化学结构和药理作用与氯氮平类似，对精神分裂症阳性和阴性症状疗效好。主要副作用为体重增加、嗜睡。

3）喹硫平：喹硫平的分子结构接近于氯氮平和奋乃静，对精神分裂症阳性和阴性症状有疗效，对情感障碍也有一定疗效。主要副作用是嗜睡、体位性低血压。

4）利培酮：有口服片剂、水剂及长效注射剂。对阳性症状和阴性症状有较好的疗效，镇静作用小，主要不良反应为激越、失眠、高催乳素血症和锥体外系症状。

5）齐拉西酮：用于治疗精神分裂症及双相障碍躁狂发作。该药对体重、糖脂代谢没有明显影响，但在临床应用中应注意监测心电图QT间期，需要与食物同服提高生物利用度。

6）阿立哌唑：多巴胺D_2受体的部分激动剂，其激活作用有利于改善阴性症状和精神运动迟滞，但用药初期易导致激越、焦虑等副作用。

2. 临床应用 抗精神病药的治疗作用包括：① 消除、改善精神病性症状，如幻觉、妄想；② 激活或振奋作用（改善阴性症状）；③ 非特异性镇静（控制激越、兴奋、躁动或攻击行为）；④ 巩固疗效、预防复发。

（1）适应证：主要用于精神分裂症、分裂情感障碍、躁狂发作、偏执性精神障碍以及其他伴有精神病性症状的精神障碍等。

（2）禁忌证：伴有以下躯体疾病时应慎用或禁用抗精神病药物。① 对抗精神病药有严重过敏史；② 严重的心血管疾病；③ 急性肝炎；④ 严重肾脏疾病；⑤ 重症肌无力；⑥ 闭角型青光眼；⑦ 白细胞过低。此外，特殊人群如老年人、儿童、孕妇和哺乳期妇女等应慎用。

（3）药物的选择：药物的选择主要取决于症状、药物的作用特点、年龄、躯体状况、既往用药情况、药物的不良反应、经济状况和服药的依从性等。

（4）用法和剂型：通常有口服、肌内注射制剂。根据疾病的严重程度、合作程度选择不同的给药方式。对于治疗依从性好的患者常采用口服给药。不合作、拒绝接受治疗的患者可以选择速溶片、口服液、注射针剂。药物剂量遵循个体化原则，初始用药从一般小剂量开始，经过1~2周逐渐加至有效治疗剂量。老年、儿童患者从小剂量开始。

3. 常见不良反应及处理措施

（1）锥体外系症状：是抗精神病药最常见的神经系统副作用，以第一代抗精神病药多见，主要临床表现有四种：

1）急性肌张力障碍（acute dystonia）：是最早出现的锥体外系反应，在临床上多见，常累及颈部、眼部和下颌肌肉，也见于躯干肌肉。常在首次用药后或治疗一周内发生，以儿童和青少年较为多见。持续时间从数秒至数小时，多反复出现。主要表现为双眼向上凝视、斜颈、颈后仰、面部怪相和扭曲、吐舌、构音不清、角弓反张和脊柱侧弯等多种不由自主的、奇特的表现。常伴有焦虑、烦躁、恐惧情绪，患者紧张不安、大汗淋漓，也可伴有瞳孔散大等自主神经症状。

处理措施：① 首先安抚患者，立即通知医生并遵医嘱给予抗胆碱能药物、抗组胺类药物或苯二氮䓬类药物。如肌内注射东莨菪碱0.3mg，一般20分钟内见效，必要时30分钟后可重复注射；或口服苯海索2mg，3次/d；或口服氯硝西泮0.5~4.0mg，或肌内注射地西泮5~10mg。② 必要时减少药物剂量，或换用较少出现锥体外系不良反应的药物，如喹硫平、阿立哌唑、齐拉西酮、帕利哌酮等。

2）静坐不能（akathisia）：包括主观上坐立不安、控制不住地想活动的感觉和客观上来回走动或者原地踏步、不断改变体位、不能安静的状态。多发生在服药后1~2周，发生率约为50%，其中以氟哌啶醇发生率最高（用药1周内的发生率达75%）。

处理措施：① 轻者可安抚患者，转移注意力；② 减少抗精神病药的剂量或者换用锥体外系反应低的药物；③ 可采用苯二氮䓬类药物和 β 受体阻滞剂如普萘洛尔等对症处理。

3）帕金森综合征（Parkinsonism）：又称药源性帕金森症，为常见的锥体外系反应。一般在用药2周后出现，临床表现类似于帕金森病患者，主要表现为运动不能、静止性震颤、肌强直三大症状；严重者构音不清、吞咽困难、身体僵硬、面具脸、震颤、流涎、多汗、皮脂溢出等，可继发焦虑、抑郁症状。

处理措施：① 若患者病情稳定，可遵医嘱减少抗精神病药的剂量；② 若病情不允许，剂量不可减少者，应遵医嘱更换锥体外系反应较轻的药物；③ 也可加用抗胆碱能药物，如盐酸苯海索、东莨菪碱；或加用抗组胺药，如苯海拉明、异丙嗪等。

4）迟发性运动障碍（tardive dyskinesia，TD）：多见于长期服用抗精神病药物的患者，特别是服用典型抗精神病药者，大多在持续用药数年后出现，少数可在用药数月后发生。主要特点为面部、躯干和四肢不自主、有节律地刻板式运动，以口、唇、舌、面部不自主的运动最突出，称为“口–舌–颊三联征”。

处理措施：① 早期发现、及时处理；② 换用迟发性运动可能性小的药物，如第二代抗精神病药；③ 必要时合用其他药物，如丁苯那嗪片；④ 如仍无效可尝试用维生素E和维生素B_6、多奈哌齐、褪黑素及其支链氨基酸；⑤ 不推荐使用抗胆碱能药物，因其会使症状恶化。

（2）代谢综合征：抗精神病药物引起的体重增加及糖脂代谢异常等代谢综合征是第二代抗精神病药物常见的不良反应。

处理措施：① 要充分理解和尊重患者的心理需求，耐心讲解疾病、药物和体重变化三者之间的关系，帮助其树立持续用药的信心；② 指导患者合理摄入饮食，限制糖类、脂肪类食物，提倡多食高纤维、低能量的食物和叶类蔬菜，以减少热量摄入；③ 鼓励患者增加活动量，多消耗体内热量，例如每天快走45分钟、每周至少5天；④ 指导患者消除不健康的生活习惯，矫正不良行为，对饮食、运动制订合理计划，并进行自我监督；⑤ 当体重增加大于10%时建议调整现有的治疗方案，必要时换药；⑥ 研究显示二甲双胍在一定程度上能减轻抗精神病药物引起的体重增加和改善胰岛素抵抗。

（3）内分泌紊乱：抗精神病药物多巴胺结节漏斗通路与催乳素水平升高有关。催乳素水平增高可使患者出现乳房胀大、泌乳、月经不规律，甚至闭经、性欲降低等。

处理措施：① 减药或换用另一种影响小的药物；② 闭经可采用中药治疗（如乌鸡白凤丸）、人工周期等方法；③ 有研究发现使用多巴胺拮抗剂溴隐亭效果不明显，使用二甲双胍可帮助恢复月经；④ 小剂量阿立哌唑有降低高催乳素血症的作用。

（4）心血管系统不良反应

1）体位性低血压：多发生在治疗初期，肌内注射半小时或口服1小时后，即可出现降压反应。注射给药发生率最高，用氯丙嗪、氯氮平、奥氮平者容易出现，增加抗精神病药物剂量过快易发生，体质较弱、老年患者及基础血压偏低者易发生。临床表现为突然改变体位时，出现头晕、眼花、心率加快、面色苍白、血压下降，可引起晕厥、摔伤。

处理措施：① 轻者，应立即将患者放平，取平卧或头低脚高位，松解领扣和裤带，少时即可恢复，密切观察生命体征，随时监测血压的变化，做好记录。② 严重反应者，应立即通知医生采取急救措施，遵医嘱使用去甲肾上腺素、间羟胺等升压药。禁用肾上腺素，因为肾上腺素可使 β 受体兴奋，血管扩张，使血液流向外周及脾脏，从而加重低血压反应。③ 患者意识恢复后，护士要及时做好心理疏导和安抚工作，同时嘱咐患者变换体位时（起床、如厕），动作要缓慢，如感觉头晕，应尽快平卧休息，以防意外发生。

2）心脏相关不良反应：抗精神病药物可减慢心脏复极，从而引起心动过缓、QT间期延长甚至房室传导阻滞，增加了室性心律失常和猝死的风险。

处理措施：① 对于有QT间期延长、显著心动过缓、电解质紊乱的患者，建议使用心血管风险低的药物；② 治疗中进行电解质监测和心电监护，降低风险；③ 用药过程中出现心电图异常、胸痛、呼吸障碍、意识欠清、心律不齐等症状，要高度警惕，及时停药；④ 必要时联络心内科治疗。

（5）过度镇静：抗精神病药物产生过度镇静，表现为困倦、乏力、头晕，可能与药物作用于组胺 H_1 受体有关。

处理措施：① 镇静作用常在抗精神病药物早期出现，可缓慢加药，将每日剂量的大部分在睡前服用，随着用药时间的延长会因逐渐耐受而症状减轻；② 告诫患者勿驾车、操纵机器、从事高空作业；③ 如果不能耐受，可换用镇静作用相对较轻的药物。

（6）胆碱能受体阻断产生的副作用：主要是阻断 M_1 受体，可产生多种抗胆碱能副作用，如口干、便秘、排尿困难、视物模糊、记忆障碍等。

处理措施：① 出现便秘的患者可先考虑让患者多使用通便的水果或蔬菜，如果不能奏效可使用通便的药物，如酚酞片、番泻叶泡水等；如果还是不能奏效可考虑用开塞露通便，便秘严重时予以灌肠。② 对于排尿困难的患者可首先采用诱导性排尿、热敷下腹部的方法，如效果不佳可肌内注射新斯的明，一般能顺利解出。如果还不奏效，则考虑导尿。③ 若上述反应严重，可考虑换用副作用相对较小的药物。

（7）粒细胞减少症：氯氮平引起较为常见，发生率为1%~2%。

处理措施：① 在开始使用氯氮平的头3个月内应每周为患者检查血常规，以后也应注意监测；② 一旦发现白细胞计数低于 4.0×10^9/L，应立即减量或停药，同时使用升白细胞的药物和碳酸锂等；③ 白细胞计数低于$2.0 \times 10^9/L$，应给予隔离和抗感染治疗。

（8）癫痫发作：抗精神病药能降低抽搐发作的阈值，以氯氮平、氯丙嗪和硫利达嗪多见。有癫痫病史的患者或者在用抗精神病药过程中曾经出现过癫痫发作者要慎用以上药物。

处理措施：合用抗癫痫药，减少药量，必要时换用其他药物。

（9）过量中毒：抗精神病药过量中毒常见于精神障碍患者服用过量药物自杀，意外过量多见于儿童。主要表现为意识障碍或昏睡、心电图异常、血压不稳、低体温、肌张力障碍、抽搐和癫痫发作。

处理措施：① 洗胃后胃内注入药用炭，减少药物吸收；② 血液透析每6小时一次，去除体内药物；③ 毒扁豆碱可用作解毒药；④ 输液维持营养；⑤ 保持正常体温；⑥ 需要时给予抗生素预防感染；⑦ 有抽搐发作给予地西泮；⑧ 血压降低给予作用于α_1受体的升压药如间羟胺或去甲肾上腺素等升压。

（10）恶性综合征：是抗精神病药引起的一种少见的、严重的不良反应。危险因素包括抗精神病药物剂量骤增骤减、多种抗精神病药物合用、紧张症患者、合并躯体疾病等。临床特征为意识障碍、肌肉强直、高热、急性脏器衰竭和自主神经功能紊乱。

处理措施：① 早期发现，及时停用所有抗精神病药。② 对症支持治疗；调节水、电解质及酸碱平衡，给氧，保持呼吸道通畅，必要时人工辅助呼吸，物理降温，保持适当体位，防止发生压疮，预防感染，保证充足营养。③ 可以尝试多巴胺激动剂溴隐亭治疗，大剂量胞二磷胆碱可增加多巴胺受体活性。④ 也有报道电抽搐治疗有效。

（二）抗抑郁药

抗抑郁药（antidepressant drug）是一类用于治疗各种抑郁障碍的药物，通常不会提高正常人的情绪。

1. 分类 目前一般将抗抑郁药分为以下几类，其中三环类抗抑郁药和单胺氧化酶抑制剂属传统的第一代抗抑郁药，其他为新型抗抑郁药。

（1）三环类抗抑郁药（tricyclic antidepressants，TCAs）：代表药物有丙米嗪、阿米替林、氯米帕明和多塞平等。其不良反应较多，包括抗胆碱能、心血管和镇静等方面。多数TCAs具有镇静作用，部分患者可出现乏力、肌肉震颤，剂量大时尤易发生。因为副作用相对较大，目前其作为二线抗抑郁药物使用。

（2）单胺氧化酶抑制剂（monoamine oxidase inhibitors，MAOIs）：老一代MAOIs为不可逆性单胺氧化酶抑制剂，代表药物如苯乙肼，因其具有肝脏毒性，目前极少使用。新一代MAOIs为可逆性单胺氧化酶抑制剂，疗效与丙米嗪相当，但避免了高血压危象、肝脏毒性及体位性低血压等不良反应的产生，代表药物如吗氯贝胺，有效治疗剂量为300~600mg/d。

（3）选择性5-羟色胺再摄取抑制剂（selective serotonin reuptake inhibitors，SSRIs）：代表药物有氟西汀、西酞普兰、舍曲林、氟伏沙明、帕罗西汀、艾司西酞普兰。有效治疗剂量为氟西汀20~60mg/d、西酞普兰20~60mg/d、舍曲林50~200mg/d、氟伏沙明50~300mg/d、帕罗西汀20~60mg/d、艾司西酞普兰10~20mg/d。SSRIs不良反应明显低于TCAs，但药物起效较慢，需

2~4周。常见不良反应有恶心、腹泻、失眠、不安和性功能障碍。

（4）5-羟色胺和去甲肾上腺素再摄取抑制剂（serotonin norepinephrine reuptake inhibitors，SNRIs）：代表药物有文拉法辛、度洛西汀。文拉法辛常用剂量为75~225mg/d，不良反应主要包括有失眠、激越、恶心、头痛和血压升高。度洛西汀的常用剂量为60~120mg/d，对伴有躯体症状特别是疼痛的抑郁障碍治疗效果好，常见不良反应有胃部不适、头痛、口干、睡眠障碍、多汗、便秘、尿急和性功能障碍等。

（5）多巴胺和去甲肾上腺素再摄取抑制剂（dopamine norepinephrine reuptake inhibitors，DNRIs）：代表药物有安非他酮，常用剂量为75~450mg/d。安非他酮对疲乏、困倦症状优于某些SSRIs，对体重增加影响较少，还可用于戒烟。常见不良反应有坐立不安、失眠、头痛、恶心和出汗。

（6）5-羟色胺阻滞和再摄取抑制剂（serotonin antagonist and reuptake inhibitors，SARIs）：代表药物有曲唑酮，常用剂量为50~300mg/d，适用于伴有焦虑、激越、睡眠及性功能障碍的抑郁患者。常见不良反应有嗜睡、乏力。

（7）去甲肾上腺素能及特异性5-羟色胺能抗抑郁药（noradrenergic and specific serotonergic antidepressant，NaSSA）：代表药物有米氮平，常用治疗剂量为15~45mg/d，适用于伴有焦虑、严重失眠、食欲减退或体重下降、性功能障碍的抑郁障碍患者。常见不良反应有体重增加、过度镇静等。

（8）选择性去甲肾上腺素再摄取抑制剂（norepinephrine reuptake inhibitors，NRIs）：代表药物有瑞波西汀，常用剂量为8~12mg/d。适用于成人抑郁障碍，SSRIs治疗无效者可选用。常见不良反应有口干、便秘、多汗、失眠、勃起困难、排尿困难、体位性低血压等。

（9）褪黑素MT_1/MT_2受体激动剂和5-羟色胺$_{2C}$受体拮抗剂：代表药物有阿戈美拉汀，常用剂量为25~50mg/d。阿戈美拉汀对睡眠的改善作用在用药第一周会显现，常见不良反应有头痛、头晕、嗜睡和转氨酶升高，治疗期间应定期监测肝功能。

2. 临床应用

（1）适应证：主要用于治疗各类以抑郁症状为主的精神障碍，也常用于广泛性焦虑障碍、惊恐障碍、社交焦虑障碍、恐惧障碍、强迫障碍、躯体形式障碍、创伤后应激障碍、进食障碍等。

（2）禁忌证：粒细胞减少，急性闭角型青光眼，前列腺肥大，肠麻痹，尿潴留，对三环类药物过敏及严重心、肝、肾疾患者禁用；癫痫患者、孕妇及老年人慎用。

（3）应用原则：与抗精神病药一样，应从小剂量开始，在1~2周内逐渐增加至最高有效剂量。当患者抑郁症状缓解后，应以有效剂量继续巩固治疗至少6个月。随后进入维持治疗阶段，维持剂量一般低于有效治疗剂量，可视病情及不良反应的情况逐渐减少剂量。反复发作、病情不稳定者应长期维持用药。

3. 常见的不良反应及处理措施 多数新型抗抑郁药比TCAs耐受性更好，更安全。

（1）抗胆碱能不良反应：表现为口干、排尿困难、便秘、视力模糊、心悸等。患者一般随着治疗的延续可以耐受，症状将会逐渐减轻。

处理措施：遵医嘱减少抗抑郁药物的剂量，必要时加用抗胆碱能药对抗不良反应。

（2）心血管系统不良反应：可引起心动过速、体位性低血压、头晕、QT间期延长等。TCAs可以引起PR间期和QRS时间延长，致二度和三度传导阻滞，心脏传导阻滞的患者禁用。

处理措施：定期体格检查和心电图检查，及时发现严重的不良反应，除马上停药外，要积极对症处理。

（3）其他不良反应：① 轻微转氨酶升高，应予以监测，急性升高者应停药；② 性功能障碍会随抑郁症状的好转和药量的减少而改善，安非他酮可以用于某些SSRIs药物所致性功能障碍患者；③ 体重增加可能与组胺受体阻断有关；④ 外周性水肿者应限制盐的摄入；⑤ 轻度皮疹对症治疗可以继续用药，对于较严重的皮疹，应逐渐减、停药物。

（4）过量中毒：由于各种原因可能超量服用或误服，可发生严重的毒性反应，危及生命。TCAs中毒占成人药物中毒的25%，中毒引起的不良反应大，死亡率较高，其原因是心肌缺血、心室颤动、房室或室内传导阻滞、心肌抑制和心源性休克。

处理措施：① 遵医嘱使用毒扁豆碱缓解抗胆碱能作用；② 及时洗胃、输液，积极处理心律不齐，控制癫痫发作。由于三环类药物的抗胆碱能作用使胃内容物排空延迟，即使过量服用数小时，仍应采取洗胃处理。

（5）5-羟色胺综合征：该综合征可见于一个或多个5-羟色胺能药物合用时，但MAOIs与另一个5-羟色胺能药物合用时，症状最常见、最严重。临床表现有恶心、呕吐、腹痛、颜面潮红、多汗、心动过速、激越、震颤、腱反射亢进、肌张力增高等，病情进展可出现高热、呼吸困难、抽搐、酸中毒性横纹肌溶解，继发球蛋白尿、肾衰竭、休克和死亡。

处理措施：及时确诊、停药并进行内科紧急处理。

（6）撤药综合征：抗抑郁药的撤药综合征通常出现在大约20%的患者中，在服用一段时间的抗抑郁药物后停药或减药时发生。临床表现为流行性感冒样症状、精神症状及神经系统症状等。SSRIs中氟西汀的撤药反应最少，帕罗西汀的急性撤药反应最常见，文拉法辛的撤药反应比度洛西汀更为常见。

处理措施：与患者进行沟通，增加患者的依从性，避免在短时间内快速撤药；应在医嘱的指导下逐渐减药甚至停药。

（三）心境稳定剂

心境稳定剂（mood stabilizer）又称抗躁狂药，除抗躁狂作用外，对双相障碍有稳定病情和预防复发的作用，故又称为情感稳定剂。主要包括锂盐、某些抗癫痫药和第二代抗精神病药物。

1. 锂盐

（1）适应证：碳酸锂的主要适应证是急性躁狂发作，但因起效慢需要在治疗早期合并镇静作用较强的抗精神病药或苯二氮䓬类药物。在治疗难治性抑郁症时，联合使用抗抑郁药可以加强疗效，同时还可以预防复发。

（2）禁忌证：急慢性肾炎、肾功能不全、严重的心血管疾病、重症肌无力、妊娠前3个月以及低钠、低盐饮食者禁用；帕金森病、癫痫、糖尿病、甲状腺功能减退、神经性皮炎患者慎用。

（3）应用原则：小剂量开始，逐渐增加剂量，饭后口服。由于锂盐的中毒剂量与治疗剂量十分接近，故在使用中要密切监测药物的副反应，有条件的可监测血锂浓度，以调整药量。急性期有效血锂浓度为0.6~1.2mmol/L，维持治疗为0.4~0.8mmol/L，超过1.4mmol/L将出现中毒反应。

（4）不良反应及处理措施：服用碳酸锂常见的不良反应有手颤、口干、口有金属味、乏力和疲乏感、胃肠道反应等。需要注意的是，长期应用锂盐可能影响甲状腺素的合成，造成甲状腺素水平降低、甲状腺肿大，出现抑郁症状。如发生锂中毒，则可出现频繁呕吐、腹泻、粗大震颤、抽动、呆滞、构音不清、共济失调、意识障碍等，严重者可出现死亡，需要及时处理。

处理措施：① 用药前，护士要全面评估检查患者的躯体、肝、肾功能情况，完善各项常规检查，熟知血、尿检测指标值的情况，做到心中有数；② 在用药过程中，护士应鼓励患者多饮水，多吃咸一些的食物，以增加钠的摄入；③ 密切观察患者的进食、日常活动及其用药后反应，及时识别早期先兆表现，发现异常情况及时记录并报告医生；④ 密切监测血锂浓度的变化，一般不宜超过1.4mmol/L，发现异常及时提示医生停药或减药；⑤ 做好对患者的卫生宣教工作，如碳酸锂中毒反应的早期表现及预防方法，增强患者主动配合服药的行为；⑥ 对上述不良反应能耐受者可不做特殊处理，不能耐受者应遵医嘱减药或换药；⑦ 一旦出现毒性反应需立即停用锂盐，给予大量生理盐水或高渗钠盐，加速锂的排泄，或进行人工血液透析。

2. 抗癫痫药　丙戊酸盐、卡马西平及拉莫三嗪是疗效比较肯定、临床应用广泛的药物。

（1）丙戊酸盐：常用的有丙戊酸钠、丙戊酸镁及双丙戊酸缓释剂。丙戊酸盐对躁狂发作的疗效与锂盐相似，对伴有混合特征的双相障碍、快速循环性的双相障碍及锂盐治疗无效的患者效果好。严重肝脏和胰腺疾病者慎用，妊娠妇女禁用。常见的不良反应有镇静、震颤、头昏、共济失调、头痛、腹痛、恶心、呕吐、腹泻、食欲下降、便秘、体重增加以及脱发等。严重的不良反应为罕见的肝毒性和胰腺炎。

（2）卡马西平：对急性躁狂发作和预防躁狂发作有效，对锂盐治疗无效或不能耐受锂盐不良反应的患者及快速循环双相障碍均有效。有骨髓抑制的患者和妊娠妇女禁用，有肝功能损害和心脏功能损害的患者慎用，有肾脏疾病的患者必须减量。常见不良反应有过度镇静、头晕、意识障碍、头痛、恶心、呕吐、腹泻、视力模糊、良性白细胞减少症及皮疹。严重的不良反应有剥脱性皮炎、罕见的再生障碍性贫血、粒细胞缺乏症。

（3）拉莫三嗪：适用于双相障碍抑郁发作的急性治疗及维持期治疗、双相障碍快速循环性和伴有混合特征的双相障碍。常见不良反应有头晕、头痛、视力模糊或复视、共济失调、恶心、呕吐、失眠、疲倦和口干。严重不良反应有剥脱性皮炎、中毒性表皮坏死。

3. 第二代抗精神病药物　利培酮、奥氮平、喹硫平、齐拉西酮及阿立哌唑等第二代抗精神病药具有稳定心境的作用。

（四）抗焦虑药

抗焦虑药（anxiolytic drug）是一类主要用于消除或减轻焦虑、紧张、恐惧，稳定情绪的药物。包括苯二氮䓬类和非苯二氮䓬类两大类。非苯二氮䓬类有5-羟色胺部分激动剂以及SSRIs、SNRIs等有抗焦虑作用的抗抑郁药物。

1. 苯二氮䓬类　苯二氮䓬类药物包括地西泮、阿普唑仑、劳拉西泮、艾司唑仑、氯硝西泮等。常用于治疗焦虑与恐惧相关障碍，各种急性失眠及各种躯体疾病伴随出现的焦虑、紧张、失眠、自主神经紊乱等症状，也可用于各类伴有焦虑、紧张、恐惧、失眠的精神疾病以及激越性抑郁、轻度抑郁的辅助治疗，还可用于癫痫治疗和酒精依赖戒断症状的替代治疗。老年人及肝、肾功能衰竭者慎用，阻塞性呼吸疾病者、严重意识障碍者禁用。妊娠前3个月避免使用，哺乳期妇女使用苯二氮䓬类药物应停止哺乳。常见的不良反应为嗜睡、过度镇静、记忆力受损、运动的协调性减低等。过量急性中毒可致昏迷和呼吸抑制，静脉注射对心血管有抑制作用。长期应用后可产生依赖性，突然中断药物，将引起反跳和失眠、焦虑、激动、震颤等戒断症状。

处理措施：遵医嘱使用苯二氮䓬类药物，在临床应用中要避免长期应用，停药宜逐步缓慢进行。

2. 5-羟色胺部分激动剂 代表药物有丁螺环酮和坦度螺酮。主要适应证为焦虑障碍、抑郁焦虑混合状态和难治性抑郁。严重肝肾损害者禁用。不推荐用于孕妇和哺乳期妇女。该类药物没有明显的镇静、催眠、肌肉松弛作用，无依赖性和戒断症状。常见不良反应有头晕、头痛、兴奋、恶心、静坐不能。

3. 有抗焦虑作用的抗抑郁药物 SSRIs、SNRIs、ASRIs和NaSSAs类抗抑郁药都有良好的抗焦虑作用，在广泛性焦虑障碍、惊恐发作、强迫症、社交焦虑障碍、创伤后应激障碍以及恐惧症中都可以作为一线药物使用。

二、药物治疗过程中的护理

（一）护理评估

1. 现病史 发病因素、患病时间、发病次数、疾病表现、治疗史等。

2. 主要的精神症状 感知觉、思维、情绪和情感、记忆、注意、智能、意志行为、定向力、自知力等方面。

3. 躯体状况 饮食及营养、排泄、睡眠、活动、身体健康状况等。

4. 辅助检查结果 血、尿、粪常规；心、肝、肾、甲状腺功能；胸片、腹部B超、脑电图、颅脑CT和MRI等。

5. 性与生殖功能 性欲、性能力、月经状况、怀孕与否等。

6. 患者对治疗的态度 ① 是积极配合、被动接受还是抗拒治疗；② 是否存在隐藏药物的想法或行为；③ 对药物不良反应有无担心或恐惧；④ 对药物治疗的信念和关注点；⑤ 对坚持服药的信心如何；⑥ 是否按时复诊。

7. 识别用药高危人群 主要针对精神药物慎用或禁用的患者。

8. 心理社会方面 包括家庭情况、人际关系、角色功能、应激的应对方式、社会支持系统等。

（二）常用护理诊断/问题

1. 潜在危险性伤害 与体位性低血压、肢体僵硬、行动迟缓、意识改变等因素有关。

2. 身体活动功能障碍 与类帕金森症、静坐不能、手抖等因素有关。

3. 生活自理缺陷 与药物不良反应、运动障碍、活动迟缓等因素有关。

4. 营养状况改变：食欲增加/食欲减退/体重增加　与药物不良反应、活动减少等因素有关。

5. 睡眠型态改变：失眠/嗜睡　与药物不良反应、过度镇静等因素有关。

6. 排泄问题：便秘、腹泻、尿潴留　与药物不良反应、活动减少等因素有关。

7. 口腔黏膜改变：口干/流涎　与药物不良反应有关。

8. 自我照顾能力下降　与静坐不能、运动受限等因素有关。

9. 性功能障碍：勃起、射精困难　与药物不良反应等因素有关。

10. 不依从行为：吐药、藏药、扔药　与缺乏自知力、拒绝服药或不能耐受不良反应等因素有关。

11. 焦虑　与知识缺乏、药物不良反应等因素有关。

（三）护理目标与计划

精神药物治疗的护理目标是提高患者服药的依从性，使患者在出院后能根据医嘱继续巩固治疗，提高疾病的稳定性，减少疾病的复发率，最终完全回归社会。护理计划应根据患者的病情制订，并且依据疾病的进展、用药反应等不断作出评价与修改。护理计划包括：建立良好的护患关系、识别并改善用药后的不良反应、用药的健康教育、尽早制订防范措施等。

（四）护理措施

1. 服药依从性干预　依从性干预是围绕提高精神障碍患者的药物治疗依从性而采取的综合形式的干预，这种干预基于健康信念模式，强调患者的参与和责任，帮助患者客观地分析服药的利弊，纠正患者在服药过程中的错误认知，增加患者服药的信心。提高患者服药的合作程度。

2. 认真执行服药制度，保证患者服药到位　严格执行操作规程，做好三查八对，三查包括取药时查、摆药时查和放回药时查，八对包括床号、姓名、药名、剂量、浓度、用法、时间和患者面貌。

3. 使用正确给药途径与方法　护士在发药时看着患者服下，对于不合作的患者要检查其口腔，半小时不离开视线，以免患者藏药、扔药或吐药，保证患者服用药物。对劝说无效者应及时向医生汇报，更换给药途径，如采取肌内注射、静脉注射或鼻饲等途径给药。还要注意避免患者藏药积累、顿服自杀。

4. 识别并改善药物不良反应　护士在护理过程中应仔细观察、了解与处理用药后的不良反应，及时反映给医生，以供医生用药参考。如观察患者的表情、躯体姿势、步态、肌张力状况、大小便情况等，了解患者的主观感受，如是否有坐立不安、心慌的感觉等。有些严重的不良反应如心血管系统反应、恶性综合征、5-羟色胺综合征、锂中毒、癫痫，如果处理不及时，可危及生命，应高度警惕。对于用药量大和合并用药的患者更要加强观察，了解用药的原因，注重配伍禁忌和药物不良反应。对于出现不良反应的患者要实施干预措施，配合医生尽快减轻或消除不良反应。

5. 密切观察患者精神症状的变化　在用药过程中护士要密切观察患者精神症状的变化，症状是改善了，还是加重了，或者是没有变化。护士应及时将患者的精神症状变化情况告知医生，以帮助医生及时根据患者情况调整药物。

6. **注意患者的躯体状况** 精神药物治疗护理过程中不但要观察患者的精神症状的变化，还要注意躯体状况。因此用药后需持续地评估患者的生理状况，如生命体征、血液生化检查、血中药物浓度等，以确保生命安全。对于合并躯体疾病，如高血压、心脏病、糖尿病、脑梗死、癫痫等的患者，尤其要注意观察相应躯体症状和检查指标的变化。

7. **加强对患者与家属的健康指导** 让患者和家属充分理解用药的重要性和必要性。护士应向患者和家属介绍疾病的特点、用药目的和用药的时间，争取患者和家属的积极配合。在用药之前详细地向患者和家属介绍所用药物的药名、作用、注意事项与可能出现的不良反应以及减轻办法，这样可以减轻患者服药的焦虑和恐惧心理，同时也能保护患者的知情权，减少不必要的纠纷。

8. **及时评估患者用药后的反应** 包括治疗反应和不良反应，如有不良反应要及时交班并向医生汇报。

（五）护理评价

1. 药物治疗是否达到预期效果，比较用药前后患者精神症状的变化。
2. 患者与家属对药效的感受是否与期望相符。
3. 药物有无副作用，患者能忍受与不能忍受的副作用都有哪些。
4. 用药计划是否完整和符合患者需要。
5. 患者出院后能否坚持自行服药。

第二节 心理治疗与护理

一、概述

（一）心理治疗的概念

心理治疗（psychotherapy）是一种以助人为目的的专业性人际互动过程。治疗师通过言语和非言语的方式影响患者或其他求助者，引起心理和躯体功能的积极变化，达到治疗疾病、促进康复的目的，并增进患者人格的成长。

（二）心理治疗的分类

1. 根据治疗对象分类

（1）个别心理治疗：是心理治疗者对一名求助者的一对一形式的治疗。

（2）集体心理治疗：是以多名有心理问题的求助者群体为心理治疗对象，在同一时间、地点，由1~2名心理治疗者对多数求助者或咨询者群体所进行的心理治疗。

（3）婚姻治疗或夫妻疗法：是以配偶双方为对象的心理治疗，可以是家庭治疗的一种特殊形式。重点发现和解决夫妻之间的问题，以促进良好的配偶关系为目标。

（4）家庭治疗：以家庭为单位进行的心理治疗。其特点是把焦点放在家庭成员之间的人际关系上，不太注意各个成员的内在心理结构。通过促进家庭成员之间的了解、增进情感交流和相互关心的做法，使每个家庭成员了解家庭中病态情感结构，以纠正其共有的心理病态，改善家庭功能，产生治疗性的影响，达到和睦相处、向正常发展的目的。

2. 根据治疗理论分类

（1）精神分析疗法：又称心理分析疗法、分析性心理治疗，让来访者对个人的潜意识获得领悟，释放被压抑的紧张情绪，从而达到矫正不良情绪和不良行为的目的，是心理治疗中最主要的一种治疗方法。由奥地利精神科医师弗洛伊德在19世纪末创立。精神分析疗法实施的技巧，主要由自由联想、解释、释梦和移情四部分组成。经典的精神分析因耗时太多而不再流行。近年来以精神分析理论为基础的各种短程治疗较为普遍，基本思想仍基于心理动力学理论，统称为心理动力性心理治疗。心理动力性心理治疗的目的不在于改变人格，而是将重点放在人格的冲突/结构的了解上，希望借此能改善症状。

（2）人本主义疗法：该疗法的创始人是美国心理学家罗杰斯与马斯洛。他们认为治疗不应仅仅着眼于眼前的问题，而是在于支持求助者的成长过程，以便使他们更好地解决未来可能面临的问题。该疗法的实质就是帮助患者去掉用于应对生活的面具，从而恢复真实的自我。通过为求助者创造无条件支持与鼓励的氛围使患者能够深化自我认识、发现自我潜能并且回归本我，患者通过改善“自知”或自我意识来充分发挥积极向上的、自我肯定的、无限的成长和自我实现的潜力，以改变自我的适应不良行为，矫正自身的心理问题。

（3）认知疗法：是通过改变患者不良认知，从而矫正不良情绪和行为的一种治疗方法，包括贝克（Beck）认知疗法和中国道家认知疗法。认知疗法的理论来自古希腊斯多亚学派的哲学思想，认为人的行为取决于他对自身和对周围世界的认知。

（4）行为疗法：是以减轻或改善患者的症状或不良行为为目标的一类心理治疗技术的总称。行为疗法的理论认为患者的各种症状（异常行为或失调的生理功能）都是个体在生活中通过学习而形成并固定下来的。因此在治疗过程中可以设计某些特殊情境和专门程序，使来访者逐步消除反常行为，并经过新的学习训练形成适宜的行为反应。行为疗法常用的技术与方法包括放松训练、系统脱敏疗法、满灌疗法、厌恶疗法、模仿学习与角色扮演。

（5）系统治疗：是一类强调个体与人际系统间的心理动力学关系的治疗方法。特点是其对系统整体、对人际系统中各种互动性联系的关注。

3. 根据治疗类型分类

（1）支持心理治疗：又称一般心理治疗，这是目前国内精神科最普遍采用的一类心理治疗方法。采用普通常识性心理学知识和原理，其方法与日常生活中的谈心和说理等十分相似。最常用的方法为倾听、指导、劝解、鼓励、安慰疏导及保证等，以加强精神活动的防御能力，控制和恢复对环境的适应及平衡的心理疗法，以协助人们从超负荷的心理压力造成的严重失衡状态中恢复平衡。

（2）重建性心理治疗：主要协助患者重塑人格，重新面对自己。

（3）训练性心理治疗：帮助或训练患者改变不良行为，临床上常用的有系统脱敏疗法、厌恶治疗和社交训练等。

（三）心理治疗的原则

1. 建立良好的治疗联盟 好的治疗关系是心理治疗成功的基础。与患者建立良好的联盟，态度和蔼，热情关怀和耐心帮助患者，以取得患者的信任，这样才能发现患者心理问题的细节，有助于护士为患者提供有针对性的建议和分析，获得良好的治疗效果。

2. 保守秘密 是心理咨询和心理治疗共同遵循的原则，治疗者要对其讲话内容保密，不能随意谈论，保证患者的各种信息不被泄露，在教学/学术活动中同样需要注意保护患者的隐私，以免造成不良后果。

3. 倾听、疏导、支持和保证 心理治疗过程中，治疗师要具有良好的倾听能力，抓住患者存在的问题，进行疏导，并给予必要的支持和保证，使患者能正确面对自身存在的问题，提高患者解决问题的信心。

4. 发掘患者的内在动力 充分调动积极因素，充分调动和发挥患者的主观能动性，对其合理的部分要充分肯定和鼓励，树立患者的信心，同时要调动患者的家属和亲友等的积极配合。

5. 保持中立 护理人员不替患者做出任何选择与决定。

6. 必要时合并药物治疗 心理治疗起效需要一定的时间，根据患者的情况可适当采取药物来快速减轻症状，使心理治疗和药物治疗有机结合，起到相辅相成的作用。

相关链接 | **心理治疗与心理咨询的关系**

心理治疗与心理咨询，都是应用心理学的理论和方法，由受过专业训练的人员来实施，而服务的对象都是需要给予心理帮助的人，两者都在良好的人际关系下进行，以精神、心理的健康为主要目的。

但两者之间也存在区别。① 服务对象：心理咨询的对象主要是针对有现实问题和心理困扰的正常人，而心理治疗的对象是有心理障碍的患者。② 解决问题：心理咨询主要工作是解决正常人所遇到各种问题，如情感咨询、人际关系咨询、员工素质提升咨询等，以提高适应能力、竞争力等；而心理治疗以治疗各种心理障碍及精神心理疾病为目的，帮助精神心理障碍患者获得精神心理健康。③ 治疗时间：心理咨询的时间较短，以短程治疗为主，咨询数次就可结束。而心理治疗的治疗时间较长，多为长时程的治疗，例如半年、一年，甚至数年。

二、心理治疗过程中的护理

（一）治疗前准备

1. 评估患者是否适合参加 根据患者的病情、有无治疗需要和动机等评估患者是否适合参加。

2. 准备合适的治疗环境 选择安静、整洁、宽松、无人干扰的环境，能使患者放松，减轻紧张焦虑的心理，有利于接受治疗。

3. 准备治疗所需材料 尊重患者的人格，理解患者的感受，为患者着想，建立良好的护患关系，才能充分了解患者的心理问题，进而获取心理治疗所需的信息，如性格、家庭、职业、生活习惯、兴趣爱好、生活中的应激性事件以及对治疗的期望等。

4. 患者的准备　预约好患者在心理治疗前半小时到达治疗预备室，让患者休息放松，初步了解患者的情况，做好必要的记录和治疗的准备。也可讲解心理治疗的基本知识，如概念、步骤、方法等，鼓励患者积极配合医生。

（二）治疗过程的护理

护士在治疗过程中主要是做好治疗师的助手，起到辅助的作用。如保持环境的安静、做好资料的收集、提供患者需要的帮助以及作为某些特殊治疗场合（如催眠治疗）的见证人。

（三）治疗后的护理

治疗师结束治疗后，护士要陪同患者离开治疗室，询问患者对治疗的感受和进一步的需求；预约好下一次的治疗时间；应耐心听取对治疗效果不满意的患者的意见，仔细分析原因，将信息及时反馈给医生，与心理医生共同商讨适当的解决办法；与患者保持紧密的联系。

三、心理危机干预的护理

心理危机是指个体在面临一些突然出现的重大负性生活事件，在一段时间内以个人的资源和应对机制无法解决时，出现的心理失衡状态。一般来说，定义为危机需要满足以下三个标准：① 事件往往突发，并对心理造成重大影响；② 事件引起个体出现急性情绪困扰并在认知、行为甚至躯体反应等方面出现功能失调，但其表现不足以诊断为任何精神障碍；③ 个体运用平常解决问题的方法和技巧难以应对或应对失效，可能造成其社会功能下降或角色混乱。

心理危机干预是对于心理失衡状态的个人进行简短而有效的帮助，使他们度过心理危机，恢复生理、心理和社会功能水平。心理危机干预是为解决或改善当事人的困境而发展起来的，以解决问题为主，本质上属于支持性心理治疗，一般不涉及当事人的人格塑造。心理危机干预的时机以危机急性阶段最为适宜。

（一）心理危机干预的目的和方式

心理危机干预的目的是通过适当释放积蓄的情绪，改变当事人对危机性事件的认知态度，结合适当的内部应对方式、社会支持和环境资源，帮助当事人获得对生活的自主控制，度过危机，预防发生更严重而持久的心理创伤，恢复心理平衡。心理危机干预的方式有以下几种：热线电话、现场干预、紧急事件应急晤谈、咨询门诊、家庭和社会干预、信函及网络等。

（二）心理危机干预的步骤

心理危机干预没有统一的程序，Gilliland 和 James 提出的危机干预六步法被广泛应用于许多不同类型危机的当事人，具体步骤如下：

1. 确定当事人的问题　从当事人角度确定心理危机问题，评估的内容包括：

（1）认知状态：对危机认识的真实性和一致性，范围、解释的合理性，是否存在夸大，持续存在的时间，改变的可能和动机。

（2）情绪状态：情绪表现的形式和强度，情绪状态与环境是否协调一致，情绪表现的普遍性与特殊性，情绪与危机解决的关系，如否认、逃避等。

（3）意志行为：当事人的社会功能，社会接触面和频率，能动性水平，自我控制力，危险性行为，确定对自我及他人伤害的危险性。

（4）应对方法、资源和支持系统：什么行动和选择有助于当事人，当事人会采纳的行动是什么，其社会支持资源如何。

（5）评价危机事件的影响：评价危机对当事人生活的影响，当事人在恢复过程中可能面临的问题。

（6）既往经历：了解当事人既往是否有过类似的经历，当时如何进行应对等。

2. 保证当事人的安全 干预人员在检查评估、倾听和制订行动方案过程中必须对当事人的安全问题给予足够的关注，以保证当事人的安全作为首要目标，把当事人对自己和他人的生理、心理伤害降低到最小的可能性。

3. 给予当事人支持 强调与当事人进行沟通与交流，应积极、无条件地接纳当事人。通过语言、语调和肢体语言让当事人认识到干预人员是完全可以信任并能够给予其关心帮助的人。

4. 向当事人提出并验证应对危机的变通方式 在危机状态下，大多数当事人会认为已经无路可走，要帮助当事人了解更多问题解决的方式和途径，充分利用环境资源，采用各种积极应对方式，使用建设性的思维方式，帮助当事人探索可以利用的替代解决方法。

5. 和当事人一起制订计划 协助当事人制订现实的短期计划，在制订计划时，要充分考虑到当事人的自控能力和自主性，确定当事人自愿的行动步骤。

6. 获得当事人承诺 让当事人复述有关计划和行动方案，并得到当事人明确按照计划行事的保证，以便当事人能够坚持实施为其制订的危机干预方案。

（三）常用心理危机干预技术

心理危机干预是一种急救工作，是预防性的，必须在事件发生后的短期内完成，主要的技术包括以下几类：

1. 心理急救（psychological first aid，PFA）技术 PFA指对遭受创伤需要干预的人提供的人道性质的支持，是一种创伤后即刻干预的方法，目的是评估和缓解创伤后即刻压力、稳定心理和行为功能、易化心理和行为适应力、根据需要提供进一步医疗服务。

2. 关键事件应激报告法（critical incident stress debriefing，CISD） CISD是一种包括心理疏泄的结构式回顾方法，通过结构式小组讨论的形式，为当事人提供一个公开讨论内心感受、互相支持、资源动员的平台，帮助当事人缓解急性应激症状，从而减轻创伤性事件所带来的不良后果。通常在创伤性事件发生后24~48小时之间开展；重大灾难时可在3~4周后开展。CISD最初主要应用于参与救援的工作人员，但此后逐渐被广泛应用于各类经历精神创伤事件的人群。

3. 情绪稳定化技术 通过引导想象练习，帮助当事人在内心世界中构建一个安全的地方，适当远离令人痛苦的情景，并且寻找内心的积极资源，激发内在的生命力，提高重新解决和面对当前困难的能力，促进对未来生活的希望。常用的稳定化技术有聚集当下、放松技术、保险箱技术、蝴蝶拍技术、遥控器技术和安全岛技术等。

4. 支持性技术 与当事人建立相互信任、沟通良好的治疗关系，应用倾听、共情、关注、接纳、鼓励、解释、保证等干预手段，使当事人感到被理解、关怀和温暖，减少绝望感，缓解情绪危机，帮助当事人理性面对危机事件。

第三节 物理治疗与护理

一、改良电休克治疗与护理

电抽搐治疗（electric convulsive treatment，ECT）是使用短暂、适量的电流刺激大脑，降低痉挛阈值，引起患者意识丧失、皮层广泛性脑电发放和全身性痉挛，以达到控制精神症状的一种物理治疗方法。改良电休克治疗（modified electric convulsive treatment，MECT）是在电抽搐治疗的基础上进行的改良，即在ECT治疗前使用静脉麻醉剂和肌肉松弛剂对骨骼肌的神经-肌肉接头进行选择性的阻断，使电抽搐治疗过程中的痉挛明显减轻或消失。

（一）作用机制

电抽搐治疗的作用机制十分复杂，目前尚未完全阐明，研究发现电抽搐治疗可影响多种神经介质和受体，还可调节大脑功能和某些物质的表达。影响神经介质和受体，如5-羟色胺、γ-氨基丁酸、内源性阿片和它们的受体，以及多巴胺、去甲肾上腺素、肾上腺素和它们的受体。

（二）临床应用

1. 适应证 ①重度抑郁症，有强烈自伤、自杀企图及行为者，以及明显自责自罪者；②躁狂症，极度兴奋躁动、冲动伤人者；③精神分裂症，特别是拒食、违拗和紧张性木僵者；④精神药物治疗无效或对药物治疗不能耐受者；⑤其他疾病，如帕金森病、恶性综合征和顽固性惊厥类疾病。

2. 禁忌证 无绝对禁忌证，相对禁忌证包括脑器质性疾病、心脏病、视网膜脱落、出血或不稳定的动脉瘤畸形、导致麻醉危险的疾病。

3. 常见不良反应

（1）头痛、恶心、肌肉疼痛：轻者无须特殊处理；对于严重者，密切观察患者有无颅内压增高的体征、是否有脑血管意外迹象。

（2）认知损害：是限制ECT应用的主要并发症之一，多数患者在ECT疗程中会出现轻重不等的认知损害。如可逆性的记忆减退，轻者一般在2周左右恢复，重者一般在1个月左右恢复。

（3）机械性呼吸道梗阻：舌后坠时采用压额抬颏法打开气道；口腔内分泌物及误吸时可吸除分泌物，使患者头偏向一侧，床旁备吸引器和气管切开包，配合医生行气管切开术。

（4）牙龈损伤、舌咬伤：对症处理。

4. 治疗次数 一般每日1次过渡到隔日1次或者一开始就隔日1次，每周3次，根据病情确定治疗次数，一般为6~12次。

（三）改良电休克治疗的实施

1. 治疗前准备

（1）由监护人签署知情同意书。

（2）停用所有能够提高抽搐阈值的药，如苯二氮䓬类、抗癫痫药（丙戊酸钠、卡马西平）等。

（3）减少其他精神药物的用量，剂量以中小剂量为宜。

（4）治疗前6~8小时内应禁食、禁水。

（5）每次治疗前测生命体征：体温、脉搏、呼吸与血压。

（6）治疗前排空大、小便，取下眼镜、活动义齿、发卡，解开领扣。

（7）治疗前15分钟，皮下注射阿托品0.5~1mg，皮下或肌内注射洛贝林3.0~6.0mg。

（8）检查治疗仪器及急救设备的准备。

2. 操作方法

（1）患者仰卧在治疗床上，四肢自然伸直。松解患者裤带和领扣，在患者两肩胛间中段胸椎下处，垫放沙垫或棉芯枕头一个。

（2）安装好心脑电监护。

（3）调节电量，根据不同治疗机适当确定通电参数，如交流电疗机一般为90~110~130mA，通电时间为3~4秒。

（4）将涂有导电胶的电极紧贴于患者头部两颞侧或左侧顶颞部。

（5）静脉注射2.5%硫喷妥钠9~14ml（约5mg/kg），直至患者睫毛反射迟钝或消失、呼之不应、推之不动为止。

（6）硫喷妥钠静脉注射到全量2/3时给氧气吸入。

（7）静脉注射0.9%氯化钠2ml，防止硫喷妥钠与氯化琥珀酰胆碱混合发生沉淀。然后，氯化琥珀酰胆碱1ml（50mg）以注射用水稀释到3ml，快速静脉注射（10s内注射完）。患者全身肌肉松弛，腱反射消失，自主呼吸停止。此时为通电的最佳时间。

（8）暂时停止供氧，保护好患者头、颈，使患者牙齿闭紧（插入安装好的口腔保护器），然后按下治疗键予以治疗。

（9）当面部和四肢肢端抽搐将结束时，供氧并实施加压人工呼吸，约5秒自主呼吸可完全恢复。

（10）抽搐后处理：抽搐停止、呼吸恢复后，应将患者安置在安静的室内，患者处于侧卧位更好。至少休息30分钟，要专人护理，观察生命体征和意识恢复情况，要防止躁动者跌伤。待患者意识清醒后，由护士陪同回病房，酌情进食。

（四）改良电休克治疗的护理

1. 治疗前的护理

（1）相关知识宣教：由于患者及家属对电抽搐治疗知识的缺乏，存在对电抽搐治疗的错误理解和恐惧心理，他们常把电抽搐治疗错误地理解为“过电”或“电击”，认为电抽搐治疗会“把人做傻了”。所以护士应详细地向患者及家属解释治疗的目的和意义，说明有关治疗方式、程序、疗效和可能出现的并发症，给予必要的心理支持，消除他们的紧张、恐惧心理，争取患者和家属的合作。

（2）生命体征监测：监测患者的体温、脉搏、呼吸、血压，将结果填写在护理记录单上，有异常时及时向医师报告。

（3）嘱患者禁食、禁水6~8小时。

（4）排空大小便，防止患者发作时便溺在床。

（5）取下患者的眼镜、活动义齿、发卡，解开领扣。

（6）环境要安静、整洁，布局合理，无关人员不得进入。治疗室与休息室应分开，以防患者观看后紧张、恐惧而拒绝治疗。

（7）治疗时先安排合作的患者，兴奋、躁动、拒绝治疗者应排在后，以免影响治疗环境，给其他治疗患者造成恐惧心理。

（8）准备好治疗用具和药品：治疗床、治疗机、心电监护仪、大小沙垫各一个、盐水、纱布、棉签、止血带、皮肤消毒剂、牙垫、生理盐水100ml或250ml、丙泊酚、氯化琥珀酰胆碱、阿托品等。

（9）准备好急救器械：如呼吸机、给氧设备、吸痰器、压舌板、开口器、舌钳、血压计、注射器。

2. 治疗中的护理

（1）治疗时必须严格按操作规程进行操作。

（2）使患者仰卧于治疗台上、四肢自然伸直，协助医生安装好心电、脑电监护。

（3）给患者注射阿托品、麻醉剂和肌肉松弛剂。

（4）协助医生给患者供氧。

（5）在通电前，在患者口腔中放入牙垫进行保护，以免治疗过程中唇舌被咬伤。

（6）通电后，立即将患者颈下垫起，使其头后仰，同时给氧气，对患者进行保护。

（7）发作停止后，撤去肩下沙垫，使其头部侧卧，使口中分泌物自然流出，如果分泌物多，要进行吸痰，以利于恢复自主呼吸。若自主呼吸未恢复，应立即做人工呼吸。仍无好转时，按呼吸骤停处理。

（8）将患者送观察室休息。

（9）整理用物。

3. 治疗后的护理

（1）患者在观察室，要有专人监护。

（2）协助患者躺在有保护装置的床上，让其平卧，头转向一侧，以避免舌后坠阻塞气道、影响呼吸，同时利于唾液外流，预防吸入性肺炎。

（3）有些患者治疗后直接入睡，然后清醒。有些患者治疗后意识不清，出现兴奋、躁动、乱摸索等情况，要给予保护性措施，严防摔伤。

（4）对患者进行持续性吸氧，直至清醒。

（5）注意观察患者的脉搏、呼吸、血压状况，治疗后15分钟、30分钟、60分钟、120分钟各监测一次。如患者出现脉快、脉弱、面色苍白、口唇青紫、呼吸困难，应使患者处于卧位，检查患者是否舌后坠、气道阻塞，可调整体位，测量血压。用压舌板伸入咽部，压迫后缩舌根，使之向前。发现有其他异常时，应及时报告医师急救处理。

（6）在患者未完全清醒之前，不要让其下床活动，以防跌倒摔伤。患者下床后注意观察其肢体活动情况，牙齿有无松动，口、唇、舌有无外伤，肢体关节有无脱臼，如有问题应及时报告医生并作处理。

（7）患者完全清醒后，可陪同其回病房，给予饮食与服药。若患者出现恶心、呕吐，应取侧卧位，可暂不进食，严重者应给予对症处理。有的患者出现头痛，如果不严重可暂不处理，如果严重要及时告知医生采取进一步处理措施。

（8）有些患者治疗后可出现记忆力减退、定向障碍，要帮助患者料理个人生活，防止发生意外。

二、重复经颅磁刺激治疗与护理

重复经颅磁刺激（repetitive transcranial magnetic stimulation，rTMS）是利用时变磁场重复作用于大脑皮层特定区域，产生感应电流，改变皮层神经细胞的动作电位，从而影响脑内代谢和神经电活动的生物刺激技术，是在经颅磁刺激基础上发展起来的具有治疗潜力的神经电生理技术。

（一）作用机制

rTMS作用的机制仍不确切，可能和皮层内兴奋、抑制环路的活动以及局部脑血流灌注的改变有关。rTMS对皮层兴奋性的影响取决于刺激的强度和频率，低频率（<1Hz）rTMS对治疗侧皮质兴奋性具有抑制作用，而高频率（5~20Hz）rTMS则可以提高作用区域皮层的兴奋性。rTMS的关键参数包括刺激频率、刺激强度、刺激时间、脉冲数量、间歇时间等，可根据治疗的疾病种类及患者的个体差异性等因素组合成多种不同的刺激模式。

（二）rTMS的临床应用

1. 抑郁障碍 对抑郁障碍的治疗研究包括大脑皮层多个部位的刺激，如左背外侧前额叶（dorsolateral prefrontal cortex，DLPFC）、右DLPFC、左前额叶等。刺激的强度多采用运动阈值进行定量，目前一般使用80%~110%的运动阈值，刺激的频率范围为0.3~20.0Hz。研究发现，rTMS治疗抑郁症的效果与氟西汀相似，也有研究表明rTMS治疗与氟西汀有协同作用，rTMS合并抗抑郁药（如艾斯西酞普兰）治疗难治性抑郁症是安全、有效的。

2. 躁狂发作 高频率rTMS刺激右DLPFC对躁狂发作有一定的控制作用，但是其有效性及治疗参数还需要进一步研究。

3. 焦虑障碍 DLPFC是调节惊恐障碍的脑功能区域之一，研究发现使用1Hz频率的rTMS作用于患者右DLPFC两周后，患者焦虑症状得到显著缓解。

4. 创伤后应激障碍 rTMS刺激创伤后应激障碍患者的右DLPFC，结果显示患者的创伤后应激障碍症状明显缓解。而且在同样的刺激强度和治疗时间（80%运动阈值，10天）条件下，高频率（10Hz）刺激的疗效明显优于低频率（1Hz）刺激。

5. 精神分裂症 rTMS目前已经被应用于治疗精神分裂症的幻觉和阴性症状。低频率rTMS作用左侧前额叶皮质、左侧颞顶区或者双侧颞顶区可以改善幻听症状，而高频率（20Hz）的rTMS作用于精神分裂症患者的双DLPFC可改善患者的阴性症状。

（三）rTMS的不良反应及护理

目前，有关rTMS不良反应的常见报道有头痛、头部不适、纯音听力障碍、耳鸣等。研究者认为rTMS引发的头痛是一种紧张性头痛，与头皮及头部肌肉紧张性收缩有关，如出现可采用按摩的方法缓解，或者遵医嘱在治疗前应用镇痛剂（如阿司匹林）进行预防；耳鸣/纯音听力障碍可以通过佩戴耳塞预防。另外，高频率（>10Hz）rTMS能诱发癫痫发作，对有癫痫家族史者要慎用，因此在治疗前需认真检查患者的脑电图是否异常，如有异常应及时通知医生，尽量避免选择rTMS治疗。

学习小结

1. 精神障碍的治疗方式多种多样，目前主要包括药物治疗、心理治疗、物理治疗等。每种治疗方式有各自的适应证。

2. 精神障碍药物治疗过程中的护理包括护理评估、护理诊断/问题、护理目标、护理措施和护理评价。

3. 心理治疗的方法多种多样，在心理治疗的过程中护士起到了重要的辅助作用。

4. 危机心理干预最适宜的时机是危机的急性阶段，以解决当事人的问题为主，一般不涉及当事人的人格塑造。

5. 物理治疗要严格掌握好适应证和禁忌证以及不良反应等，MECT护理包括治疗前、治疗中和治疗后的护理。

（苏梅蕾）

复习参考题

一、单项选择题

1. 抗精神病药使用期间出现的急性肌张力障碍表现为（　）
   A. 斜颈和眼上翻
   B. 反复走动或原地踏步
   C. 面具脸和震颤
   D. 口–舌–颊三联征
   E. 四肢抽搐

2. 下列抗抑郁药物中，属于选择性5–羟色胺再摄取抑制剂的是（　）
   A. 吗氯贝胺
   B. 氟西汀
   C. 文拉法辛
   D. 安非他酮
   E. 米氮平

3. 关于提高精神病患者的药物治疗依从性的方法，**不正确**的是（　）
   A. 健康宣教
   B. 提高患者和家属对服药必要性的认识
   C. 药物自我管理的训练

D. 暗服药物

E. 使用长效制剂

4. 以下选项属于心理治疗基础的是（　）

A. 医生的权威性

B. 严格的保密措施

C. 良好的医患关系

D. 认真倾听

E. 保持中立

5. 下面选项**不是**MECT治疗适应证的是（　）

A. 极度兴奋躁动的躁狂症患者

B. 有强烈自杀企图的重度抑郁症患者

C. 紧张性木僵患者

D. 经治疗后处于缓解期的精神分裂症患者

E. 以幻觉、妄想为主要表现的帕金森病患者

参考答案：1. A，2. B，3. D，4. C，5. D

二、简答题

1. 精神障碍的治疗主要包括哪些方式?

2. 精神障碍药物治疗过程中的护理措施有哪些?

3. 心理治疗的原则有哪些?

4. 如何做好MECT治疗过程中的护理?

第五章

神经认知障碍及相关疾病患者的护理

学习目标

知识目标	掌握　谵妄、遗忘性障碍和痴呆的临床特点；神经认知障碍及相关疾病患者的护理。 熟悉　神经认知障碍的基本概念；与神经认知障碍相关的常见脑部疾病的临床表现；躯体疾病所致神经认知及精神障碍的临床表现。 了解　神经认知及精神障碍的治疗原则。
能力目标	能够应用专业知识对神经认知障碍及相关疾病患者进行护理评估，制订个体化的护理计划，并实施适宜的护理措施。
素质目标	对神经认知及精神障碍有深入、全面的认识，接纳和理解患者出现的各类精神症状，尊重、关爱患者，具备建立良好护患关系的职业素质。

案例导入

张某，女，70岁，已婚，退休教师。既往性格外向，为人友善大方，喜欢从事各种社会活动。1年前开始出现记忆力下降，做事丢三落四，随做随忘，出门常忘记关门，记不住一些朋友的名字，近半年开始出现分不清白天黑夜的症状。情绪变得易怒，不爱外出，老担心别人占她的便宜。近1个月记忆力明显降低，偶尔不认识女儿，做饭不记得放米，自己放好东西后往往找不到，时常走错房间、找不到厕所，需要在保姆帮助下吃饭、上厕所，经常怀疑家里有贼，听到有人辱骂自己，睡眠减少。1周前上街，找不到回家的路，最后被邻居发现送回家。目前患者意识清晰，饮食、大小便正常，体重无明显改变，颅脑MRI示脑萎缩。

请思考：

1. 该患者最可能的医疗诊断是什么？
2. 如何对该患者进行护理评估？
3. 针对该患者主要的护理措施包括哪些？

第一节 概述

一、神经认知障碍的临床特点

神经认知障碍（neurocognitive disorder，NCD）是指获得性的认知功能缺损，反映的是先前认知水平的下降，但不包括出生或生长发育过程中出现的认知障碍。神经认知障碍具有相对明确的病理生理机制，涉及多种脑部和躯体疾病。

脑部器质性疾病或损伤可引起神经认知障碍，其特点是大脑存在明确的病理生理和结构变化，这些变化与认知及精神异常有明确的因果联系，如脑变性疾病、脑血管疾病、脑部炎症、脑肿瘤、脑外伤等均可引起认知及精神异常。

各种躯体疾病，如心、肝、肺、肾等脏器疾病及内分泌代谢疾病和颅外感染性疾病等伴发的认知及精神异常实际上是原发躯体症状表现的一部分，也称为躯体疾病所致认知及精神障碍。

神经认知障碍的病因多种多样，其症状表现与原发病因并不存在特异性的依存关系，即相同的病因在不同患者身上可引起不同的症状，不同的病因也可引起相同的症状；有时同一患者不同时间可表现不同的精神症状。神经认知障碍患者往往具有躯体体征及阳性辅助检查结果。神经认知障碍的出现与器质性疾病的进展存在时间上的联系，会随着原发疾病的进展而变化。由于多数精神障碍会影响原发疾病的严重程度和治疗，故其治疗应以病因治疗和对症治疗并重为原则，在应用精神科药物时应慎重，注意避免对有关脏器的进一步损害。

二、常见综合征

神经认知障碍常见的临床综合征包括谵妄、遗忘性障碍和痴呆。遗忘属于轻度神经认知障碍，痴呆为重度神经认知障碍。

（一）谵妄

谵妄（delirium），又称为急性脑病综合征，是以注意力障碍和意识障碍为特征、症状在短时间内产生并在一天内呈现波动的一组综合征。谵妄是在意识清晰度下降的基础上出现意识内容的障碍，可表现为注意、知觉、思维、记忆、动作与行为障碍及情绪障碍和睡眠–觉醒周期的改变等。谵妄状态下的中枢神经系统的变化一般认为是广泛的脑神经细胞急性代谢紊乱的结果，是可逆的、非结构性的病变。谵妄具有急性、一过性、广泛性的特点。

谵妄可发生在任何年龄阶段，在60岁以上老人更多见。在住院患者中，谵妄发生率一般为10%~30%，在危重患者中尤为高发，外科术后患者中则有50%会出现谵妄。值得注意的是，许多疾病的终末期会伴发谵妄，如癌症。

1. 临床特点 起病急，进展较快，一般夜间发作，症状变化大，通常持续数小时或数天，典型的谵妄通常10~12天可完全恢复，部分患者可超过1个月甚至数月。主要的临床特点如下：

（1）意识障碍：是谵妄的核心症状，其程度在24小时内有显著的波动，有昼轻夜重的特点，又称“日落效应”。程度轻者显得迟钝，谈话离题，心不在焉，或者嗜睡，让人不易觉察；稍重者意识混浊，胡言乱语；严重者可达昏迷。由于患者感觉减退、注意力涣散，容易出现定向障碍，严重程度由轻到重一般依次出现时间、地点、人物、自我定向障碍。

（2）知觉障碍：以恐怖性的错视和幻视多见。例如将药片看成小虫，将穿白衣服的人看成鬼怪，看见墙上有来回跑动的小人等。

（3）思维障碍：主要表现为思维不连贯、言语凌乱，推理与解决问题的能力受损，被害妄想常见。常有继发于错觉和幻觉的妄想，这些妄想呈片段性，系统性差、组织松散、持续时间短。

（4）记忆障碍：以即刻记忆和近事记忆障碍最为明显，主要表现为对新近发生的事情难以识记，对病中经过难以回忆，谵妄发作越严重，回忆起来的可能性越小。

（5）睡眠-觉醒障碍：包括日间困顿、夜间激越、入睡困难等，易出现昼夜颠倒现象。

（6）情绪行为障碍：表现呈多样性，程度轻重不一。可分为三种类型，兴奋型、淡漠型和混合型。兴奋型谵妄主要表现为兴奋、躁动不安、情绪不稳、极度紧张，有时伴有秽语、行为紊乱（无目的摸索、扭动、乱跑等），甚至有伤人或自伤等危险行为；淡漠型谵妄主要表现为抑郁、情感淡漠、昏睡、反应迟钝等；混合型谵妄症状常不断变化，有时兴奋，有时淡漠。

（7）自主神经功能障碍：在大多数谵妄患者中可以见到，如多汗或无汗、瞳孔扩大或缩小、血压升高或降低、心跳加快或缓慢、体温过高或过低、恶心、腹泻等。

2. 诊断要点　一般根据临床症状即可做出诊断：急性起病、意识障碍、定向障碍，伴波动性认知功能损害等。还可根据病史、体格检查、实验室检查及其他辅助检查来明确谵妄的病因。谵妄患者脑电图显示弥漫性慢波，可与抑郁症或其他精神疾病相鉴别。

3. 治疗与预后　谵妄是一种急症，必须尽快去除病因，以免造成脑组织永久性的损害。谵妄的治疗主要包括病因治疗、支持治疗和对症治疗。病因治疗是指针对原发脑部器质性疾病或躯体疾病的治疗。支持治疗一般包括维持水电解质平衡，适当补充营养等。对症治疗包括对于精神症状给予精神药物治疗，为避免药物治疗加重意识障碍，应尽量小剂量、短期治疗。

谵妄的预后一般良好，常随原发病的好转而恢复。但如果原发病严重，如脑部发生不可逆病变恶化、较长时间兴奋躁动、不进饮食而引起躯体功能衰竭，可致患者最终死亡。

（二）遗忘性障碍

遗忘性障碍（amnestic disorder）表现为严重获得性记忆（acquiring memory）的缺损或难以学习新信息或难以回忆既往学习的信息，意识清晰，不伴广泛性的认知损害。通常近事记忆较远事记忆损害严重，而瞬时记忆通常尚可。

1. 病因　酒精使用，镇静、催眠药或抗焦虑药使用及其他特定精神活性物质（包括药物）使用，挥发性吸入剂均可导致遗忘性障碍。下丘脑后部和近中线结构的大脑损害、双侧海马结构损害也可导致遗忘障碍。其他如脑外伤、营养缺乏、颞叶梗死、单纯疱疹病毒性脑炎、一氧化碳中毒等也可导致遗忘障碍。

2. 临床特点　以近事记忆障碍为主，其他认知功能和技能则相对保持完好。

顺行性遗忘（学习障碍）通常伴随着逆行性遗忘，逆行性遗忘的程度更严重，起病初期常常表现为离发病近期的记忆较远期记忆的受损要严重。患者因为近事记忆缺损，常编造生动和详细的情节来弥补，产生错构和虚构。虚构（confabulation）被认为是遗忘的特征性表现。

3. 治疗与预后 主要针对病因治疗，如酒精依赖所致者需戒酒，并补充维生素B_1，可以改善患者的定向障碍和虚构，但记忆障碍改善不明显。制订康复训练计划，如每天坚持读书、看报、看新闻，训练记忆数字、号码等，帮助患者康复。

（三）痴呆

痴呆（dementia）是指认知功能从先前的水平持续下降，并伴有两个或以上认知领域（如记忆、执行功能、注意、语言、社交认知及判断、精神运动性的速度、视觉感知能力、视觉空间能力）的损害。临床上以缓慢出现的智能减退为主要特征，伴有不同程度的人格改变，但没有意识障碍。

痴呆最常见的病因是脑组织变性引起的疾病，其中阿尔茨海默病最常见，占所有老年痴呆症的60%~70%，女性多于男性，大部分发生在65岁以上；其次是脑动脉硬化引起脑部的多发性梗死，男性多于女性，大多发生在中年后期（50~60岁）；其他的脑部疾病如外伤、肿瘤、中毒、缺氧等也可引起痴呆。

1. 临床特点 痴呆患者大多起病隐匿、缓慢，少数患者起病较急，如脑外伤或缺氧后出现的痴呆。临床表现主要包括认知功能缺损、非认知性精神神经症状和社会生活功能减退三个方面。一般在临床上根据痴呆进行性的病程分为早期、中期和晚期，但三期的表现实际上相互交杂，不能截然分开。

（1）早期：出现近事记忆障碍，学习新事物的能力明显减退。患者常采取措施弥补，如记笔记等，试图掩饰症状。远事记忆受损不明显，患者对于自己疾病有认识，所以患者常出现焦虑、苦恼、易激惹等心理反应，同时出现活动减少、兴趣下降、对周围事物不关心，变得多疑、固执等。

（2）中期：近事记忆明显下降，远事记忆也受损，但瞬间记忆受损较轻。同时思维失去理性、说话离题，缺乏抽象思维，渐发展成电报式语言，缺少形容词，思维内容日渐贫乏。患者对外界常做出错误判断，极易出现妄想（不系统、片段、不持久）。行为做事显得愚笨，并且没有自控力，容易出现性犯罪、偷窃等行为。

（3）晚期：智能、人格衰退严重，记忆力极差，事情刚过即忘，言语理解与表达严重受损，可出现刻板语言、字句不连贯，最终发展为失语；行为刻板，生活不能自理。

2. 诊断要点 详细询问病史，熟悉病程，了解患者是否有智能减退和社会功能下降的表现及智能减退的起始时间，是否伴有头痛、步态不稳或大小便失禁，是否有脑外伤、卒中、酒精及药物滥用，是否有家族史等；进行细致的智能检查有助于确定是否有意识障碍及认知功能损害；体格检查可发现原发病的定位体征，如麻痹性痴呆患者可出现阿・罗瞳孔（Argyll Robertson pupil），瞳孔边缘不整齐、两侧不等大；实验室检查有助于明确诊断和鉴别诊断。根据以上信息，全面考虑和综合分析，明确痴呆的病因。

简易精神状态检查表（mini-mental state examination，MMSE）是我国目前临床使用率最高的认知评定量表，其具有简易快速、可操作性强、易被受试者接受等特点。量表内容包括"时间与空间定向力""记忆力""注意力和计算力""语言""观念运动性运用""回忆""图形复制"共20个条目，总分30分。临床上通常根据教育水平调整痴呆诊断分界值：大学毕业生≤26分、中学毕业生≤24分、小学毕业生≤23分、文盲≤22分，提示痴呆。根据MMSE得分进行痴呆分级：

21~26分为轻度痴呆，11~20分为中度痴呆，0~10分为重度痴呆（表5-1）。

▼ 表5-1　简易精神状态检查表（MMSE）

序号	项目	分值	得分
1.	请告诉我今天的日子。1（年份）；2（季节）；3（月份）；4（几号）；5（星期几）	5	
2.	请告诉我现在所处的地方。1（省/市）；2（区/县）；3（街/乡）；4（楼层）；5（地址或建筑名称）	5	
3.	我说3样东西的名称，讲完后，请您重复一遍，并记住这3样东西，5分钟后我会重复问一次。（皮球、树木、国旗）（以第一次答案记分）	3	
4.	请您计算100–7=？再–7=？再–7=？再–7=？再–7=？减5次后停止。（若错了，但下一个答案是对的，那么只记一次错误）	5	
5.	我前面请您记住3样东西的名称是什么？	3	
6.	这是什么东西？（铅笔）（手表）	2	
7.	请您跟随我复述一句话。（44只石狮子）（只说一遍，正确、咬字清楚记1分）	1	
8.	台子上有一张纸，用您的右手拿起纸	1	
	用两只手一齐将纸对折	1	
	然后将纸放在台子上面	1	
9.	请读出这张纸上面的字，然后照着做。（请您闭上双眼）	1	
10.	请您讲一句完整的句子给我听，例如：我是一个人、今天的天气很好	1	
11.	这里有幅图，请您照着画一遍。（两个等边五边形，交叉区域为菱形）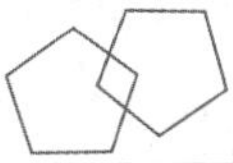	1	

3. 治疗与预后　首先，应根据病因尽早治疗，尽早发现可逆性痴呆（如甲状腺功能减退所致痴呆，维生素B_{12}缺乏所致痴呆等），在造成脑部不可逆损害之前给予治疗；其次，注意对伴发的躯体症状和精神症状给予对症治疗，如营养不良、焦虑、抑郁、妄想等；最后，应根据患者的认知功能和社会功能损害程度提供非药物治疗，如提供安全、舒适的生活环境，教育家庭成员向患者提供切实可行的帮助等。部分痴呆患者，若能尽早找到病因并及时治疗，有可能获得不同程度的缓解。

第二节　与神经认知障碍有关的常见脑部疾病

一、阿尔茨海默病

阿尔茨海默病（Alzheimer's disease，AD）是一种不可逆的中枢神经系统原发性退行性脑变性疾病，主要临床相为痴呆综合征。阿尔茨海默病的病因及发病机制尚未明确，可能与遗传、β–淀粉样蛋白（β-amyloid，Aβ）代谢异常及神经递质（乙酰胆碱、单胺、氨基酸类及神经肽等）异常有关，特征性病理改变为老年斑、神经元纤维缠结、广泛神经元缺失及海马锥体细胞颗粒空泡变性、血管淀粉样变等。

阿尔茨海默病是痴呆的首要原因。患病率随年龄增加而升高，常见于65岁以上的老年人，女性多于男性，病程通常为8~10年，发病早、有痴呆家族史者病程进展较快。该病预后不良，最终患者常因营养不良、感染等并发症引起脏器衰竭而死亡。

（一）临床表现

阿尔茨海默病起病隐袭，病情逐渐恶化。核心症状包括认知功能下降、精神症状和行为障碍、日常生活能力逐渐下降。

1. 认知功能下降 典型的首发症状为记忆障碍，早期以近事记忆受损为主，远事记忆受损相对较轻。随着疾病进展，语言功能逐渐受损，出现找词和命名困难、计算困难、时间地点定向障碍、执行功能下降等，影响患者日常生活。

2. 精神症状和行为障碍 包括抑郁、焦虑不安、幻觉、妄想和失眠等精神症状；踱步、攻击行为、无目的徘徊、坐立不安、行为举止不得体、尖叫等行为障碍。

3. 日常生活能力逐渐下降 表现为完成日常生活和工作越来越困难，吃饭、穿衣、上厕所需要帮助，简单的财务问题不能处理，日常生活需要他人照顾，最后完全不能自理。

阿尔茨海默病按其病情的进展大致分为三个阶段。

第一阶段：为轻度痴呆期。以近事记忆障碍为主，对新近发生的事容易忘记，学习新知识困难，并试图通过记录等方式弥补和掩饰，继而可引发焦虑和抑郁。常出现时间定向障碍，记不清具体的年、月、日。计算能力减弱，难以完成简单的计算，不能合理管理钱财。思维迟缓，思考问题困难，但个人生活基本能自理。

第二阶段：为中度痴呆期。记忆障碍日趋严重，忘记自己的家庭住址、亲人的名字，但尚能记住自己的名字。因记忆减退而出现错构和虚构。除时间定向障碍外，也出现地点定向障碍，在熟悉的地方迷路。出现言语障碍，不能命名，不认识亲人甚至镜中的自己等。行为和精神症状较突出，主要表现为情绪波动、不稳，猜疑、妄想、幻觉，行为异常或攻击行为，睡眠障碍等。

第三阶段：为重度痴呆或严重痴呆期。严重记忆力丧失，仅存片段的记忆；日常生活不能自理，大小便失禁，出现缄默、肢体僵直，有强握、摸索和吸吮等原始反射，最明显的神经系统体征为肌张力增高，肢体屈曲。

（二）治疗

目前尚缺乏特殊的病因治疗措施。阿尔茨海默病的治疗主要包括心理社会治疗、支持治疗及药物治疗。

1. 心理社会治疗 心理社会治疗的目的是尽可能保持患者的认知和社会生活功能，确保患者安全，以缓解其精神衰退。可根据患者兴趣及特点选择认知刺激疗法、行为疗法等。对于轻症患者应加强心理支持与行为指导，鼓励患者适当活动；对重症患者应加强生活照护，保证安全，注意饮食的营养搭配。

2. 支持治疗　给予扩张血管、改善脑部血液循环、营养神经和抗氧化等辅助治疗。

3. 药物治疗　主要包括乙酰胆碱酯酶抑制剂（acetylcholin-esterase inhibitor，AChEI），如多奈哌齐、重酒石酸卡巴拉汀、加兰他敏、石杉碱甲等；N-甲基-D-天冬氨酸（N-methyl-D-aspartate，NMDA）受体拮抗剂，如美金刚。

二、血管性神经认知障碍

血管性神经认知障碍（vascular neurocognitive disorder）是脑血管病变及其危险因素导致临床卒中或亚临床血管性脑损伤，涉及至少一个认知域受损，涵盖了从轻度认知障碍到痴呆的一大类临床综合征。本部分主要介绍血管性痴呆（vascular dementia，VD）。

血管性痴呆是脑血管病变引起以痴呆为主要临床表现的疾病，是老年期痴呆的第二个常见原因。多于60岁以后起病，男性多于女性，患病率也随年龄的增长而增加。急性或亚急性起病，具有明显的阶梯性、波动性，有的患者也可在较长时间内处于稳定期，甚至可因脑血流供应的改善而出现记忆改善或好转。导致血管性痴呆最重要的7个危险因素是肥胖、高血压、糖尿病、高胆固醇血症、吸烟、低教育水平和心血管疾病。

（一）临床表现

与阿尔茨海默病相比，血管性痴呆的起病较急，突然出现认知功能衰退，有卒中或短暂性脑缺血发作的病史，临床表现一般包括早期症状（以脑衰弱综合征为主）、局限性神经系统症状（如构音障碍、吞咽困难、麻痹、偏瘫、失语、癫痫发作等）和痴呆症状。该病平均病程为6~8年，患者最终往往死于心血管疾病或卒中发作。

（二）治疗

目前尚无治疗血管性痴呆特效药物，控制心血管危险因素可预防血管性痴呆。

AChEI与NMDA受体拮抗剂可用于血管性痴呆的治疗。给予扩张血管、营养神经等药物治疗对血管性痴呆可能有效。此外，对伴发行为和精神障碍者应给予相应的对症治疗。

通过改变生活方式，如饮食调节、增强锻炼、戒烟、限酒、减肥等，以及使用降压药物、他汀类药物与阿司匹林，可降低血管性痴呆与脑卒中的风险。

三、由创伤性脑损伤所致的神经认知障碍

由创伤性脑损伤所致的神经认知障碍（neurocognitive disorder due to traumatic brain injury）是指对大脑的冲击或其他因素引起大脑快速移位，造成脑损伤而导致的神经认知障碍。常见的创伤是交通事故、高处坠落、运动等引起的颅脑损伤。

（一）临床表现

神经认知障碍可能在创伤性脑损伤后立即出现，也可能在损伤后经过较长一段时间才显现。创伤性脑损伤所致的神经认知障碍还与一些社会、心理因素有关，如创伤前的人格特征、对创伤的态度、创伤对生活及工作的影响。急性期往往出现意识障碍，持续数秒或长期不等，恢复后出现记忆障碍（如顺行性遗忘或逆行性遗忘）。而慢性期可出现头痛、头晕、睡眠障碍、记忆减退、

思维迟缓等神经症性综合征，也可出现自主神经功能紊乱、癫痫或人格改变。

（二）治疗

颅脑外伤后应尽早制订长期治疗计划。急性期的治疗主要由神经外科处理。病情稳定后可进行：

1. 认知功能训练　主要包括注意力、记忆力和执行功能训练等。

2. 高压氧治疗

3. 药物治疗　在原发病治疗基础上，对于精神行为症状，可以视情况考虑使用抗焦虑、抗抑郁或抗精神病药物（如奥氮平、喹硫平等）治疗。有严重冲动和激惹表现的患者可给予抗惊厥药物，如丙戊酸钠、卡马西平等。

4. 物理治疗　经颅直流电刺激（transcranial direct current stimulation，tDCS)。

四、颅内感染所致的神经认知及精神障碍

颅内感染（intracranial infection）所致的神经认知及精神障碍是指病毒、细菌、寄生虫或螺旋体等病原体直接侵犯脑组织而引起的脑功能紊乱所致的神经认知及精神障碍。病毒性脑炎、结核性或化脓性脑膜炎、艾滋病脑病、神经梅毒等均可伴发精神障碍。本节主要介绍麻痹性痴呆（general paresis of insane，GPI）。

麻痹性痴呆是由梅毒螺旋体侵犯大脑引起慢性脑膜脑炎，进而引发的症状，以神经麻痹、进行性痴呆及人格障碍为特点。主要的病理变化在大脑实质，同时也可累及神经系统其他部分，并引起躯体功能的衰退，最后导致痴呆和全身性麻痹。该病的潜伏期为5~25年，多在感染后15~20年内出现，以40~50岁人群多见，男性患病率明显高于女性。少年型麻痹性痴呆是一种先天性梅毒，一般在10岁左右出现症状。

（一）临床表现

一般起病缓慢，并逐渐进展，病前5~20年内可能有冶游史或吸毒史，临床表现复杂多样。

1. 精神症状

（1）早期：以脑衰弱症状最多见，如头晕、头痛、心慌、心悸、疲乏无力、注意力不集中、记忆减退、反应迟钝、情绪不稳定、睡眠障碍等。其次为性格改变、思维迟缓、智能下降、抑郁及低级意向增加。

（2）进展期：常表现为知觉、注意、记忆、计算、思维等智能活动的衰退日趋严重，出现性格改变、不守信用、不负责任，行为轻浮放荡，出现自私、吝啬或挥霍、偷窃或违反社会道德等人格改变，可有幻觉、妄想、情绪易激惹或强制性哭笑。

（3）晚期：痴呆日益加重，情感淡漠、意向倒错、本能活动亢进。

2. 躯体症状　多于疾病中、晚期出现神经系统症状和体征。常见神经系统体征有阿·罗瞳孔，视神经萎缩，睑、唇、舌、指震颤，书写及构音障碍，感觉性共济失调与锥体束征；癫痫样发作，大小便失禁或尿潴留和便秘等。

（二）治疗

治疗原则是对因、对症和支持治疗。梅毒治疗首选青霉素，青霉素过敏者可选用头孢曲松或

其他抗生素治疗。兴奋或幻觉、妄想者，可适当使用抗精神病药；有明显抑郁症状者可用抗抑郁药。

麻痹性痴呆如不治疗，多在3~5年内因全身麻痹或感染而死亡。

五、颅内肿瘤所致的神经认知及精神障碍

颅内肿瘤损害正常脑组织，压迫周围脑实质或脑血管，造成颅内压增高，出现神经系统症状、癫痫发作或精神症状。

（一）临床表现

颅内肿瘤所致精神症状常取决于肿瘤的部位、性质、大小、生长速度及有无颅内压增高等因素。不同部位的肿瘤可产生不同种类的幻觉，颞叶肿瘤有较复杂的幻嗅、幻味、幻视和幻听及癫痫发作；枕叶肿瘤有简单的原始性幻视；顶叶肿瘤有幻触和运动性幻觉。若肿瘤体积较大或生长迅速，可引起严重的颅内压增高，容易出现精神运动迟缓、嗜睡、木僵和昏迷等精神障碍。精神障碍多见于星形细胞瘤，其他胶质细胞瘤次之。

颅内肿瘤所致的精神症状中神经认知障碍最常见。早期为近事记忆减退或近事遗忘，后期可出现定向障碍。可表现为全面痴呆，思维贫乏，记忆困难，计算、理解和判断不良。神经认知障碍多见于额叶、颞叶肿瘤。此外，还可出现焦虑、抑郁、躁狂等其他精神症状。

（二）治疗

颅内肿瘤应以手术、化疗和放疗治疗为主。针对精神症状，可给予抗精神病药物治疗，以最小剂量控制症状的原则，且不宜久服。针对焦虑、抑郁等症状，可以给予抗焦虑、抗抑郁治疗，若因肿瘤产生心理反应，应辅以心理治疗。颅内压增高者应给予脱水剂，降低颅内压。

六、癫痫性神经认知及精神障碍

癫痫是一组常见临床综合征，以反复发作的神经元异常放电所致的暂时性脑功能失常为特征。癫痫性精神障碍可发生在癫痫发作之前、发作期、发作之后、发作间歇期，可分为发作性精神障碍和持续性精神障碍两种。前者为一定时间内的感觉、知觉、记忆、思维等障碍，包括心境恶劣、精神运动性发作或短暂精神分裂症样发作，发作具有突然性、短暂性及反复发作的特点；后者为分裂样障碍、人格改变或智能损害。按意识是否清晰分为两类：意识不清晰时发生的有精神运动发作、自动症、朦胧状态、漫游症等；意识清晰时发生的有性格改变、慢性妄想状态。

（一）临床表现

1. 发作前精神障碍　表现为先兆和/或前驱症状。先兆是指在癫痫发作前数秒或数分钟出现的精神异常，包括错觉、幻觉或其他特殊感觉等。前驱症状是指在癫痫发作前数小时至数天出现的精神异常，尤以儿童较多见。主要表现为易激惹、紧张、烦躁不安、失眠，甚至极度抑郁、挑剔或抱怨他人等。

2. 发作时精神障碍　主要指精神运动性发作。包括特殊感觉性发作，如幻觉和错觉；内脏感觉性发作，以腹气或胸气上升感常见，也可出现心悸、腹痛等；记忆障碍发作，表现为似曾相

识感或环境失真感；思维障碍发作，如强迫思维；情感障碍发作，如恐惧、愤怒、抑郁等；自动症，表现为意识障碍，无目的咀嚼、解系纽扣等。

3. 发作后精神障碍 癫痫发作后可出现各种自动症、朦胧状态，或有短暂的偏执、幻觉及惊恐、易怒、躁狂等症状，一般持续数分钟至数小时不等。

4. 发作间期精神障碍

（1）癫痫性人格障碍（epileptic personality disorder）：指部分癫痫患者长期发作后，逐渐发生的人格改变，表现为以自我为中心、固执、思维黏滞、病理性赘述、自私、易激惹、纠缠、报复心强、好记仇、暴躁、易怒等。约50%的颞叶癫痫患者会出现人格障碍。

（2）精神分裂症样状态（schizophrenia-like psychosis）：癫痫发作多年以后，在意识清晰的状态下出现幻觉、妄想，以幻听、关系妄想、被害妄想多见，还可伴有类精神分裂症样的思维障碍，如思维松散、思维中断、思维被剥夺、强制性思维等。情感障碍多为焦虑、抑郁、易激惹、恐惧或欣快。精神症状可持续数月至数年。

（3）癫痫性痴呆（epileptic dementia）：癫痫反复发作导致缓慢进展的智能减退。可表现为思维迟缓、思维贫乏、病理性赘述、重复言语等，理解力、计算力、记忆力、分析综合能力明显减退。晚期出现表情呆板、情感淡漠、行为笨拙、消瘦虚弱、生活完全不能自理。

（二）治疗

在癫痫治疗时尽可能单一用药，遵医嘱服药，定期进行血药浓度监测，严密观察不良反应。癫痫性精神障碍的治疗需在治疗癫痫的基础上根据精神症状选用药物，注意选择致癫痫作用较弱的药物。

七、与神经认知障碍有关的常见脑部疾病

（一）护理评估

神经认知障碍患者所表现的症状常因中枢神经系统受损部位的不同而有很大差别。患者的表现一方面反映中枢神经系统的功能障碍，另一方面也反映其适应能力。因此在评估时应仔细分辨，同时还应注意两个问题：一是患者语言能力的受损常干扰信息的交流，应设法了解患者发出的信号，从异常的信息中分析患者真实的感受；二是对于患者表现出的冲动、控制力差、反应慢、不安、抗拒或个人生活自理能力差等，应给予充分理解，细心观察与评估。对神经认知障碍患者的护理评估从以下几个方面进行：

1. 生活史 患者的成长过程、受教育的程度、职业性质、生活方式和习惯、生活自理程度、有无烟酒嗜好等。

2. 生理方面

（1）一般情况：包括意识、生命体征、瞳孔、营养状况、睡眠状况及大小便是否正常等。

（2）神经系统症状：是否存在阳性症状与体征，程度如何。如震颤、抽搐发作、口齿不清、瘫痪、共济失调、步态不稳、肌张力增高等症状。

（3）原发疾病情况：包括原发疾病的主要症状表现、发展趋势、治疗情况、疗效及预后等。

（4）自理能力：评估患者进食、沐浴、如厕、活动等日常生活和活动能力，通常采用Barthel指数评估量表进行评估。

3. 精神心理方面 主要包括认知功能、精神症状、意识状况、个性特征与应对能力等。

（1）认知功能：评估患者瞬时记忆、近事记忆和远事记忆有无受损；是否存在定向障碍（轻度时出现时间定向障碍，严重时出现地点及人物定向障碍）；有无推理、计算力、判断力受损，思维不连贯现象。

（2）精神症状：评估患者是否存在幻觉、妄想，情感是否协调，有无冲动行为。

（3）意识状况：是否存在意识清晰度下降，嗜睡、昏睡、昏迷等意识障碍。意识模糊或嗜睡提示意识轻度下降，意识混浊或呈昏睡状态提示意识中度下降，进入昏迷状态提示意识重度下降。评估意识障碍发作时间、表现及规律等；有无意识内容改变，如幻觉、妄想等；有无意识范围改变，如意识范围缩小、呈朦胧状态等。

（4）个性特征与应对能力：评估患者病前的个性特征、兴趣爱好，生活、学习和工作能力等；是否发生过严重的生活事件，评估患者的反应和应对情况。

4. 社会方面 主要包括患者的社会功能、生活环境、家庭与社会支持、社区情况等。

（1）社会功能：评估患者是否存在家庭或社会角色适应不良；评估患者处理人际关系和参加社会活动的情况。

（2）生活环境：评估家居环境与周围环境是否适合患者，是否有必要做出改变或调整，以保护患者安全和提高生活质量。比如是否有钟或日历协助患者保持时间定向力，房间是否有标记帮助患者保持空间定向力，是否有电视提供有关社区或社会事件的信息。

（3）家庭与社会支持：评估患者家庭的经济状态如何，是否存在经济负担；评估患者家人或身边其他人对患者所患疾病的态度，是否有能力提供支持和关心。

（4）社区情况：评估社区康复设施的配置，社区人群对该疾病的看法与认识，社区防治机构的条件与分布等。

（二）常见护理诊断/问题

1. 急性/慢性意识障碍 与颅内感染、脑外伤、脑变性改变、颅内肿瘤、严重躯体疾病等有关。

2. 睡眠型态紊乱 与脑部病变导致缺氧、焦虑及环境改变等有关。

3. 营养失调：低于机体需要量 与生活自理能力差、情绪焦虑、抑郁、食欲差等有关。

4. 生活自理缺陷 与意识障碍、痴呆、原发性脑部疾患、躯体疾病、精神障碍有关。

5. 有受伤/伤人的危险 与精神障碍、意识障碍等有关。

6. 有走失的危险 与记忆力、定向力等认知功能减退/受损有关。

7. 社会交往障碍 与精神障碍、自尊低下、社会歧视等有关。

（三）护理目标

1. 意识恢复，生命体征平稳，无并发症发生。

2. 睡眠型态恢复或睡眠质量改善。

3. 营养状况改善。

4. 自理能力逐步提升，基本生活需要得到满足。

5. 能有效地控制情绪和行为，不发生安全意外。

6. 精神症状得到对症护理。

7. 社会功能得到改善或维持。

（四）护理措施

1. 症状护理 密切观察生命体征、瞳孔、意识的变化，如体温过高，要考虑合并感染的可能。当患者血压升高、脉搏缓慢有力、呼吸慢而深时应考虑是否发生颅内压增高。两侧瞳孔不等大、对光反射迟钝、散大瞳孔的对侧肢体出现乏力或瘫痪，可能是发生脑疝的前兆。意识障碍的程度常预示着颅内疾患或躯体疾病的严重程度，要密切观察患者意识状态。帮助患者增强认知能力，使其最大限度地了解周围发生的事情。口服药后要检查患者口腔，确认药物已服下，观察用药后的不良反应，有异常症状应及时与医生沟通并积极处理。

2. 生活护理 应保持环境清洁、整齐、安静，创造良好的睡眠条件。病室内空气要新鲜，温度要适宜。密切观察睡眠状况并详细记录。加强晨晚间护理，协助患者洗漱、洗澡、更衣、保持皮肤清洁，维持皮肤的完整性，防止皮肤感染。维持患者正常的营养代谢，进食富含营养的软食或流食，防止噎食或误吸。观察大小便情况，减少影响排便的不利因素，协助患者养成定时排便的习惯。

3. 安全护理 谵妄患者常有恐怖性的幻视，伴有恐惧、焦虑情绪，也可出现暴力行为，有的患者因为惊恐而想逃离现场，甚至出现跳楼的行为。而痴呆患者可能有感觉和知觉方面的缺失，对环境有不协调的反应。因此护士应预防意外伤害，注意环境的安全，尽量减少室内的家具，提供一对一的护理观察，并不断重复指导。密切观察病情变化，如谵妄患者的症状变化快，要善于观察患者细微的病情改变。从活动过少突然转至活动过多、突发冲动、逃离行为、无目的地兴奋走动等要及时给予干预。加强评估患者暴力行为和自杀性行为，及时采取有效的护理干预，24小时监测患者的安全及躯体状况的变化。

4. 心理护理 与患者建立良好的护患关系，缓解患者对疾病的恐惧心理，指导患者充分表达自己的感受。正确运用治疗性沟通技巧，促进患者接受治疗和主动配合，减轻患者抑郁、焦虑、自杀等消极的心理因素，帮助其学会自我调节和控制情绪。制订切实可行的活动计划及相应的健康目标，鼓励患者与社会接触，促进自我健康能力及社会功能的恢复。鼓励患者自我照顾，让患者有作决定的机会，尊重患者的隐私权，倾听患者的诉说，绝不能愚弄或漫不经心地对待患者。

5. 健康教育

（1）告知患者及家属本病与脑部器质性病变的关系。原发疾病的性质及轻重程度可致不同程度的精神症状，应该积极治疗原发疾病。当原发疾病得到控制以后，精神症状可减轻或消失。部分患者的精神症状可能持续较长时间或转为慢性状态。

（2）急性期患者多出现意识障碍或兴奋症状，有时因兴奋导致自伤、伤人等冲动行为，应尽快带患者到医院接受治疗。在疾病的慢性期，患者主要以记忆力减退、智力减退和人格改变为主要临床症状，此时应照顾好患者的日常生活，防止发生营养缺乏、感染、跌伤等。

（3）指导家属掌握观察病情的方法和药物的正确使用方法，发现病情变化和药物的不良反应，应及时到医院复诊。

（4）指导家属帮助患者进一步恢复生活功能和社会功能，以提高患者生存质量。

（五）护理评价

1. 患者意识障碍是否恢复，生命体征是否稳定。
2. 患者睡眠型态是否得到改善或恢复正常。
3. 患者营养状况是否改善。
4. 患者是否能生活自理，基本生活需要是否得到满足。
5. 患者是否能有效地控制情绪和行为、无意外伤害发生。
6. 患者精神症状是否得到缓解。
7. 患者社会功能是否得到改善或维持。

第三节 躯体疾病所致神经认知及精神障碍

躯体疾病所致神经认知及精神障碍主要是指中枢神经系统以外的疾病，如躯体感染、内脏器官疾病、内分泌疾病、营养代谢性疾病及结缔组织疾病等引起中枢神经系统功能紊乱所导致的神经认知及精神障碍。

躯体疾病是该病的主要病因，而其他生物学因素、心理因素和环境因素，如年龄、性别、个人体质、人格特点、应激、环境等均可影响其发生和严重程度。

该病所表现出的精神症状均为非特异性的，相同疾病可出现不同精神症状，精神症状的严重程度随躯体疾病的严重程度而波动。对该病的处理包括对躯体疾病的积极治疗、对精神症状和其他并发症的对症处理。

该病的病程和预后主要取决于对原发疾病的处理是否及时和恰当。如果原发疾病得到及时有效治疗，一般预后较好，时间不会太长，也不会留下后遗症状。原发疾病处理不及时，可能使精神症状迁延，转为慢性脑病，出现智能减退、记忆缺陷和人格改变。

一、常见躯体疾病所致神经认知及精神障碍的临床表现

急性躯体疾病常引起急性脑病综合征（如谵妄），其特点是起病急、以意识障碍为主要表现。慢性躯体疾病引起或急性脑病综合征迁延而来的慢性脑病综合征，其特点为不伴意识障碍，主要表现为智能障碍、人格改变、遗忘综合征。另外，在躯体疾病的初期、恢复期或慢性躯体疾病过程中，可出现脑衰弱综合征，主要表现为疲乏无力、注意力不能集中、反应迟钝、情绪不稳定，常伴有头晕、头痛、心慌、心悸、出汗等躯体不适感。在整个病程中，可出现多变和错综复杂的精神症状，如抑郁、躁狂、幻觉、妄想等。以下介绍三类常见躯体疾病所致神经认知及精神障碍的临床表现。

（一）躯体感染所致神经认知及精神障碍

1. 流行性感冒所致神经认知及精神障碍　一般早期可有脑衰弱综合征症状，高热时可出现意识障碍或谵妄状态，部分患者可出现幻觉和妄想，恢复期可出现衰弱症状、抑郁症状。通常病程较短，一般预后良好。

2. 肺炎所致神经认知及精神障碍　多于高热时出现，以意识障碍最为多见，也可出现谵妄状态及嗜睡、短暂的定向障碍等。

3. 伤寒所致神经认知及精神障碍　精神症状一般出现在伤寒的极期，并可持续到恢复期，主要表现为意识障碍（谵妄）、情感障碍（淡漠）、片段的牵连观念等。部分患者先出现精神症状，再出现躯体症状。

4. 病毒性肝炎所致神经认知及精神障碍　可出现脑衰弱综合征，情绪障碍如焦虑、抑郁、易激惹等，还可发生意识障碍，以嗜睡多见，在病情严重的情况下，可出现谵妄甚至昏迷。

（二）内脏器官疾病所致神经认知及精神障碍

1. 肺部疾病所致神经认知及精神障碍　慢性阻塞性肺疾病患者以焦虑、抑郁常见，严重者可出现惊恐障碍。肺性脑病患者早期表现为脑功能衰弱症状，严重者可出现意识障碍，并伴有错觉、幻觉等。

2. 心脏疾病所致神经认知及精神障碍　冠心病引起的精神障碍，多出现在心绞痛和心肌梗死疼痛发作期，尤其在伴有脑缺氧发作和脑梗死时症状尤为明显，患者可表现为焦虑、抑郁、恐惧，而症状不明显的冠心病患者可以出现脑衰弱综合征的症状；风湿性心脏病所致精神障碍以脑衰弱综合征多见；二尖瓣脱垂所致精神障碍主要表现为急性焦虑发作，症状呈发作性，每次持续时间为数分钟或数小时，平时主要出现脑衰弱综合征。

3. 肝脏疾病所致神经认知及精神障碍　严重肝脏疾病引起以中枢神经系统功能障碍为主要表现的综合征称为肝脑综合征（hepato-cerebral syndrome）或肝性脑病（hepatic encephalopathy），其临床表现分为以下四期：

（1）前驱期：以情绪障碍和行为障碍为主，可表现为易激惹、情绪低落或情感淡漠、意志减退、生活懒散等。

（2）昏迷前期：主要表现为嗜睡、定向障碍、判断能力减退、记忆明显减退等，有的表现为兴奋、躁动、易激惹等。

（3）昏睡期：意识清晰度明显下降，对言语刺激的反应基本消失，对强烈的刺激可有部分反应，如强光、强声、寒冷等。

（4）昏迷期：意识清晰度严重障碍，对言语和非言语的刺激均完全无反应。随着昏迷程度的加深，可以出现震颤、抽搐、肌张力增高、腱反射亢进等。

（三）内分泌疾病所致神经认知及精神障碍

1. 甲状腺功能减退所致神经认知及精神障碍　表现为情绪低落、思维迟缓、动作缓慢、记忆下降、注意力不能集中、兴趣下降或缺乏、食欲下降、嗜睡等抑郁综合征症状，严重时可出现木僵、幻觉、妄想、智能障碍、黏液性水肿昏迷等。

2. 甲状腺功能亢进所致神经认知及精神障碍 主要表现为精神运动性兴奋，出现易激惹、好生气、活动增加、睡眠需要减少等躁狂综合征的症状，部分患者可出现幻觉、妄想等精神病性症状。甲状腺危象时，可出现意识障碍，如谵妄。

3. 肾上腺皮质功能亢进或减退所致神经认知及精神障碍 库欣综合征常伴有认知障碍，主要表现为注意力不集中、记忆减退。急性肾上腺皮质功能减退症严重时可出现谵妄、木僵或昏迷。慢性肾上腺功能减退症的患者多数出现记忆障碍，特别是近事记忆下降；还可出现懒散、缺乏动力、缺乏责任感、对周围人态度改变、情绪不稳等。

4. 性激素异常所致神经认知及精神障碍 主要指女性在月经、妊娠、分娩、绝经等情况下，由于性激素平衡失调所致的神经认知及精神障碍，如情绪不稳、抑郁、焦虑、易激惹、睡眠障碍及脑衰弱综合征等。

5. 糖尿病所致神经认知及精神障碍 焦虑、抑郁情绪较常见，常有轻度认知障碍，病情严重时可出现意识障碍，包括谵妄。

二、诊断与治疗

（一）诊断

躯体疾病所致神经认知及精神障碍的诊断主要涉及原发疾病的诊断、精神障碍的诊断及有证据显示精神障碍系该躯体疾病所致。

（二）治疗

1. 病因治疗 积极治疗原发病，停用可能引起精神障碍的药物等。

2. 支持治疗 纠正水、电解质紊乱和酸碱平衡失调；补充营养、能量、维生素和水分；加强脑保护治疗。

3. 控制精神症状 对于躯体疾病所致精神障碍的患者，使用精神药物要慎重，起始剂量应更低，逐渐增加剂量，当症状稳定时，应考虑逐渐减少剂量。对存在攻击行为或行为紊乱的患者，可考虑短期使用抗精神病药物。抑郁患者可用抗抑郁药，注意其不良反应，特别禁用于心脏传导阻滞、前列腺肥大或青光眼的患者。严重失眠和焦虑的患者，可短期、小剂量使用抗焦虑药。另外，要注意患者的躯体症状并监测肝肾功能，同时根据症状的改善，适时减药或停药。

三、躯体疾病所致神经认知及精神障碍患者的护理

（一）护理评估

1. 生活史 患者的成长过程、受教育的程度、职业性质、生活方式和习惯、生活自理程度、有无烟酒嗜好等。

2. 生理方面

（1）一般情况：生命体征、皮肤、进食情况、排泄、睡眠情况等。

（2）躯体疾病：起病缓急、主要症状、发展规律、与精神症状的关系、既往治疗情况。

（3）自理能力：进食、穿衣、沐浴、如厕、行走等日常生活自理能力，通常会采用Barthel指

数评估量表进行评估。

（4）实验室及其他辅助检查结果：及时查阅有关重要内脏器官，如心、肺、肝、肾等的实验室报告和辅助检查结果。

3. 心理与社会方面

（1）一般情况：意识状态、情感稳定性、定向力、注意力、记忆力、理解力、判断和自知力等。

（2）精神症状：幻觉、妄想、异常行为等。既往药物或酒精滥用史和精神疾病史。

（3）个性：病前性格特点，情感状态，如焦虑、抑郁、偏执等。

（4）生活事件：应激或长期的心理矛盾或冲突。

（5）社会交往：主要的生活经历、职业和受教育情况、生活方式，社会交往能力损害程度等。

（6）家庭关系：家庭角色胜任程度；家庭成员对疾病的认识、态度，对患者的关怀支持程度等。

（7）社会支持：家庭经济情况，周围朋友、同事和其他社会人群等对患者的态度和支持情况，可以利用的社区资源情况等。

（二）常见护理诊断/问题

躯体疾病所致神经认知及精神障碍的患者应同时考虑原发躯体疾病及所致神经认知及精神障碍相关的护理诊断/问题，主要的护理诊断/问题如下：

1. 营养失调：低于机体需要量　与生活自理能力差、精神症状等导致营养摄入不足有关。

2. 有受伤的危险　与意识障碍、肢体活动障碍、精神症状等有关。

3. 睡眠型态紊乱　与躯体不适、精神症状、环境改变等有关。

4. 生活自理能力缺陷　与意识障碍、智能障碍、精神症状、躯体功能障碍等有关。

5. 焦虑　与对疾病缺乏恰当的认识、躯体不适、环境改变等有关。

6. 恐惧　与对疾病不恰当的认识、精神症状等有关。

7. 自我认同紊乱　与躯体疾病所致的外表或功能改变、精神症状等有关。

8. 社会交往障碍　与躯体疾病、精神症状等有关。

9. 家庭应对无效　与家属对患者疾病缺乏认识、家人照顾能力差等有关。

（三）护理目标

1. 能够摄入足够的营养，满足机体需要。
2. 未因感觉、知觉、思维过程等改变发生意外。
3. 睡眠状况得到改善或恢复正常的睡眠型态。
4. 生活自理能力逐步提高。
5. 能够控制自己的情绪和行为，情绪保持平稳。
6. 能对自己和疾病有恰当的认识和评价，维护健康的能力和信心得到提高。
7. 能进行有效的社会交往，提高自信心。
8. 家属能对患者提供有效的支持和协助，让患者融入正常的社会生活。

（四）护理措施

1. 生活护理　加强生活护理，指导或协助患者日常沐浴、更衣、修剪指（趾）甲等，保持清洁，防止感染。维持患者正常的营养代谢，提供易消化、营养丰富的软食或半流质饮食，必要时可采取鼻饲、静脉高营养液等方法保证营养的摄入。观察患者的排泄情况，及时处理可能出现的腹泻、便秘、尿潴留等问题，减少患者的痛苦。做好睡眠护理，尽量保持环境安静，光线适宜，必要时可戴眼罩，同时指导患者采用放松的方法，如深呼吸、意念放松等。必要时给予药物辅助。

2. 安全护理 根据病情，提供安全的治疗环境，严密观察病情变化。行为紊乱、兴奋躁动的患者可安置在单人病房，病房设置应尽量简单、安全，尽量减少周围环境对患者的影响，并注意预防暴力行为；严重抑郁、有自杀自伤企图或行为的患者，应专人护理，防止发生安全意外；意识障碍的患者应加床栏保护，防止坠床或跌倒。

3. 症状护理 密切观察患者生命体征的改变。监测患者体温变化，积极采取降温措施保护脑细胞，防止脑水肿。监测患者呼吸节律及心率，保持患者呼吸道通畅，根据患者血氧饱和度指标及患者缺氧情况及时给予患者氧供。监测患者血压波动，认真观察血压变化引起的精神症状。急性期最多见的症状是意识改变，意识障碍有昼轻夜重的特点。有幻觉、妄想的患者，应遵医嘱给予适量的抗精神病药。同时，要特别注意观察患者原发躯体疾病本身引起的各种症状的变化，积极处理，以免加重患者病情。加强巡视，密切观察病情变化，必要时可采取保护性约束措施，防止患者自伤或伤害他人。

4. 心理护理 维护患者尊严，建立良好的护患关系，加强护患间的沟通与交流。根据所患疾病的特征，给予支持性和干预性心理护理，鼓励患者表达内心感受。结合患者恢复情况制订可行性康复目标，使患者尽快适应病后所需的生活方式，最大限度地保持社会功能。

5. 健康教育

（1）向家属介绍药物治疗的相关知识，包括药物的名称、剂量、方法及常见的不良反应等。并指导其督促患者遵医嘱服药，不可随意增减药量或停药。

（2）指导家属掌握观察病情变化的方法，若患者出现情绪激动、冲动、自伤或伤人、自杀倾向、幻觉、妄想等应及时就诊。

（3）给予心理健康教育，帮助患者纠正对疾病的不恰当认知以及认识自身人格中的不足，指导学习处理压力和解决问题的方法，克服不良行为。

（五）护理评价

1. 生理方面

（1）患者营养摄入是否充分，有无营养失调及水、电解质失衡发生，体重是否增加。

（2）患者的睡眠状况是否得到改善。

（3）患者的生活自理能力是否提高。

2. 精神心理方面

（1）患者是否能够控制和合理表达自己的情绪。

（2）患者有无发生自伤、自杀、暴力、受伤等意外。

（3）患者是否对自己和疾病有恰当的认识和评价。

3. 社会方面

（1）患者能否进行正常的社会交往。

（2）家属能否对患者提供有效的支持和协助，患者在回归家庭和社会的过程中有无遇到困难。

学习小结

1. 谵妄是神经认知障碍常见的综合征，是在意识清晰度下降的基础上出现意识内容的障碍，起病急，变化大；而痴呆是在脑部广泛性病变的基础上出现的一种常见的慢性脑病综合征，以缓慢出现的智能减退为主要特征，伴有不同程度的人格改变，但没有意识障碍。遗忘性障碍以近事记忆障碍为主要特征，无意识障碍。酒精使用，镇静、催眠药或抗焦虑药使用及其他特定精神活性物质（包括药物）使用、挥发性吸入剂吸入、脑器质性病变均可导致遗忘性障碍。

2. 掌握以上三种综合征的临床特点，就较好把握住了器质性精神障碍的主要临床特点。值得注意的是，对器质性精神障碍患者的护理，除了要对患者的精神障碍进行护理，同时要对患者的原发疾病进行护理。

（陈淑良）

复习参考题

一、单项选择题

1. 阿尔茨海默病典型的首发症状是（　）
   A. 攻击行为
   B. 幻觉妄想
   C. 记忆障碍
   D. 人格改变
   E. 情感淡漠

2. 以下关于痴呆的描述**错误**的是（　）
   A. 痴呆是衰老的正常表现
   B. 是一种常见的慢性脑病综合征
   C. 起病多缓慢隐匿，女性多于男性
   D. 以智能减退为主要特征
   E. 有社会生活功能减退

3. 李某，男，45岁，长期大量饮酒20年，每日饮酒量超过500g，最近一年出现记忆力下降，主要表现为近事记忆受损，不能找到自己的住所，常常说些不存在的事物，神经系统查体未见阳性体征。该患者最可能的诊断是（　）
   A. 谵妄
   B. 酒精中毒性幻觉症
   C. 韦尼克脑病
   D. 遗忘性障碍
   E. 痴呆

4. 张某，女，75岁，2年前出现记忆力减退，以近事记忆障碍为主，刚收拾的物品不知道放在什么位置，渐渐远事记忆也受到影响，不知道自己的姓名，不认识家人，不知道自己有几个孩子，且症状逐渐加重。近半年来，经常怀疑家中有贼，与家人争吵，经常与镜子中的自己说话，日常生活部分需人照料。无意识障碍，颅脑MRI示脑萎缩，海马萎缩。对该患者的护理措施中**错误**的是（　）
A. 适宜的社会功能训练
B. 积极治疗原发疾病
C. 健康教育应包括疾病、用药及日常照护等相关指导
D. 制订护理计划
E. 代替患者完成一切生活料理行为

5. 王某，女，76岁，因发热、咳嗽10天，伴精神异常2天入院。10天前受凉后出现发热，体温最高达39.7℃，伴寒战、咳嗽、咳白痰。自服感冒药无缓解。2天前出现狂躁、语无伦次、幻听、幻视等精神症状。胸部CT示右下肺炎，既往无精神病史。针对该患者的处理原则，以下选项**错误**的是（　）
A. 首先治疗引起精神障碍的原发躯体疾病
B. 对精神症状的控制应遵从大剂量、足疗程的原则
C. 支持疗法包括维持水、电解质平衡，营养支持等
D. 护理包括严密观察病情变化，营造安静、安全的环境和防止意外发生等
E. 药物治疗需注意其不良反应

参考答案：1. C，2. A，3. D，4. E，5. B

二、简答题

1. 简述谵妄综合征和痴呆综合征的主要临床特点。
2. 如何进行脑器质性精神障碍患者的健康教育？
3. 脑部疾病所致神经认知及精神障碍患者安全护理有哪些内容？

第六章

精神分裂症患者的护理

06章

学习目标

知识目标	掌握　精神分裂症的定义、临床表现、常见护理诊断/问题和护理措施。 熟悉　精神分裂症的诊断要点和治疗原则。 了解　精神分裂症的病因及发病机制。
能力目标	能对精神分裂症患者可能出现的风险进行准确评估，并采取有效的护理措施。
素质目标	树立爱伤观念，理解并包容患者，与患者建立良好的治疗关系。

案例导入

张某，男，40岁，汉族，已婚，大专毕业。于3年前无明显诱因出现敏感多疑，看了某同事微信朋友圈觉得内容与自己有关，为此与同事争吵；看见同事和领导在一起说话，觉得同事在说他坏话；走在街上，感觉周围的人都在议论自己。此后多次无故旷工，被领导批评后辞职在家。患者独处近2年，将自己锁在家里，在家中胡乱收拾东西，个人卫生差，经常自言自语，说能够听到别人听不到的声音，有男有女。患者经常诉头晕、头痛，查头颅CT未见异常。家人带其到某医院就诊，服药物后患者觉得浑身不舒服，口干舌燥，说家人让他吃药是害他。患者睡眠较差，经常半夜又哭又闹；饮食不规律，很少与家人一起吃饭。

请思考：

1. 该患者出现了哪些精神症状？考虑诊断为何种精神障碍？
2. 如何对该患者进行护理评估？
3. 针对该患者主要的护理措施有哪些？

第一节　精神分裂症的临床特点

一、概述

精神分裂症（schizophrenia）是一组病因未明的重性精神障碍，多起病于青壮年，常有认知、思维、情感及行为等多方面的障碍或精神活动不协调。一般无意识障碍和明显的智能障碍，病程多迁延，可导致明显的职业和社会功能受损。

精神分裂症可发生于各个地理区域和各种社会文化中。全球精神分裂症在成年人口中的终身患病率约为1.0%，发展中国家的平均患病率低于发达国家。2019年《柳叶刀》杂志报道，中国精神分裂症的终身患病率为7‰。精神分裂的发病高峰集中在成年早期，男性早于女性，男性发病高峰年龄段为15~25岁，平均21岁左右；女性稍晚，多在20岁之后发病。精神分裂症的疾病负担重、致残率较高，有50%的患者曾试图自杀，10%最终死于自杀。

二、病因及发病机制

精神分裂症的病因和发病机制至今尚未阐明，可能与遗传、大脑结构异常、神经发育异常、神经生化异常、心理社会因素有关。

（一）生物因素

1. 遗传因素 精神分裂症的发病存在显著的家族聚集性，血缘关系越近，患病的概率越高。国内外有关精神分裂症的家族谱系调查、双生子及寄养子研究均发现遗传因素在本病的发生中起重要作用。

2. 神经生化异常 关于精神分裂症神经生化基础，研究证据较多的是下列三种神经递质。

（1）多巴胺（dopamine，DA）假说：在精神分裂症患者的不同脑区，可能同时存在DA功能亢进或DA功能低下，中脑–边缘系统的DA功能亢进与阳性症状有关，中脑–皮层系统尤其是前额叶皮质的DA功能低下与阴性症状和认知缺陷症状有关。

（2）5–羟色胺（5–HT）假说：5–HT与许多非典型抗精神病药物的临床效应有关，这些药物与其受体具有高亲和力。已知的5–HT的受体亚型有14种，但是对于精神分裂症来说，最重要的包括$5\text{–}HT_{2C}$、$5\text{–}HT_{2A}$和$5\text{–}HT_{1A}$亚型。精神分裂症患者脑额叶皮层的$5\text{–}HT_{2A}$受体密度下降。$5\text{–}HT_{1A}$受体主要分布在边缘系统和中缝背核神经元，这些是与情感调节有关的部位，而$5\text{–}HT_{1A}$受体激动剂既能增加中枢前额叶DA的释放，又能抑制苯丙胺诱导DA释放，$5\text{–}HT_{1A}$受体拮抗剂可以阻断谷氨酸N–甲基–D–天冬氨酸（NMDA）受体拮抗剂诱导的DA释放。

（3）氨基酸类神经递质假说：研究发现精神分裂症患者存在谷氨酸盐系统功能异常，中枢神经系统谷氨酸功能不足可能是精神分裂症的病因之一。谷氨酸是脑内的主要兴奋性递质，在中枢分布非常广泛。N–甲基–D–天冬氨酸（NMDA）受体的非竞争性抑制剂能使正常个体产生类似精神分裂症的症状，而NMDA受体的激动剂能改善精神症状。增加中枢神经系统谷氨酸功能也是部分非典型抗精神病药物的作用机制之一。

（二）心理社会因素

精神分裂症与生活事件、社会经济背景密切相关，多数患者发病前半年经历了负性生活事件。多数精神分裂症患者的病前性格为内向、孤僻、敏感多疑。心理社会因素可以诱发精神分裂症，但最终的病程演变常不受先前的心理因素所左右。

三、临床表现

精神分裂症的临床症状复杂多样，不同个体、处于不同临床亚型、处于疾病的不同阶段，其临床表现可有很大差异。但患者自身知、情、意的不协调以及精神活动脱离现实环境是精神分裂症的共同特点。

（一）前驱期症状

在典型精神分裂症症状出现之前，有时会有一段数周、数月甚至数年的时间出现一些非特异性症状，由于这些症状发展缓慢，或者变化不明显，往往未引起特别的关注和干预，多是在回溯病史时才发现。最常见的前驱期症状如下：

1. 认知改变　注意力难以集中，思维条理性变差，空间记忆力下降等。思维内容古怪，如无故突然关心一些宗教、迷信的事情。类强迫观念常见，患者虽然有反复思维或动作，但往往没有反强迫和焦虑，不愿就医。患者表现多疑、安全感下降、警惕性增强及过分关注身体的某一部分。

2. 情绪改变　包括抑郁、焦虑、易激惹、发脾气等。

3. 意志行为改变　意志往往减退，个人卫生变差，不遵守纪律和制度，孤僻离群，社交活动减少等。敏感多疑，职业功能水平下降，古怪动作或行为增加。

4. 躯体方面的改变　包括饮食和睡眠改变，出现头痛、背痛、虚弱感及消化道症状等。

（二）显症期症状

精神分裂症的显症期表现概括为6个维度，包括阳性症状、阴性症状、抑郁症状、躁狂症状、精神运动性症状和认知症状。

1. 阳性症状　阳性症状是指异常心理过程的出现，是精神分裂症常见的症状，包括幻觉、妄想、言行紊乱、被动体验和被控制感。

（1）幻觉：幻觉是精神分裂症的最突出的感知觉障碍。幻听、幻视、幻嗅、幻味、幻触均可出现，其中以幻听最常见。幻听的内容可以是言语性的，也可以是非言语性的，其中言语性幻听最常见的形式有评论性幻听、辩论性幻听、命令性幻听等。患者通常难以违抗命令性幻听的内容，如命令患者跳楼、不能吃饭等。患者可能会听从命令性幻听的内容而出现自伤、伤人毁物或出走的行为，工作人员应重视该类患者的管理。幻听也可以以思维化声的形式表现出来，即患者所进行的思考内容都被自己的声音读出来。幻视是精神分裂症第二常见的幻觉，且并不少见，约有一半存在幻听的精神分裂症患者会出现幻视。幻触较幻视少见，幻嗅和幻味见于少数患者，内脏幻觉更少见。精神分裂症的幻觉体验不管是具体形象的还是朦胧模糊的，都会给患者的思维、情感和行动带来不同程度的影响，在幻觉的支配下患者将做出违背本性、不合情理的举动。

（2）妄想：妄想是一种思维内容障碍，其基本特征是不符合逻辑。根据症状之间关系，妄想分为原发性妄想和继发性妄想。根据妄想的内容，主要分为被害妄想、关系妄想、夸大妄想、宗教妄想和躯体妄想。其中被害妄想和关系妄想是最常见的两种类型，如患者怀疑自己被跟踪、被监视、被监听、被造谣、被控制。妄想的内容可与患者的日常生活经历、教育程度及文化背景存在一定的联系，且患者对该内容坚信不疑。

（3）行为紊乱：行为表现缺乏目的性、幼稚刻板、单调重复。有些患者表现出仪式化的行为（作态），但旁人无法理解。有些患者表现为当众脱衣露体、扮鬼脸、傻笑等，甚至吃一些不能吃的东西。有些患者每天都在病房固定两点之间来回踱步，无法停止。

（4）被动体验和被控制感：患者感到个人的感受、行为和思维受到外在力量的控制，如思维被夺和思维插入，前者表现为自己思想被某种外力突然抽走，后者表现为某种不属于自己的思想被强行塞入脑中。被动体验多数与被害妄想联系起来，患者对这种被动体验赋予一些妄想性解释，如“大脑被安装了芯片”“身体受到某种射线的影响”等。

2. 阴性症状 阴性症状是指正常心理功能的缺失，是精神分裂症最重要的症状，因为其严重性比阳性症状对患者长期残疾程度的预测价值更高，而且在病程发展中较其他症状更加稳定。大部分精神分裂症存在阴性症状，很多在发病前期已经出现。阴性症状可以是原发的，也可以是继发的。前者为精神分裂症疾病过程所固有，往往持续一年也不消失，规律的药物治疗后也不能缓解，在整个病程中往往比较持续、稳定，往往预示着患者以后的功能残疾；后者指的是继发于其他精神症状的阴性症状。阴性症状通常包括：意志减退、快感缺失、情感迟钝、社会退缩、语言贫乏。其中意志减退和快感缺失是最常见的。

（1）意志减退（hypobulia）：患者从事有目的性活动的意愿和动机减退或丧失。如对学业、生活缺乏应有的要求，做事情缺乏积极主动性。轻者表现为安于现状，无所事事，对前途无打算、无追求、不关心，个人卫生差，不修边幅。重者终日卧床少动、孤僻离群，行为被动，甚至个人生活不能自理，本能欲望也缺乏。

（2）快感缺失（anhedonia）：表现为持续存在的、不能从日常活动中发现和获得愉快感，尤其是对即将参与的活动缺乏期待快感（anticipatory pleasure），继而降低患者参与活动的动机。约半数精神分裂症患者有此症状。

（3）情感迟钝（affective blunting）：表现为不能理解和识别别人的情感表露和/或不能正确地表达自己的情感。患者在情感的反应性、面部表情、眼神接触、体态语言、语音语调、亲情交流等方面均存在缺陷。此症状是社会功能不良、治疗效果差的重要预测因子。男性患者、起病年龄早者、病前功能不良者多见。

（4）社交退缩（social withdrawal）：包括社会关系的冷淡和社交兴趣的减退或缺乏。表现为少与家人及亲友交往，性兴趣下降，难以体会到亲情与友爱，回避社交活动。

（5）语言贫乏（alogia）：属于阴性的思维障碍，即言语的产生减少或缺乏。表现为言语交流减少，回答问题内容空洞、简单，严重者几乎没有自发言语。

3. 抑郁症状 抑郁症状在精神分裂症的各阶段都可能出现，发生率为6%~75%，具体表现为情绪低落、难过、忧虑、害怕以及愁苦面容。患者常常诉说自己心情不好，可出现额头紧锁、终日忧心忡忡、长吁短叹、哭泣，严重者出现痛不欲生、悲观绝望的情绪，可有高度自杀风险。

4. 躁狂症状 情绪高涨是最主要的症状，表现为轻松愉快、兴高采烈，但患者也可因一点小事而大发雷霆，甚至出现冲动或攻击性的言语和行为。患者也可表现为精力旺盛，思维活跃，计划多，整日忙碌，爱交际，与人一见如故，讲话滔滔不绝，难以打断，挥霍无度而不负责任，做事常常虎头蛇尾，什么事都想干却什么事都干不成，缺乏深思熟虑，严重者有暴力风险。

5. 精神运动性症状 精神运动性症状包括精神运动激越或活动增加，通常为无目的的动作行为，例如坐立不安、来回踱步、紧握双手、机械重复、扮鬼脸等。精神运动性症状也包括精神运动性迟滞和紧张性精神症状，前者表现为患者行动、说话、反应和思考都比正常人慢，说话时语速明显缓慢，可能长时间地停顿，或失去思路；后者表现为终日卧床、不语不动、肌张力高，但患者意识清醒，在某些刺激因素的作用下，亦可出现攻击性行为。

6. 认知症状　精神分裂症的认知功能受损涉及多个领域。注意障碍：患者无法专注于交谈，常常容易受到环境干扰；记忆障碍：包括即时记忆、短时记忆及长时记忆损害等；抽象思维障碍：如概念分类和概括障碍、联想（判断、推理）障碍、解决问题的决策能力障碍，特别是执行功能障碍，无法根据指令完成工作；信息整合功能障碍：不能充分利用已有的知识缩短信息加工过程，如视觉–听觉综合障碍、视觉–运动综合障碍。认知功能障碍是精神分裂症独立的核心症状和持久症状，独立于阳性症状及阴性症状，同时又与之存在密切关系。

四、诊断要点

精神分裂症的诊断需结合病史、临床症状、病程特点、心理测评结果等进行综合判断。依据ICD–11诊断标准：

1. 症状学及病程标准　在持续至少一个月的精神病性发作期的大多数时间内（或大多数日子里的某些时间），存在下述第1~4项中的综合征、症状和病症至少一项，和/或下述第5~8项中的症状和病症至少两项：

（1）思维鸣响、思维被插入或被剥夺及思维被广播。

（2）被控制、被影响或被动妄想，明显地与躯体或肢体运动、特殊思维、行为或感觉有关；妄想性知觉。

（3）言语幻觉，包括对患者的言行进行持续不断的评论、针对患者的人品等有两个或多个声音在议论以及命令患者做某事等。

（4）其他持久的文化不相应和完全不可能的妄想，如具有某种宗教或政治身份，具有超人的力量和能力（如具有控制气候的能力或能与来自另一星球的人交流信息）。

（5）任何形式的持久的幻觉，每天发生，至少一个月；并伴有短暂的或未充分形成的无明显情感内容的妄想；或伴有持久的超价观念。

（6）思维过程中断或插入无关语，导致言语不连贯或不切题，或语词新作。

（7）紧张症行为，如兴奋、特殊姿势或蜡样屈曲、违拗、缄默和木僵。

（8）“阴性”症状，如显著的情感淡漠、言语贫乏及情绪反应迟钝或不协调（必须明确这些情况不是由于抑郁或抗精神病药物引起的）。

2. 排除标准

（1）分裂型障碍：表现为一种古怪而反常的行为、外表和言语的持久模式（患者在至少几年的一段时间内均存在此种功能特征），伴认知和知觉的扭曲、不寻常的信念，以及对人际关系感到不适，且常有人际关系能力的减退。阴性分裂型症状可包括情感的受限和不协调，愉悦感缺乏。阳性分裂型症状可包括偏执信念、牵涉观念或其他精神病性症状，如各种形式的幻觉，但强度和持续时间不满足精神分裂症、分裂情感障碍、妄想性障碍的诊断需求。

（2）急性短暂性精神障碍：常为急性起病、无前驱期精神病性症状，在2周内达到最严重的程度。症状可包括妄想、幻觉、思维过程的紊乱、意识模糊或混乱、情感心境的紊乱等。也可出现紧张症样的精神运动性紊乱。通常症状的性质、强度均快速变化，可每天变化甚至在一天之内变化。发作通常持续几天到1个月，不超过3个月。

五、治疗与预后

（一）治疗

精神分裂症的治疗手段主要包括抗精神病药物治疗、改良电休克治疗、经颅磁刺激、心理治疗及社会康复，其中药物治疗是目前最主要的治疗手段。

1. 治疗原则 精神分裂症前驱期至发病后前5年是影响其预后的关键期，对这一关键时期进行正确合理的处理至关重要，因此目前对精神分裂症的治疗强调早发现、早诊治、治未病；提倡个体化治疗方案并尽量单一用药、足剂量、足疗程、全病程治疗；以促进患者回归社会为治疗最终目标。

2. 选药原则 一旦确诊精神分裂症，应立即开始药物治疗。药物的选择应依据患者的主要临床表现、对药物的疗效反应、副作用、年龄、性别、经济情况等综合因素而定。可以选择非典型抗精神病药物（如利培酮、奥氮平、喹硫平、齐拉西酮和阿立哌唑），也可以选择典型抗精神病药物（如氯丙嗪、奋乃静、舒必利等）。对于难治性精神分裂症可以选择氯氮平。

药物用量要从小剂量开始，根据治疗和副作用逐渐加量至有效治疗量。

3. 药物的疗程与时间 精神分裂症的治疗可以分为急性期、巩固期和维持期三个阶段。急性期治疗至少6周，巩固期原则上一般以急性期的药物剂量持续治疗3~6个月，维持期治疗依据患者的具体情况而定，一般不少于2~5年，对有严重自杀企图、暴力行为和攻击性行为病史者，维持期的疗程应适当延长。维持期的药物剂量可依据患者病情的稳定程度进行适当调减，可减至原剂量的1/3~1/2。

4. 安全原则 在使用抗精神病药物治疗精神分裂症期间，应定期检查血常规和心、肝、肾功能，密切监测体重、腰围、血压、血糖、血脂等代谢指标及其他药物副作用，一旦发现问题，应及时处理。

5. 心理社会干预 是精神分裂症全病程治疗的重要组成部分，应与药物治疗密切结合，构成完整的心理社会康复，最终使患者重新回归社会。精神分裂症患者病后社会交往能力、独立生活能力和职业能力的培养都需要心理社会干预来解决。心理社会干预措施与药物治疗一样，需视患者具体情况、病情阶段和生活状况进行选择。

（二）预后

精神分裂症经过治疗后，一部分患者获得临床痊愈，病情彻底缓解；一部分患者会残留部分症状，社会功能存在不同程度损害；还有一部分患者病情迁延恶化，最终走向衰退和精神残疾。以上三种结局各占患者总数的1/3。早期干预与全病程治疗是提高精神分裂症治愈率、减少功能损害和改善预后的重要手段。

多数研究者认为，提示预后良好的因素包括：急性起病，有诱因，病程短，发病年龄晚，病前性格开朗，人际关系好，以阳性症状为主，没有精神疾病家族史，治疗及时、系统，维持服药依从性好，家庭社会支持系统好等；反之，则是预后不良的指征。

相关链接 | **精神分裂症的早期干预及全程管理**

精神分裂症患者应该在出现精神病性症状后立即予以干预。在药物治疗方面，强调低起始剂量、缓慢加量的原则，患者在此阶段对药物的治疗效果与副作用均较敏感。

全程管理对精神分裂症患者的治疗与康复具有重要意义。实施全程管理，一方面需保持精神卫生工作者与患者和家属的联系；另一方面需联络相应机构、部门、人员为患者及其家庭提供多方位的支持。精神科医生、精神科护士、心理治疗师、社会工作者、康复治疗师、职业治疗师等应组成多学科联合团队，不但要对患者的精神病症状的治疗负责，更要为纠正心理功能缺陷、减少精神残疾、保持社会功能、维持精神状态稳定而积极努力。

第二节 精神分裂症患者的护理

一、护理评估

随着整体护理的深入开展，护士需要对患者实施有针对性的、个性化的护理服务，护士在开展护理工作前要对患者进行全面评估，需要评估的方面包括患者的一般情况、病史及身体状况、心理状况及社会功能。

（一）一般情况

患者的一般情况主要包括：出生及成长史、家庭教育、社会文化背景、人格特征、应对方式、人际关系、工作及学习状况、家庭成员对患者所患疾病的认识程度及理解和支持度。

（二）病史

包括现病史、既往史和家族史的评估。

1. 现病史 患者本次起病时间及急慢与否、病前有无诱因存在、患者的主诉及主要临床表现和病程经过、有无在外院诊治经历及有无副作用等。

2. 既往史 评估患者既往健康状况如何，包括躯体疾病和精神疾病两个方面。如果既往存在疾病史，要了解其治疗史。

3. 家族史 了解家族成员中（主要是二系三代内）有无精神疾病史及其他遗传病史。

4. 精神活性物质服用史 物质滥用会导致精神障碍，精神障碍也会增加物质滥用的可能。

（三）生理功能

评估患者生命体征、饮食睡眠及生活自理情况，评估患者的营养状态、个人卫生及大小便状况，了解患者有无躯体外伤。通过全面体检大致了解患者躯体各系统情况，通过辅助检查精确掌握各系统理化指标情况。

（四）心理功能

1. 感知觉障碍　重点评估患者有无幻觉，特别是命令性幻听，需要评估其出现的时间、频率和内容，患者可能采取的应对方式。

2. 思维　重点评估患者有无思维形式和内容障碍。如果患者的确存在妄想，需要评估其性质、内容、种类、有无泛化趋势以及妄想对患者行为的影响等。

3. 情感和意志行为　需要重点评估患者的情感反应与周围环境是否协调及其内心的主观体验，是否存在抑郁情绪，有无自杀意念等。

4. 自知力　主要评估患者是否承认自己有精神疾病以及对自身症状有无分析批判能力，能否配合住院治疗。

（五）社会功能

患者社会功能的评估主要包括其社会交往能力、人际关系、支持系统、工作学习状态和经济状况等。

二、常见护理诊断/问题

1. 有对他人实施暴力行为的危险　与命令性幻听、评论性幻听、自罪妄想、被害妄想、精神运动性兴奋和缺乏自知力等有关。

2. 睡眠型态紊乱　与幻觉、妄想、警惕性增高、兴奋状态及睡眠规律紊乱有关。

3. 营养失调：低于机体需要量　与患者在精神症状支配下不配合而导致能量消耗增加、摄入不足有关。

4. 生活自理能力缺陷　与患者的运动行为障碍（如木僵患者）或精神衰退致生活懒散有关。

5. 不依从行为　与患者的自知力缺乏、违拗木僵和幻觉、妄想状态、对药物的错误认知以及不适应新环境有关。

6. 感知觉紊乱　与患者的幻觉、妄想、注意力难以集中等精神症状有关。

7. 社交障碍　与患者受幻觉、妄想及情感障碍的影响，无法应对妄想内容，以致影响现实的人际关系处理有关。

三、护理目标

1. 患者在住院期间不发生冲动伤人、自伤和毁物行为，能合理地宣泄情绪，控制住攻击性行为。

2. 患者能按时、按要求自行进食，不能进食者可在协助下进食，保证身体能量的需要，体重不低于标准体重的10%。

3. 患者睡眠紊乱状态得到改善，能按时入睡，每天保证睡眠7~8小时，能简单应对失眠。

4. 患者能一定程度地自理生活，保持个人卫生清洁，不发生压疮等并发症。

5. 患者能尽快地熟悉住院环境，配合治疗及护理，并能配合服药治疗。

6. 患者能够了解自身所患疾病以及服药的目的，不讳谈疾病，主动诉述药物的不良反应。

7. 患者能主动与他人交流，诉述内心感受，表达自己对未来的担心和期望。

四、护理措施

（一）安全及生活护理

1. 安全护理 是精神科护理中最重要的组成部分，是精神科护理开展的必要基础。

（1）病房的安全管理：做好安全检查工作，保证患者安全。一方面，要严禁将危险物品（如剪刀、镜子、绳索等）带入病房，需要在患者入院时、外出活动返回时做好相关检查和防范；另一方面，护士需要严格执行安全检查制度，检查病房相关设施有无损坏、患者的相关用具是否隐藏危险物品，办公室等地做到人走门锁，防止医疗器械成为危险物品。

（2）及时掌握病情：日常护理工作中，护士应该严格遵守分级护理制度，针对高风险患者做好特护，做好危重、兴奋等患者的安全评估及护理。护士应每20~30分钟执行日间护理一次，对于重危患者做到24小时不离视线。加强晨晚间及午间工作人员较少时段的安全巡视，确保患者的安全。

2. 生活护理 精神分裂症患者由于受到精神症状的支配，其饮食、睡眠和个人卫生经常受到影响，因此，做好精神分裂症患者的生活护理非常必要，是治疗疾病的前提。

（1）饮食护理：针对不同症状制订饮食计划。对暴饮暴食的患者，要严格限制摄入量；对拒食患者，要分析原因，采取示范法或集体进食等方式诱导患者进食；对异食癖患者，要限制活动范围；对老年患者、药物不良反应引起吞咽困难的患者，进食速度要慢，以流质或半流质食物为主，防止发生噎食。针对木僵患者，可给予鼻饲饮食或静脉输液以维持营养。

（2）睡眠护理：合理安排作息制度，减少各种不良刺激，保证环境安静及安全。护士夜间需加强巡视，防止患者蒙头睡觉，严防发生意外。

（3）个人卫生护理：对行为退缩、生活懒散者，护士应采取督促指导的方法，训练其生活自理能力，如定时更衣、叠被、洗脸、刷牙等。对木僵患者应做好口腔护理、皮肤护理、二便护理，对女性患者需做好经期护理。

（二）心理护理

1. 入院阶段 精神分裂症患者多不愿意主动暴露内心体验，戒备心强。因此住院初始阶段，护士宜首先与患者建立良好的护患关系，取得患者的信任。在此基础上，逐步引导患者暴露精神症状，并说出对症状的认识及感受。与患者交谈时，要尊重其人格，态度温和，语言简单明了，不训斥患者，特别是不要与患者争论有关精神症状的内容。

2. 治疗阶段 由于患者的情感和行为受到精神症状的影响，因此掌握病情是做好心理护理的前提。对于兴奋、冲动的患者，需要有耐心，语调温和，保持镇定，及时疏导以避免暴力冲动行为的发生。

3. 康复阶段 伴随着幻觉妄想等精神症状的控制及消失，患者自知力部分甚至完全恢复，此时患者常有自卑等消极情绪出现，护士应及时就疾病性质、重返社会可能遇到的问题对患者进行心理辅导，促其自我接纳。同时，护士需要对患者家属做好科普宣教工作，以保证患者所需的心理支持及长期服药得以落实，防止由于患者对疾病性质认识不足，致使其出院后服药依从性差而增加疾病复发的风险。

（三）健康教育

精神分裂症是一种慢性反复发作性疾病，复发次数越多，其功能损害和人格改变越严重，最终会导致患者精神衰退，因此预防复发是精神分裂症护理的重要内容之一，具体措施主要包括一系列相关知识的健康教育。

1. 疾病知识　给患者和家属介绍有关精神分裂症的基本知识（特别是前驱期及早期症状的识别），使其认识到疾病性质和复发的危害，明白长期治疗对预防疾病复发、恶化的重要意义。

2. 药物及疗程　向患者和家属介绍有关精神药物的知识，使其对药物的作用和不良反应有所了解，告知家属及患者服药维持治疗的时间及注意事项，不擅自增药、减药或停药，定期门诊随诊。

3. 疾病复发的早期识别　教育患者及家属能及时识别疾病复发的早期征兆，如出现睡眠障碍、情绪不稳定、工作生活能力突然下降等，此时应及时到医院就医。

4. 危机处理　教会患者和家属应对各种危机（如自杀、自伤、冲动或外走）的方法，争取亲友、家庭和社会的支持。

5. 加强康复训练　结合自身情况安排家庭社会活动，养成良好的生活习惯，克服自卑心理，逐渐恢复社会交往，尽早回归社会。

（四）特殊症状的护理

1. 妄想的护理　妄想是精神分裂症患者最常见的思维症状，受妄想内容的影响，患者可出现自杀、伤人、冲动、毁物、出走等行为。由于患者对妄想坚信不疑，不能通过亲身体验加以纠正。因此，对妄想的护理是精神科护理重要内容之一。护士接待刚入院的妄想患者时，态度要和蔼、亲切，言语恰当，服务周到，以缓和其情绪，使其安心住院。与患者沟通过程中，护士要注意技巧：如患者主动叙述，应注意倾听，但不可与其争辩；如患者避而不谈，则不必追问，以免引起反感。同时，护士应根据患者的妄想内容，采取针对性的护理措施，譬如，被害妄想者拒食，可采取集体进餐或为患者示范进餐的方式，以诱导患者进食；切忌在关系妄想患者面前低声与他人耳语，以免引起患者的疑心，影响护患及患者间的关系；有自罪妄想及自杀倾向的患者，常在病房里无休止地参加劳动或专捡食剩饭菜，此时护士应主动监护，保证其能正常进食，防止体力过度消耗，禁止其在危险场所逗留，导致自杀行为，外出需严格执行陪伴制度；患者的妄想涉及护士或其他患者时，要避免解释，可更换病室或相应的护士，加强观察，严防意外。

2. 幻觉的护理　幻觉不仅影响患者的思维和情感，而且受幻觉的支配，患者常可发生意外行为，因此要高度重视患者幻觉症状的护理。

首先，护士要掌握观察患者出现幻觉征兆的技巧，譬如，患者端坐侧耳倾听或对空谩骂往往提示其有幻听；其次，护士宜针对不同类型的幻觉采取对症护理，譬如，护士可以用温和而坚定的语气告诉幻听的患者："我确信你能听到这些声音，但我的确没有听到。"特别是命令性幻听，因其可引起患者相应的情感与行为反应而更具危险性，需加强护理；对于因幻味而拒食的患者，应予更换饮食，缓和情绪，鼓励进食。

3. 兴奋状态的护理 兴奋状态多发生于不协调性兴奋的患者，不仅对患者自身及他人构成危险，也是病房管理中的不利因素，护士应对此做好相应的护理和防范。首先，护士应该全面评估患者兴奋状态的特点，了解其发生的诱因、持续时间等，掌握其发生攻击行为的前驱症状，提前做好防范，合理安置患者。其次，当面对兴奋躁动的患者时，护士需要平心静气、机智敏捷地与患者周旋，必要时可配合医生或保安对其进行暂时保护性约束，最终有效地化解和控制患者的危险行为，保护患者及他人的安全。当患者危险行为终止后，需要适当指导患者学会合理正确地宣泄自己的负面情绪。

4. 自伤自杀的护理 精神分裂症患者的自伤自杀行为经常出现在下列几种背景下：受命令性幻听支配、受自罪妄想或被害妄想支配、精神分裂症后抑郁。因此护士应密切观察患者病情变化，重点评估患者既往的自伤自杀病史、幻觉妄想的类型及具体内容、有无抑郁情绪等，对于经评估发现有自伤自杀先兆者，应向主管医师及时汇报、重点交班，并保证患者24小时不离视线，尤其需要加强夜间和凌晨时分的护理巡视。

五、护理评价

1. 患者精神症状（幻觉妄想、自伤自杀、攻击性言行等）是否得到控制或缓解，自知力恢复的程度如何。

2. 患者是否学会合理的情绪宣泄方法，住院期间有无意外发生。

3. 患者的基本生活（饮食、睡眠和个人卫生）情况是否恢复正常。

4. 患者能否保证每日的正常睡眠时间及是否学会促进睡眠的方法。

5. 患者能否配合治疗护理，并积极参加文娱活动。

6. 患者的生活技能和社会交往能力恢复情况。

7. 患者及其家人对疾病知识是否了解。

学习小结

精神分裂症是一类常见的病因未明的重性精神障碍，主要症状包括阳性症状、阴性症状等，病程慢性迁延，常需长期系统治疗。多数患者自知力缺乏，认为自己没有病，有时会存在自伤自杀、伤人毁物的冲动行为与风险。伤人毁物、自杀/自伤和擅自离院等是该类患者重要的护理问题，睡眠紊乱、营养失调也是常见的护理问题，需要采取相应的护理措施。

（唐秋碧）

复习参考题

一、单项选择题

1. 精神分裂症最常见的幻觉是（　）
   A. 视幻觉
   B. 听幻觉
   C. 触幻觉
   D. 嗅幻觉
   E. 本体幻觉
2. 以下关于精神分裂症的描述**错误**的是（　）
   A. 一组病因未明的精神疾病
   B. 具有思维、情感、行为等多方面的异常
   C. 慢性病患者常有意识障碍
   D. 多于青壮年期缓慢起病且病程迁延
   E. 一般智能无明显损害
3. 关于精神分裂症的阳性症状，**不包括**（　）
   A. 评论性幻听
   B. 被害妄想
   C. 思维破裂
   D. 情感淡漠
   E. 被控制感
4. 张某，男性，近2个月无明显原因常有自语自笑，说经常听到耳边有人在议论他的为人，声音有熟悉的也有不熟悉的，有的人说他工作能力差，工作责任心不强，有的说他还是不错的，人很诚实，患者意识清晰，神经系统检查无特殊结果，无精神活性物质滥用史。该患者最可能的症状是（　）
   A. 错觉
   B. 被害妄想
   C. 牵连观念
   D. 评论性幻听
   E. 病理象征性思维
5. 李某，30岁，近半年觉得有人跟踪自己，有人在屋里放了窃听器而不敢大声讲话，常听见邻居在讨论如何对付他但又看不到人，认为邻居心怀恶意，总是陷害他。因此骚扰邻居，砸碎邻居的门窗，邻居报警后，患者被送入院治疗，诊断为精神分裂症。治疗2个月后病情稳定，症状基本消失，办理出院。针对该患者以下做法**错误**的是（　）
   A. 让其从事力所能及的家务
   B. 病情稳定后可自行停药
   C. 根据医生的安排定期复诊
   D. 教育家属识别复发先兆
   E. 积极参加社区康复活动

参考答案：1. B，2. C，3. D，4. D，5. B

二、简答题

1. 简述精神分裂症的临床表现。
2. 简述精神分裂症的治疗原则。
3. 精神分裂症的护理诊断/问题和护理措施有哪些？

第七章 抑郁障碍患者的护理

07章

学习目标

知识目标	掌握　抑郁障碍的定义、临床表现；抑郁障碍患者的护理诊断/问题和护理措施。 熟悉　抑郁障碍的诊断要点、治疗和预后。 了解　抑郁障碍的流行病学、病因及发病机制。
能力目标	能识别抑郁障碍的症状，能运用护理程序对抑郁障碍患者进行整体护理，能帮助患者学会正确地应对生活中的各种事件。
素质目标	尊重患者，关心、爱护抑郁障碍患者。能接纳理解患者的负性情绪，在沟通中帮助抑郁障碍患者建立积极乐观的情绪。

案例导入

佘某，女，27岁，农民。两年前，与丈夫吵架，吵架后患者表现为话少，不愿干活，常在床上躺着，心烦，哭泣，月余后渐自愈。1个月前，无明显原因，其又心烦，想哭，感到脑子发木，话少，反应迟钝，觉得好多活都不会干了，不愿出门。病情渐加重，觉得自己没能力，自家家庭不如其他家庭过得好，对什么都不感兴趣。别人一说话就认为是议论自己无能，有时听到声音责备自己，但找不到人。觉得自己不配做母亲，对孩子照顾不好。不愿吃饭，认为吃饭是浪费。失眠，度日如年，早上起床后就觉得自己连饭都不知怎么做，愁得一天难过去，傍晚稍轻。昨日在家上吊自杀，被家人及时发现，今早送来住院治疗。

请思考：

1. 该患者有哪些临床表现？
2. 针对患者的护理诊断/问题，护士应采取哪些护理措施？

第一节 抑郁障碍的临床特点

一、概述

抑郁障碍（depressive disorder）是以显著而持久的情绪低落为基本临床特点的一类心境障碍。心境障碍是一类精神科临床常见的精神障碍，其中，抑郁障碍是比较常见的亚型。

据国家卫生健康委员会发布的《健康中国行动（2019—2030年）》显示，中国抑郁障碍患病率达到2.1%。有研究显示，抑郁障碍可能成为仅次于癌症的人类第二大“杀手”。综合医院对抑郁障碍的识别率低，容易造成误诊，严重影响个人及家庭的生活质量。抑郁障碍是目前应引起社会足够关注的精神疾病之一。

二、病因及发病机制

抑郁障碍的病因及发病机制错综复杂，目前尚未完全阐明，可能是生物、心理、社会因素共同作用的结果。

（一）生物学因素

1. 遗传因素 是抑郁障碍发生的重要因素之一。

（1）家系研究：抑郁障碍患者的一级亲属罹患抑郁障碍的风险大约是一般人群的2~10倍。血缘关系越近，患病概率越高。

（2）双生子和寄养子研究：发现同卵双生子的同病率（46%）明显高于异卵双生子（20%）。寄养子研究发现，患有抑郁障碍的亲生父母所生寄养子的患病率高于正常亲生父母所生寄养子的患病率，这些研究充分说明遗传因素在抑郁障碍的发病中占有重要地位。

（3）分子遗传学研究：抑郁障碍的疾病基因或易感基因尚需要深入研究，可能涉及多个基因的异常。

2. 神经生化因素 5-羟色胺、去甲肾上腺素和多巴胺三大神经递质系统均在抑郁障碍的发病中扮演重要的角色。神经生化研究初步证实中枢神经递质代谢异常及相应受体功能改变，可能与抑郁障碍的发生有关。

3. 神经内分泌因素 抑郁障碍患者的下丘脑-垂体-肾上腺轴、下丘脑-垂体-甲状腺轴等功能异常。部分抑郁障碍患者血浆皮质醇分泌过多，分泌昼夜节律改变。此外，在抑郁障碍患者中，生长激素、催乳素、褪黑激素和性激素也均有不同程度的分泌改变。

（二）心理社会因素

应激性生活事件往往与抑郁障碍的发病密切相关，92%的抑郁障碍患者发病前存在促发生活事件。如果多个严重不良生活事件同时存在，可能会协同影响抑郁障碍的发生。此外，早期养育环境改变，如儿童期遭受虐待、父母失和、因分离或死亡造成的母爱剥夺，容易促使患者在成人期患抑郁障碍。

抑郁障碍的病因及发病机制涉及的方面多且复杂，但目前仍缺乏有效的抑郁障碍特异性诊断标志，还需更多地研究进一步探索抑郁障碍的发病机制。

三、临床表现

既往将抑郁障碍的典型临床症状概括为情绪低落、思维迟缓、意志活动减退等“三低”症状。这三种症状是典型的重度抑郁的症状，不一定出现在所有的抑郁障碍患者中。目前认为抑郁障碍的临床表现可分为核心症状、心理症状群和躯体症状群。

（一）核心症状

1. 情绪低落 患者自我感受或他人观察到显著而持久的情绪低落和抑郁悲观。情绪的基调是低沉、灰暗的。情绪低落具有“晨重暮轻”节律改变的特点。患者常表现为终日愁眉苦脸、忧心忡忡、郁郁寡欢，常诉说自己心情不好，高兴不起来，可出现典型的“抑郁面容”，即眉头紧锁、长吁短叹。这种低落的情绪几乎在大部分时间都存在，且一般不随外界环境的变化而变化。少部分抑郁障碍患者会出现“微笑型抑郁”。

2. 兴趣减退 凡事缺乏兴趣，做任何事都提不起劲。症状典型者对任何事物，无论好坏等，都缺乏兴趣，甚至丧失兴趣，什么事都不愿意做。

3. 快感缺失 也称乐趣缺失，即患者体验快乐的能力下降，不能从平时从事的活动中获得乐趣。

以上三主征是相互联系的，可以在一个患者身上同时出现，互为因果。但也有不少患者，只突出表现其中某一种或两种。

（二）心理症状群

1. 思维迟缓 患者体验到自己的思维无法开动，思维联想速度缓慢，自感脑子迟钝，“脑子好像是生锈了的机器一样”，临床表现为主动言语减少、语速减慢、语音低沉、对答困难、患者感觉脑子不好用了、工作和学习能力下降。

2. 抑郁性认知 抑郁障碍患者认知模式的特点是负性的、歪曲的。常见的抑郁性认知包括非此即彼、灾难化、贴标签及选择性关注等，常表现为“三无”症状，即无用、无助、无望。

“无用”：患者认为自己生活毫无价值，充满了失败，觉得自己一无是处，常有无用感。常主诉自己给别人带来的只是麻烦，不会对任何人有用。

“无助”：患者对自己的现状缺乏改变的信心和决心。常主诉自己感到目前疾病的状态无法好转，对治疗失去信心，内心很无助。

“无望”：患者对前途感到没有希望，甚至悲观绝望，认为自己没有任何出路。

在“三无”症状的基础上，患者往往会出现以自责、自罪、自杀为主要表现的“三自”症状。

“自责”：患者对自己既往一切轻微过失或错误痛加责备，认为给家庭、单位或社会带来了巨大损失。

“自罪”：患者会因过去微不足道的不诚实行为或过错而有负罪感，会对自己的过失“上纲上线”，产生深深的内疚甚至罪恶感，认为自己罪孽深重，严重的可以出现自罪妄想。

“自杀”：抑郁障碍患者常伴有消极自杀的观念或行为，感到生活中的一切都没有意义，活着没有意思，患者认为“结束自己的生命是一种解脱”，并最终发展为自杀行为。部分患者可出现所谓“扩大性自杀”，这是抑郁障碍最危险的症状，应保持高度警惕，并认真做好自杀风险的评估和预防。

3. 注意力和记忆力下降 抑郁障碍伴发的认知症状主要是注意力和记忆力的下降，认知扭曲是最重要的特征之一，常对各种事物均作出悲观解释，将周围的一切都看成是灰色的。

4. 精神运动性迟滞或激越 多见于所谓“内源性抑郁”患者。精神运动性迟滞患者在心理上表现为思维发动的迟缓。在行动上表现为运动迟缓，工作效率下降，严重时可表现为“抑郁性木僵”。激越患者则相反，患者在心理上表现为思绪繁杂混乱，思维内容无条理，大脑持续处于紧张状态。在行动上表现为烦躁不安、紧张激越、来回踱步，但又不知道自己因何烦恼。

5. 焦虑 焦虑是抑郁障碍主要的心理症状群之一，常常与抑郁症状并存。可表现为心烦、莫名其妙地紧张、担心、坐立不安，无法放松，担心失控或发生意外等。抑郁合并焦虑的患者可伴有胸闷、心跳加快、尿频、出汗等躯体症状。

6. 精神病性症状 常见于严重抑郁状态。可出现幻觉或妄想等精神病性症状，这些症状涉及的内容多数与抑郁心境相协调。

7. 自知力障碍 多数抑郁障碍患者自知力完整，一般能够主动求治并描述自己的病情和症状。严重的抑郁障碍患者自知力不完整，缺乏对自己当前疾病状态的正确认识，甚至可能会完全失去求治的愿望。

（三）躯体症状群

抑郁障碍患者可出现睡眠障碍、食欲紊乱、性功能减退、精力下降、非特异性躯体症状等伴随的躯体症状群。

1. 睡眠障碍 是抑郁障碍最常出现的伴随的躯体症状之一。入睡困难较为多见，一般睡眠潜伏期超过30分钟。睡眠障碍最具有特征性的症状为早醒，一般比平时早醒2~3小时，醒后不能继续入睡。这对抑郁障碍的诊断具有特征性意义。

2. 食欲下降 抑郁障碍对患者食欲的影响尤为明显。主要表现为食欲减退和体重减轻。食欲减退发生率约为70%左右。轻者表现为食不知味、没有胃口，但进食量不一定出现明显减少，此时患者体重改变在一段时间内可能并不明显。严重者完全丧失进食欲望，对既往喜欢的食物也不感兴趣，甚至不愿意提及吃饭。进食后感觉腹胀、胃部不适，体重明显下降，甚至出现严重营养不良。非典型抑郁障碍患者会有食欲亢进和体重增加的情况。

3. 性功能减退 多数抑郁障碍患者存在性欲减退甚至完全丧失，女性抑郁障碍患者还会出现月经紊乱、闭经等症状。

4. 精力丧失 表现为无精打采、疲乏无力、懒惰、不愿见人。有时与精神运动性迟滞相伴随。

5. 非特异性躯体症状 抑郁障碍患者有时会以此类症状作为主诉，非特异性躯体症状主要包括疼痛、心悸、胸闷、胃肠不适、便秘、食欲差等，甚至掩盖了抑郁障碍的核心症状，称为“隐匿性抑郁障碍”。

四、诊断要点

目前临床依据的抑郁障碍的诊断标准来自ICD-11以DSM-5。ICD-11的分类比较复杂。抑郁障碍的诊断不适用于既往经历过躁狂、混合性或轻躁狂发作的个体。

（一）单次发作抑郁障碍

表现为1次抑郁发作，且既往无抑郁发作史。包括轻度发作、伴有或不伴有精神病性症状的轻度、中度、重度发作，以及表现为特定严重程度等。

（二）复发性抑郁障碍

至少出现2次以上的抑郁发作，2次发作间隔的至少数月内没有显著的心境紊乱。包括轻度发作、伴有或不伴有精神病性症状的轻度、中度、重度发作，以及表现为特定严重程度等。

诊断抑郁障碍时，一般要求病程持续至少2周，并且存在临床意义的痛苦或社会功能受损。

五、治疗与预后

一半以上的抑郁障碍患者在疾病发生后2年内会复发。为改善抑郁障碍患者的预后，目前抑郁障碍的治疗倡导全病程治疗，分为急性期治疗、巩固期治疗和维持期治疗。多数抑郁障碍患者预后较好，经治疗，临床症状可基本或完全消失，社会功能恢复，一般不导致明显的精神衰退。

（一）急性期治疗（8~12周）

治疗目标：控制症状，尽量达到临床痊愈。一般抗抑郁药物治疗2~4周开始起效，6~8周的足量治疗仍无效可考虑改换作用机制不同的药物或加一种作用机制不同的抗抑郁药物。通常以汉密尔顿抑郁量表（HAMD）总分≤7或蒙哥马利抑郁评定量表（MADRS）总分≤12，作为评定标准。

1. 药物治疗　以抗抑郁药物为主。目前临床上常用的抗抑郁药物包括三环类及四环类抗抑郁药、选择性5-羟色胺再摄取抑制剂、5-羟色胺和去甲肾上腺素再摄取抑制剂、去甲肾上腺素和特异性5-羟色胺能抗抑郁药等。伴有精神病性症状的抑郁障碍，可选用抗精神病药物与抗抑郁药物联合运用。

2. 非药物治疗

（1）改良电休克治疗：对于有严重自杀倾向或抑郁性木僵的患者，可采用改良电痉挛治疗。电痉挛治疗见效快，疗效好，6~12次为一疗程，治疗后仍需要用药物维持治疗。

（2）重复经颅磁刺激治疗：该治疗方法是抑郁障碍非药物治疗的重要手段之一，因其无创性而得到逐步推广。2008年，美国食品药品监督管理局（FDA）批准重复经颅磁刺激治疗用于治疗难治性抑郁障碍。

（3）心理治疗：在药物治疗的同时常合并采用心理治疗，尤其是发病时有明显社会心理因素影响的抑郁障碍患者，治疗的目的在于改变患者的不良认知，调动患者的积极性，纠正其不良人格，提高解决问题和应对应激的能力。为帮助患者正确认识和对待自身疾病、主动配合治疗，可采用倾听、安慰、解释、指导和鼓励等支持性心理治疗。

（二）巩固期治疗（4~9个月）

治疗目标是防止症状复燃。巩固治疗至少4~9个月。此期间，患者病情不稳定，症状复燃风险较大。

（三）维持期治疗

治疗目标是防止症状复发。维持治疗结束后，病情稳定，可缓慢减药甚至停止治疗，但应密切监测复发的征象。根据不同的情况，维持治疗时间的长短亦有不同。一般认为，反复发作的患者应长期维持治疗。

第二节　抑郁障碍患者的护理

一、护理评估

（一）健康史

1. 个人成长史　评估患者是否有适应不良人格，如敏感、自卑、容易焦虑等。

2. 既往史　患者既往是否患过抑郁或其他精神障碍。

3. 家族遗传史　患者是否有精神疾病家族史。

（二）生理状况

患者是否出现多种身体不适，如恶心、腹胀、腹痛、胃肠道不适、胸闷、气短等症状，以自主神经功能紊乱为主。

（三）心理精神状况

患者是否表现出核心症状，如情绪低落、兴趣缺失、乐趣丧失；有无自杀观念或行为；有无自责、自罪感；有无入睡困难、早醒等睡眠障碍；有无思维迟缓、注意力和记忆力下降；有无幻觉、妄想症状等。

（四）社会状况

患者有无回避社交、疏远亲友等情况；患者是否出现工作效率低下，对学习工作无兴趣；家庭角色功能是否改变；患者是否有过负性生活事件，其强度、频率、持续时间如何。

二、常见护理诊断/问题

1. 有自杀的危险　与抑郁、自我评价低、悲观绝望等有关。

2. 营养失调：低于机体需要量　与抑郁导致的食欲下降、木僵状态等所致的摄入不足有关。

3. 睡眠型态紊乱　与严重抑郁所致的早醒、入睡困难等睡眠障碍有关。

4. 生活自理能力缺陷　与精神运动迟滞、兴趣丧失、无力照顾自己有关。

5. 自我认同紊乱　与抑郁情绪、自我评价过低、无价值感等有关。

6. 焦虑　与无价值感、自罪感、内疚感等有关。

7. 社交孤立　与抑郁情绪、兴趣丧失、缺乏人际交往意愿等因素有关。

三、护理目标

1. 患者住院期间能做到不伤害自己，能通过谈话、书写等方式宣泄不良情绪，消除或不发生自杀的想法。

2. 患者能自主进食、适当活动，饮食基本恢复正常。

3. 患者能遵医嘱服用安眠药入睡。随着病情的控制，能在不服用药物的情况下，保证正常睡眠达6小时以上，且醒后精神状态较好。

4. 患者能够自理日常生活，能够自主沐浴和如厕。

5. 患者能对疾病有所认识，能积极客观地评价自己。

6. 患者学会识别焦虑，掌握缓解焦虑的方法。

7. 患者能接受护士的劝解，逐渐消除病态思维，对自己有正确的评价。

四、护理措施

（一）加强安全护理，严防意外发生

1. 及时辨别患者自杀意图　及时辨认出抑郁障碍患者自杀意图的强度与可能性，以及患者可能采取的自伤、自杀方式，有效防止意外的发生。护士必须密切观察病情，严格执行护理巡视制度。

2. 妥善安置好患者，做好危险物品的管理　提供安全的环境，病房光线应充足、明亮，减少噪声的干扰，物品应简洁，清除所有的危险品，以免患者将其作为自杀工具。将有自杀企图的患者安排在便于观察的病室内，必要时设专人看护。

3. 危险行为预防，严防意外　如患者出现明显的情绪转变，言谈中表情欠自然，交代后事、书写遗书、反复叮嘱重要问题及无缘无故变得高兴时，均视为危险行为的先兆，提示护士应加强防范。患者一旦发生自杀、自伤等意外，应立即隔离患者，与医生合作实施有效抢救措施，并及时通知家属。

（二）做好饮食护理，保证营养供给

抑郁障碍患者常伴有食欲下降，严重时受自责、自罪影响而拒绝进食。因此必须根据不同情况，制订出相应的护理策略，保证患者营养的摄入。如选择患者平时喜爱的食物、少食多餐等。若患者坚持不肯进食，则必须采取另外的措施，如喂食、鼻饲、静脉输液等方式。

（三）加强睡眠护理，改善睡眠状态

1. 对出现睡眠障碍的患者，护士白天应安排或陪伴患者从事多次短暂的活动，减少卧床时间。

2. 睡前给予适温的饮料如牛奶或洗温水澡，保证安静的睡眠环境等。

3. 护士清晨应加强护理巡视，对早醒患者应给予安抚，遵医嘱给予必要的安眠药物，使其延长睡眠时间。

（四）协助做好日常生活护理工作

抑郁发作的患者由于意志活动减退，往往无法照料自己的日常生活，包括个人卫生等。因此，护士应督促及帮助患者完成日常生活起居、个人卫生等事项。同时应给予积极的鼓励和支持，辅以信任、关切的表情和目光，使患者逐步建立起生活的信心。

（五）做好患者精神症状护理

抑郁障碍患者往往会情绪低落、兴趣下降，甚至有自责、自罪感，严重时伴有自杀观念。因此护士应能以平常心接受患者，建立良好的护患关系，经常与患者保持沟通。在交流过程中不要表现出不耐烦、不关心，甚至嫌弃、鄙视等表情和行为，也要避免使用简单生硬的语言，如“你不要……”“你不应该……”等。同时要鼓励患者，要设法打断患者的一些“负性思考”，以使其从负性情感中摆脱出来，培养其正性认知方式，帮助患者重新建立起治疗的信心。

（六）保证用药安全及药物治疗的进行

1. 遵循安全服药护理方针　抑郁障碍患者在服药时，护士要多考虑其自杀因素。遵循“发药

到手、看服到口、送水咽下、看后再走”十六字服药护理方针，防止患者藏药或大量吞服药物造成不良后果。

2. 做好药物不良反应的护理 护理人员要密切观察药物的不良反应，一旦出现口干、便秘等副作用，应做好解释工作，并报告医生及时处理。对于病情好转及康复期的患者，护理人员应督促其维持用药，防止私自停药，从而增加复发的风险。

五、护理评价

1. 患者的情绪低落是否得到有效控制，是否将自杀风险控制到最低。
2. 患者的正常饮食是否恢复，生命体征是否平稳。
3. 患者睡眠是否得到改善，醒后是否有良好的精神面貌。
4. 患者能否自理日常生活，保持床单整洁，是否能自主沐浴及如厕。
5. 患者能否认识和分析自己的病态行为，能否客观评价自己。
6. 患者是否学会使用有效的方法来缓解焦虑。
7. 家属是否对疾病的知识以及对如何照顾患者有所了解。

学习小结

抑郁障碍是以与现实处境不相称的情绪低落为主要临床特征的一组疾病，临床症状包括核心症状、心理症状群和躯体症状群，其中，情绪低落具有“晨重暮轻”的特点，可伴有躯体症状、自杀观念和行为等，容易被误诊。抑郁障碍患者的护理，一般生理和心理护理是基础，安全护理中防止伤人、自伤/自杀等护理是重点。

（苏晓云）

复习参考题

一、单项选择题

1. 张某，女，38岁，精神科患者，正处于密切观察自杀意图阶段。下面行为中最可能是自杀先兆的表现是（ ）
   A. 持续在后半夜才能入睡
   B. 有持续性疼痛，查不出器质性原因
   C. 无缘无故高兴起来
   D. 只和照顾她的医务人员打交道，不理别的患者
   E. 不愿意与别人交谈
2. 一位抑郁障碍患者说：“我是一个很糟糕的人，任何事都做不好，也做不了一件正确的事。”护士的反应中最有治疗性意义的是（ ）
   A.“周围的人都很喜欢你。”

B.“我可以看到你有很多优点。”

C.“让我们来讨论一下，看看你做过什么正确的事。”

D.“你今天能够自己洗衣服了。”

E.“你为什么看不到自己的优点呢？”

3. 詹某，女，30岁，3个月来工作较累，近3周出现兴趣缺乏、易疲劳、言语少、动作迟缓、自觉脑子笨、没有以前聪明、早醒、食欲减退、腹胀、便秘、全身酸痛，有时感心慌气急。总觉自己患了不治之症，给家庭带来许多麻烦。你认为该患者最可能的诊断是（ ）

A. 焦虑障碍

B. 神经衰弱

C. 疑病症

D. 抑郁障碍

E. 心身疾病

4. 何某，女，22岁，大二学生，近一年常不去上课，在宿舍呆坐，少与人交流。5天前开始有较强烈的自杀观念，卧床多，少语少动，为尽快改善，首选治疗为（ ）

A. 生物反馈治疗

B. 重复经颅磁刺激治疗

C. 改良电休克治疗

D. 心理治疗

E. 静脉营养

5. 王某，女，26岁，被诊断为重度抑郁障碍，住院过程中，患者流露出对2周内体重下降6kg、每晚只睡2个小时左右以及糟糕的卫生状况而感到沮丧。患者说：“我对任何人都没有好处，没有我，大家会过得更好。”护士应首先询问（ ）

A.“你是什么意思？”

B.“你想伤害你自己吗？”

C.“你的家人不照顾你吗？”

D.“发生了什么使你那样想？”

E.“为什么这么消极呢？人生是美好的。”

参考答案：1. C，2. D，3. D，4. C，5. B

二、简答题

1. 简述抑郁障碍临床表现及护理措施。
2. 试述抑郁障碍患者的安全护理包含的内容。

第八章　双相障碍患者的护理

08章

学习目标

知识目标	掌握　双相障碍的定义、临床表现；双相障碍患者的护理诊断 / 问题和护理措施；锂盐中毒的临床表现和处理措施。 熟悉　双相障碍的诊断要点、治疗和预后；双相障碍的护理目标和护理评价。 了解　双相障碍的病因及发病机制。
能力目标	能对双相障碍患者病情进行准确评估，并采取有效的护理措施。
素质目标	能理解、包容双相障碍患者的症状和行为，尊重及关爱患者，与其建立良好的护患关系。

案例导入

吴某，女，39岁，已婚，公司职员。患者3个月前在无明显诱因的情况下出现情绪高涨、热衷于帮助他人，整天忙忙碌碌，兴奋话多、讲话滔滔不绝。夜间睡眠需求少，每晚睡3~4小时，有时凌晨3点想到要干的事也会立即起床去做。购买大量护肤品和玉石，自诉要开美容店或者在家里开会所，分分钟有上亿工程需要她来操作；认为自己比某某上市公司董事长还厉害，想做什么就能做什么。因为自己养的鸡吵到邻居，物业进行劝导，对物业不满，多次发生冲突，反复要求物业道歉，未如愿就在地上打滚，拨打110报警。家属诉，其因一点小事就容易与人发生冲突，因姐姐一句话让其不满意就打姐姐巴掌。一年前诊断为抑郁障碍，住院治疗后好转。

请思考：

1. 该患者出现了哪些精神症状？
2. 如何对该患者进行护理评估？
3. 针对该患者主要的护理措施有哪些？

第一节　双相障碍的临床特点

一、概述

双相障碍（bipolar disorder，BD）也称双相情感障碍（bipolar affective disorder,BPD），是一种

以躁狂发作、轻躁狂发作以及抑郁发作为主要特征的心境障碍，是临床上常见的精神障碍之一。躁狂发作时，表现为情感高涨、兴趣活动增多、主动性增强、言语行为增多；而抑郁发作时出现情绪低落、兴趣和愉悦感减退、疲乏、思维及行为迟缓等核心症状。双相障碍一般呈发作性病程，具有反复发作的倾向，间歇期精神活动基本正常。根据ICD-11分类标准，双相障碍通常包括躁狂、轻躁狂、混合发作与抑郁发作（或一段时期的抑郁症状）反复循环或交替出现。

2019年我国黄悦勤教授最新的流行病学调查显示，中国双相障碍终身患病率为0.6%，意味着我国患病人数高达840多万。双相障碍Ⅰ型、Ⅱ型和未特定型终身患病率分别为0.4%、<0.1%、0.1%。双相障碍的12个月患病率为0.4%，双相障碍Ⅰ型、Ⅱ型和未特定型分别为0.3%、<0.1%、0.1%；男性和女性患病率分别为0.5%和0.4%；18~24岁患病率为0.5%，35~49岁患病率为0.6%，50~64岁患病率为0.4%，65岁及以上患病率为0.1%。

二、病因及发病机制

目前双相障碍的病因和发病机制尚不清楚，大量研究资料提示遗传因素、神经生化因素和心理社会因素等对本病发生均有明显影响，且彼此之间相互作用，这些因素可能通过影响中枢神经信息传递等过程，导致躁狂和抑郁等心境症状的发生。

（一）遗传因素

遗传是双相障碍最主要的危险因素，双相障碍具有明显的家族聚集性，其遗传倾向较精神分裂症、抑郁障碍等更为突出，遗传率约为85%，但遗传的方式不属于常染色体显性遗传，属多基因遗传。家系研究发现，双相障碍亲属患病率高出一般人群10~30倍，父母中若一方患双相障碍Ⅰ型，其子女患双相障碍的患病率约为25%；若父母双方均患双相障碍Ⅰ型，其子女患双相障碍的患病率达50%~75%。双生子研究发现，同卵双生子双相障碍Ⅰ型的同病率达33%~90%，而异卵双生子为5%~25%。

（二）神经生化因素

双相障碍发病机制可能与中枢神经递质功能异常有关。

1. 5-羟色胺（5-hydroxytryptamine，5-HT）假说 脑内5-HT具有广泛的功能，参与情绪调节、饮食、觉醒-睡眠周期、痛觉、梦和下丘脑-垂体的神经内分泌活动调节。大量资料提示神经中枢5-HT神经递质的变化和相应受体功能的改变与双相障碍的发生有关。5-HT缺乏可能是双相障碍的神经生化基础，无论是抑郁还是躁狂，患者脑脊液中的5-HT代谢产物5-羟吲哚乙酸浓度都是降低的。

2. 去甲肾上腺素（norepinephrine, NE）假说 脑内的NE参与体温、代谢调节，有助于觉醒的维持。研究发现，双相抑郁患者尿中肾上腺素代谢产物较对照组明显降低，转为躁狂症时含量明显升高，NE异常可能是双相障碍的状态标记，NE不足出现抑郁症状，过多则出现躁狂症状。

3. 多巴胺（dopamine，DA）假说 双相障碍的发病可能与多巴胺系统功能紊乱有关。研究发现某些抑郁症患者脑内DA功能降低，躁狂发作时DA功能增高。其主要依据是多巴胺前体左旋多巴可以改善部分单相抑郁症患者的抑郁症状，可以使双相抑郁转为躁狂；另有报道，能阻断多巴胺受体的抗精神病药物，可以治疗躁狂发作，亦说明心境障碍患者存在DA受体的变化。

（三）心理社会因素

应激事件、负性生活事件，如考试失败、失恋、失业、严重躯体疾病、经济状况差等，更容易导致患病或引起疾病复发。

三、临床表现

双相障碍的临床表现为躁狂发作、抑郁发作和混合特征发作交替发生。

（一）躁狂发作

典型的躁狂发作以情绪高涨、思维奔逸和活动增多、意志行为增强的“三高”症状为特征，属于精神运动性兴奋状态，可伴有夸大观念或妄想、冲动行为等。

1. 情绪高涨 是躁狂发作最主要的症状。典型表现为患者主观体验特别愉快，自我感觉良好，整天兴高采烈，得意扬扬，喜形于色。情绪高涨患者具有较强的感染力，谈吐诙谐风趣，常博得周围人的共鸣。但当要求得不到满足时，患者的情绪可能很快变为易激惹。部分患者情绪高涨表现不典型，以易激惹为主，表现为听不得一点反对意见，因一些微小的琐事大发雷霆，严重时可出现破坏及攻击行为。

2. 思维奔逸 患者思维联想速度明显加快，思维内容丰富多变。自觉脑子变得非常聪明，语音高，语速快，甚至觉得自己言语表达跟不上思维的速度，“感到满脑子的话想要赶快倾诉出来”，口若悬河，滔滔不绝，眉飞色舞，说话难以被打断。即使口干舌燥、声音嘶哑仍要讲个不停，有时凌乱而不切实际，给人以信口开河的感觉，严重时可出现“音联”和“意联”。思维活动常受周围环境变化的影响而使话题突然改变，讲话内容常从一个主题很快转到另一个主题，呈现随境转移现象。

3. 活动增多、意志活动增强 患者自觉精力旺盛，兴趣范围广泛，能力增强，活动、计划明显增多，整日忙忙碌碌，但大多虎头蛇尾，有始无终。并往往有夸大、盲目、不切实际的成分。患者表现为爱交际、爱管闲事、好打抱不平、注重打扮、好接近异性。行为轻率鲁莽，自控能力差，如任意挥霍钱财、乱购物、随意将礼物赠送给同事或陌生人。自觉精力充沛，有使不完的劲，不知疲倦。严重者可出现攻击和破坏行为。

4. 精神病性症状 在情绪高涨的基础上，常见的有夸大妄想、被害妄想及关系妄想等，幻觉相对少见。夸大妄想可表现为：如自认为是世界上最聪明、最有权势、最有钱财、能解决所有问题的人；自己是“世界银行的行长”“几十个国家的总统”等。在此基础上也可发展出被害妄想，认为别人嫉妒他的钱财和地位，要加害于他等。

5. 自知力障碍 轻、中度躁狂患者保持一定的自知力，严重躁狂发作患者缺乏自知力，在精神症状支配下容易出现冲动伤人等行为，甚至触犯法律。

6. 其他症状 睡眠需求减少，每天只睡2~3小时就认为已足够；性欲亢进。

（二）抑郁发作

各种抑郁障碍表现为情绪低落、做事情的兴趣下降等情感症状群，另外还有认知行为症状群以及自主神经症状群，均对个体功能水平有显著影响。如果抑郁障碍的患者既往经历过躁狂、混合性或轻躁狂发作，这些发作提示双相障碍可能。（详见第七章抑郁障碍患者的护理）

（三）混合发作

ICD-11对混合发作定义为满足躁狂/轻躁狂发作和抑郁发作标准的显著躁狂症状群和抑郁症状群，在至少连续的2周内同时并存或快速转换（每天或1天之内）。当抑郁症状在混合发作中占主导地位时，躁狂发作的表现常为易激惹、思维奔逸、语速增快以及精神运动性激越。反之，当躁狂症状在混合发作中占主导地位时，抑郁发作的表现常为烦躁情绪、无价值感、无望感或无助感以及自杀观念。

四、临床分型

双相障碍可依据其临床症状群划分成双相障碍Ⅰ型和双相障碍Ⅱ型，各亚型的划分并非一成不变，患者可以从一个亚型转变为另一个亚型。

（一）双相障碍Ⅰ型（bipolar type Ⅰ disorder，BD-Ⅰ）

典型的双相障碍Ⅰ型患者通常在青少年起病，第一次起病年龄平均在18周岁。病程中至少出现1次躁狂发作或混合发作，持续至少1周（或经治疗干预而缩短）。表现为心境欣快、易激惹及活动增多，主观感受精力充沛，并伴有其他特征性的症状，如言语增快、有压迫感、思维奔逸、睡眠需求减少、注意力不集中、行为鲁莽、冲动以及心境状态的快速变化（即心境不稳）。虽然仅凭躁狂或混合发作即可诊断双相障碍Ⅰ型，但一般情况下，抑郁发作也会在病程中出现。

（二）双相障碍Ⅱ型（bipolar type Ⅱ disorder，BD-Ⅱ）

典型的临床表现主要为反复的抑郁发作和轻躁狂发作，以频繁抑郁发作为主。病程中至少出现1次轻躁狂发作，同时至少出现1次抑郁发作。这些症状持续至少数日；抑郁发作表现为一段时间内几乎每天的抑郁心境，对活动的兴趣减少，持续至少2周，并伴有其他症状，如睡眠或食欲的变化、精神运动性激越或迟滞、乏力、无价值感或过度而不适当的自罪自责、注意力集中困难、自杀倾向。既往无躁狂或混合发作。

（三）环性心境障碍（cyclothymic disorder）

环性心境障碍表现为持续性的（至少2年）心境不稳定，并且在多数时间有轻躁狂症状及抑郁症状，但是又达不到躁狂或者抑郁发作的诊断标准。

五、诊断要点

双相障碍的诊断原则和思路主要应根据病史、精神检查、临床表现、体格检查和实验室检查，以及连续密切的临床观察、心理测评量表，如心境障碍问卷（mood disorder questionnaire, MDQ）、32项轻躁狂症状清单（32-item hypomania checklist，HCL-32）、双相谱系诊断量表（bipolar spectrum diagnostic scale, BSDS）等相结合。目前国际通用的双相障碍的诊断标准（ICD-11）如下。

（一）症状特征

双相障碍的特点是反复（至少两次）出现心境和活动水平明显紊乱的发作，躁狂或轻躁狂时表现为心境高涨、精力和活动增加；抑郁时表现为心境低落、精力下降和活动减少；发作期间可以完全缓解。ICD-11中的所有躁狂和轻躁狂发作都需要满足情感高涨、易激惹或膨胀、活动增多或精力旺盛，还需要满足以下7种症状中的几项：

1. 比平时更健谈或有持续讲话的压力感。
2. 思维奔逸。
3. 过度自尊或浮夸。
4. 睡眠需求减少。
5. 注意力分散。
6. 冲动的鲁莽行为。
7. 目标导向的活动增加（如性活动或者社交活动）。

轻躁狂发作的核心症状与躁狂发作一致，不同之处在于程度较轻，不会导致显著的功能损害或使其入院治疗，并且强调不伴有精神病性症状。ICD-11诊断标准中，双相障碍抑郁发作诊断标准同“第七章抑郁障碍患者的护理”的相关内容。

（二）病程特征

双相障碍呈发作性病程，轻躁狂发作持续时间为几天；躁狂发作至少持续一周（需要住院的可以不需要一周）；抑郁发作的持续时间至少两周以上；混合发作表现为至少在连续的2周内躁狂症状群和抑郁症状群同时并存，每天或1天之内同时发生或者快速交替发生。

相关链接 | **快速循环性双相障碍**

快速循环（rapid cycling,RC）发作指的是可发生双相障碍Ⅰ型或双相障碍Ⅱ型障碍的特殊病程。快速循环诊断标准：在过去12个月内至少有4次心境障碍发作，发作符合躁狂、轻躁狂、重度抑郁发作或混合发作的症状和持续时间标准。每次发作均有明确的转相和两次同相发作，间歇期 >2个月，可伴有精神病性症状，精神病性症状与心境协调一致或不协调，发作时社会功能损害明显。

双相障碍患者中有10%~30%的患者可出现RC发作，女性多见；与未发生RC发作的患者比较，出现RC发作者起病年龄小，患者常常罹患双相障碍Ⅱ型并以抑郁发作起病，在病程中有更多的抑郁发作，对治疗反应差，长期预后不佳，与其他类型的双相障碍相比自杀率更高。

六、治疗与预后

（一）治疗

1. 治疗原则　双相障碍的治疗应遵循以下原则。

（1）综合治疗原则：尽管双相障碍治疗有了长足的发展，但各种发作的急性期治疗和预防复发的疗效仍不尽如人意，应采取药物治疗、物理治疗、心理治疗（包括家庭治疗）等相结合的综合治疗原则，目的在于提高疗效、预防复发和自杀、改善患者的社会功能及生活质量。

（2）全病程治疗原则：双相障碍几乎终身以循环方式反复发作，发作频率远高于抑郁障碍，因此应坚持全病程治疗原则，以阻断反复发作。全病程治疗分为三个期。① 急性治疗期，主要目的是控制症状、缩短病程，一般治疗时间为6~8周；② 巩固治疗期，治疗目的是防止症状复燃、促进社会功能恢复，抑郁发作治疗时间为4~6周，躁狂或混合性发作为8~12周；③ 维持期治疗，治疗目的是防止复发、维持良好社会功能、提高患者生活质量，治疗时间为2~3年。全病程治疗期间患者应定期门诊随访。

（3）共同参与治疗原则：由于双相障碍治疗是一个长期过程，为提高患者的依从性，取得患者的认同及合作，应与患者和家属商讨治疗方案，讲解可能达到的效果、用药方案、药物作用、副作用。同时对患者和家属进行相关健康教育，包括复发的早期表现、影响因素、疾病自我管理，使其了解长期治疗的必要性和重要性。除了精神科医师、临床药师、护士、心理治疗师和社会工作者等专业人士通力合作，也强调患者和家属的配合，共同参与治疗，这有助于患者全程规范化治疗，取得更好的疗效。

2. 药物治疗 以心境稳定剂为主。目前较公认的心境稳定剂主要包括锂盐（碳酸锂）和丙戊酸盐、拉莫三嗪、卡马西平等抗惊厥药。部分非典型第二代抗精神病药物（如利培酮、奥氮平、喹硫平、氯氮平、阿立哌唑、齐拉西酮、鲁拉西酮）也有一定的心境稳定作用，可作为候选的心境稳定剂使用，临床上常采用药物联合治疗以增加疗效和治愈率。

（1）锂盐（碳酸锂）：碳酸锂是治疗躁狂发作的首选药，既可用于躁狂的急性发作，也可用于缓解期的维持治疗，有效率为70%~80%。几乎所有的药物治疗指南都将锂盐列为急性躁狂发作的一线和首选治疗药物。锂盐对急性精神运动性兴奋状态控制效果最好，对快速循环发作、混合发作疗效相对不足。锂盐治疗剂量与中毒剂量接近，在治疗过程中，应警惕锂盐中毒，注意观察药物不良反应及锂盐中毒情况；电解质平衡失调尤其是血钠降低可增加锂中毒的风险，服用锂盐患者需注意在体液大量丢失（持续呕吐、腹泻、大量出汗、发热）情况下容易发生锂中毒；肾功能不全时，由于锂排泄困难，会增加锂盐中毒的危险性。在治疗过程中，应定期进行血锂浓度监测，一旦发现中毒，应立即停药。血锂监测时注意采血时间应在末次服药的12小时以上，以测定低谷血药浓度为标准。锂盐不良反应、中毒表现和处理参照第四章相关内容。

（2）丙戊酸钠：对急性躁狂发作疗效与锂盐相同；对混合发作、快速循环发作的疗效好，起效快，疗效优于锂盐。对双相障碍有预防复发的作用，有效血药浓度为80~120μg/ml；预防复发血药浓度为50~100μg/ml。由于丙戊酸钠能影响女性患者的生殖内分泌功能，诱发月经异常、高雄激素血症、胰岛素抵抗等，提示丙戊酸钠可能增加孕龄期女性患者多囊卵巢综合征的风险，对于孕龄期妇女需慎用。

（3）拉莫三嗪：其作为心境稳定剂应用于精神科临床特别是双相障碍的治疗已在相关研究中得到证实。拉莫三嗪除了具有心境稳定作用，对于抑郁也有一定的效果，能够有效预防双相抑郁障碍的复发，且不会导致躁狂发作，主要用于双相障碍Ⅱ型，对双相抑郁障碍的有效率为60%左右。在拉莫三嗪的所有不良反应中，皮疹最受临床医护人员关注（发生率在9%左右），该药导致的皮疹大多数为良性皮疹，在停止使用拉莫三嗪、给予抗过敏药物之后可很快得到缓解。需要注意的是，拉莫三嗪可能导致严重的、威胁生命的皮疹，如史-约综合征，这种严重不良反应发生率约为1%，主要表现为累及皮肤及黏膜的水疱样变，并波及多系统、多器官，如眼、唇、咽喉、呼吸系统，常常有全身症状，如发热等。一般认为是个体对药物的超敏反应所致，通常发生在用药后前8周内，护士在临床中应注意宣教和观察，一旦患者有疑似临床表现，应立即停药，停药越早，皮疹预后越佳，同时给予抗过敏治疗和对症处理，严密观察患者病情变化。对于既往有史－约综合征者，一律不得再使用拉莫三嗪。

（4）非典型抗精神病药：第二代抗精神病药物目前在治疗双相障碍中具有十分重要的地位，对严重兴奋、激惹、攻击或伴有精神病性症状的急性躁狂患者，可作为主要治疗药物或与心境稳定剂联合使用。主要药物有（利培酮、奥氮平、喹硫平、氯氮平、阿立哌唑、齐拉西酮、鲁拉西酮）。

（5）心境稳定剂与抗抑郁药物联合治疗：单独使用心境稳定剂无效的患者，特别是双相障碍Ⅱ型抑郁发作的患者，抑郁症状严重、抑郁发作时间很长，可考虑心境稳定剂与抗抑郁药物联合治疗。但是应注意转为躁狂的风险，临床应密切关注。

3. 物理治疗　主要有改良电休克治疗（MECT）和重复经颅磁刺激（rTMS）治疗。

（1）改良电休克治疗：对急性躁狂发作、严重自伤、自杀行为，或有抑郁性木僵、拒食、使用抗抑郁药物治疗无效的患者起效迅速，有较好效果。儿童和青少年双相障碍研究认为MECT具有良好的疗效和可接受性，无认知功能损害，对学习和社会功能无影响。MECT一般每周2~3次，疗程视患者疗效与不良反应决定，总次数为6~12次；MECT后仍需要用药物维持治疗。

（2）重复经颅磁刺激治疗：低频率、右背外侧前额皮质rTMS联合心境稳定剂治疗，对混合发作的抑郁状态和躁狂症状均有效。一个疗程10次，可连续做1~2个疗程。

4. 心理治疗　在药物治疗的同时常合并心理治疗，目前有循证证据支持可以作为一线治疗推荐的心理社会干预方式是心理健康教育，其聚焦于帮助双相障碍患者认识和监测症状、应激管理、正确认识和对待自身疾病、建立健康生活方式以及提高药物治疗依从性，可以有效降低双相障碍患者疾病复发率、减少住院次数和药物使用量，提高患者的社会适应能力。家庭治疗主要帮助提高照料者疾病管理技巧和自我保健能力，这不仅可以降低照料者和家庭成员健康风险，也可以减轻患者症状，改善心理社会功能。

（二）预后

双相障碍是一种严重的慢性疾病，影响着全球2.4%的人口，成为导致青年人致残的第4大精神疾病。虽然双相障碍可自发缓解，但如果不治疗，复发几乎不可避免。即使在坚持治疗的情况下，5年内也有75%左右的复发风险，而其中2/3的患者更是多次复发，而这些复发不能归咎于治疗的不充分。除复发外，自杀是双相障碍另一个十分严峻的问题，患者最终死于自杀的比例接近20%。疾病长期反复发作，导致患者人格改变和社会功能受损；此外，睡眠紊乱、认知损害等残留症状，也使不少患者即使是在缓解期，仍然存在社会功能受损。预后与反复发作、慢性化病史、阳性家族史、病前社会适应不良、缺乏社会支持和治疗不恰当等因素有关。

第二节　双相障碍患者的护理

一、护理评估

双相障碍患者的护理评估，应从一般情况、生理、心理、精神状况进行评估，根据病情特点，全面分析患者情况。

1. 一般情况　患者的一般情况主要包括：出生及成长史、家庭教育、社会文化背景、人格特征、人际关系、工作及学习状况、家庭成员对患者所患疾病的认识程度及理解和支持程度。

2. 生理评估　评估患者的营养状况、睡眠情况、生活自理情况及相关的医学检查。

3. 心理社会评估　评估患者的个性特征，询问近期有无不良生活事件、对住院治疗的态度、社会支持系统等。还要注意评估目前的工作、学习的适应性、人际交往等情况。

4. 精神状况评估　对患者精神症状进行全面评估，包括患者的认知、情感、意志行为等精神活动。观察患者的外表、行为、言语等表现，了解患者内在精神活动，两者相互结合，缺一不可。

二、主要护理诊断/问题

在面对患者出现的多种多样护理问题时，护士应重视确立护理诊断的优先次序，将威胁患者生命安全、对患者健康有重大影响的问题作为护理工作的重点。

（一）躁狂发作的护理诊断/问题

1. 有对他人施行暴力行为的危险　与易激惹、控制能力下降有关。

2. 不依从行为　与情感高涨、易激惹、自知力缺乏有关。

3. 思维过程改变　与精神症状幻觉、妄想有关。

4. 睡眠型态紊乱：睡眠需求减少　与精神运动性兴奋有关。

5. 营养失调：低于机体需要量　与兴奋消耗过多、进食无规律有关。

6. 便秘　与生活起居无规律、药物副作用等有关。

（二）抑郁发作的常见护理诊断/问题

与抑郁发作有关的常见护理诊断/问题包括有自伤自杀的风险、个人应对无效、睡眠型态紊乱等（详见第七章抑郁障碍患者的护理）。

三、护理目标

（一）躁狂发作的护理目标

1. 患者能学会控制、调适情绪的方法，恰当表达自己的需求，不发生冲动伤人、毁物等行为。

2. 建立良好的护患关系，自知力恢复，对疾病有正确认识，能安心接受治疗和护理。

3. 思维逻辑正常，精神症状得到缓解。

4. 建立较好的作息规律，每天睡眠6~8小时。

5. 患者不良饮食习惯得到纠正，体重/体重指数、白蛋白在正常范围。

6. 生活起居有规律，饮水充足，便秘缓解或消失，建立正常排便习惯。

（二）抑郁发作的护理目标

抑郁发作的护理目标包括住院期间不发生自杀/自伤等行为、患者能对疾病有正确认识，睡眠障碍缓解，无早醒、入睡困难，睡眠时间为每日6~8小时（详见第七章抑郁障碍患者的护理）。

四、护理措施

遵循个体化原则，根据患者病情特点，实施相应的临床护理措施。

（一）躁狂发作的护理措施

1. 安全护理 躁狂发作的患者往往情绪不稳定，因控制能力下降而出现冲动、攻击等破坏性行为，应注意防范。

（1）安全环境：为患者提供安全的治疗环境是首要的护理措施。躁狂发作时患者往往情绪高涨，容易受外在环境影响做出过激行为。因此提供一个设施简单、安静、整洁的病房环境，有利于稳定患者的情绪。严禁将危险物品（如刀、剪、绳索、玻璃制品等）带入病房内，每日进行安全检查时，需认真检查病房内的设施，如有松动或损坏，及时进行修缮，避免患者在出现冲动行为时将其用作攻击他人的武器。

（2）病情评估：入院时对患者病情进行全面的评估，入院后连续动态评估病情变化，并结合自杀、攻击、外走三大风险量表评估，确定不同的护理等级，如特级、一级、二级、三级护理。对于精神症状明显、危及患者自身和他人安全（如自杀倾向、自伤、伤人、毁物、出走和严重兴奋躁动、行为紊乱、严重的幻觉、妄想）的患者、木僵患者应安置在重症病房，按特级护理要求进行管理和巡视，严格执行精神科病房管理各项规章制度，避免激惹患者，严密观察患者病情变化并记录。

2. 生活护理 躁狂患者往往因兴奋躁动，导致生活不规律，忽视了生活中的基本生理要求。

（1）衣着卫生及日常仪态护理：患者因兴奋躁动，生活自理能力下降，应加强卫生护理，建立规律的生活习惯，如作息规律、督促洗漱、注意仪表，保持个人卫生及个人形象。

（2）饮食护理：一方面，患者由于极度兴奋、精力充沛，体力消耗过大，应提供营养丰富、易消化饮食，保证营养供给；另一方面，一部分患者容易出现暴饮暴食，加大胃肠道负担及噎食风险，护士应注意患者每天食物及水的摄入量，维持电解质平衡，安排安静的进餐环境。

（3）睡眠护理：患者自觉精力充沛，睡眠需求减少，护理人员应引导患者合理安排作息，避免过多活动，提供安静、舒适的睡眠环境，使患者得到充分休息和睡眠。

3. 心理护理 关心、尊重患者，满足患者合理的要求，指导患者和家属正确认识疾病，不嘲笑患者夸大的言辞和行为，避免与其争论。帮助患者与家人、病友建立良好的关系。

4. 药物治疗的护理 药物治疗是控制躁狂发作的主要手段。在药物治疗过程中，护士要密切观察患者服药的依从性、服药后的不良反应。尤其对服用锂盐的患者，注意观察患者有无锂中毒表现，注意监测血锂浓度；对使用拉莫三嗪的患者，密切观察患者皮疹发生情况，一旦发现应及时处理。护士需做好药物作用和不良反应的宣教，对不配合的患者，应注意患者有无藏药行为，做到服药到口，观察患者服药后有无催吐等行为，确保患者能配合用药。

5. 暴力攻击风险防范的护理　暴力攻击风险的发生往往是突发性的，但有迹可循，暴力攻击的临床表现包括语言和行为方面的表现。在护理过程中，与患者接触时，护士应注意观察患者的表情、姿势、言语和行为，如有暴力攻击的征兆（如威胁性语言或先兆行为，如激越、愤怒、情绪不稳定、敌意、静坐不能、踱步、幻觉妄想和不合作）等，一旦发生，护士应沉着、冷静利用降阶技术稳定、缓解患者的情绪，消除环境不安全因素，疏散其他人员，及时寻求其他医护人员、保安的帮助，必要时启动暴力攻击行为处理应急预案，适当的使用保护性隔离或约束，遵医嘱使用镇静药物或心境稳定剂，保护患者及其他人员安全。

（二）抑郁发作的护理措施

抑郁发作护理措施包括安全护理、饮食护理、睡眠护理及日常生活护理，特别需要做好预防自杀的护理（详见第七章抑郁障碍患者的护理）。

严重抑郁发作患者往往伴有自杀观念甚至自伤、自杀行为，预防或防止自杀行为的发生是护理的重点。护士必须随时了解患者自杀意念、计划及可能会采取的方式，对有明显自杀倾向患者，安置在重症病房，监护患者安全。

早醒是抑郁发作的典型特征，而早醒时患者往往处于情绪最低落时，此时也是自伤、自杀等行为最容易发生的时间段，护士在夜间查房时应特别关注该类患者，防止自伤、自杀行为发生。

五、护理评价

护理评价虽然是护理程序的最后一个步骤，但并非要在最后才做，而是始终贯穿于整个护理过程。

（一）躁狂发作的护理评价

1. 患者的异常情绪是否改善，有无发生暴力攻击、伤人等行为。
2. 患者自知力是否恢复，能否正确认识疾病、积极配合治疗。
3. 患者精神症状（幻觉、妄想）有无得到控制或缓解。
4. 患者是否能建立规律的生活和作息，睡眠是否充足。
5. 患者饮食和排便是否正常。

（二）抑郁发作的护理评价

抑郁发作的护理评价内容包括抑郁症状改善、对疾病的认知程度、不良情绪的管理和消极情绪应对解决等（详见第七章抑郁障碍患者的护理）。

学习小结

双相障碍是一种慢性和复杂的情绪障碍，临床病程复杂多变，不同患者表现不一，既有躁狂、轻躁狂、抑郁，也有混合特征，全球终身患病率为2.4%。双相障碍具有患病率高、复发率高、自杀及致残率高等特点，需要长期综合治疗，在护理过程中，应特别注意暴力攻击风险防范，并防止患者发生自伤、自杀，注意观察药物不良反应，建立护患同盟，降低致残率。

（杨科华）

复习参考题

一、单项选择题

1. 临床上躁狂发作最典型的“三高”症状**不包括**（　）
   A. 情绪高涨
   B. 妄想
   C. 思维奔逸
   D. 活动增多
   E. 意志行为增强
2. 暴力攻击行为发生的先兆**不包含**（　）
   A. 激越、静坐不能
   B. 敌对、易激惹、愤怒
   C. 威胁性语言
   D. 独自发呆
   E. 幻觉
3. 患者，女，40岁，诊断“双相障碍”，给予碳酸锂、丙戊酸钠治疗。患者近期出现恶心、腹泻、意识改变、高热、震颤等症状。目前最需要进行的化验检查项目为（　）
   A. 肾功能
   B. 肝功能
   C. 甲状腺功能
   D. 血锂浓度检查
   E. 心电图检查
4. 患者，男，30岁，睡眠减少1个月，却不觉得疲劳，感觉精力充沛，喜欢与人交谈，四处走亲访友，自觉精力和活力旺盛是前所未有的，查体无特殊发现。该患者最可能的诊断是（　）
   A. 躁狂发作
   B. 精神分裂症
   C. 急性应激障碍
   D. 广泛性焦虑障碍
   E. 分离转换障碍
5. 患者，男，30岁，因情绪不稳、睡眠需求减少。门诊以双相障碍安排入住病房，患者精力充沛，喜欢与人交谈，大声谈话，自觉脑子特别聪明，容易激惹，病房病友提出不同意见时立即暴跳如雷，扬言要打病友，护士进行劝导时推阻护士，眼露凶光。对该患者暴力攻击行为处理的措施包括（　）
   A. 言语安抚
   B. 保护性约束或隔离
   C. 寻求帮助
   D. 必要时使用相应药物
   E. 以上都是

参考答案：1. B，2. D，3. D，4. A，5. E

二、简答题

1. 双相障碍躁狂发作的临床表现有哪些？
2. 躁狂发作的护理诊断/问题有哪些？
3. 躁狂发作时护士应如何落实相应的护理措施？

第九章

焦虑与恐惧相关障碍患者的护理

学习目标

知识目标	掌握　焦虑与恐惧障碍的临床特点、护理诊断及护理措施。 熟悉　焦虑与恐惧障碍的病因、治疗方法、预后及护理目标。 了解　焦虑与恐惧障碍的发病机制、护理评估及护理评价。
能力目标	能够识别焦虑与恐惧障碍的主要症状及存在的护理问题，落实有效的护理措施，达到护理目标。
素质目标	理解和接纳患者的焦虑、恐惧症状，帮助患者增强战胜疾病的信心。

案例导入

高某，男，38岁，个体户。因胸闷、呼吸不畅伴恐惧感半小时，由120急诊送入院。患者近来生意难做，常常亏损。今因工作劳累，半小时前在工作时突然感到胸闷、气急，心脏好像要从嘴里跳出来，且大汗淋漓、全身颤抖、极度恐惧、不能控制，有一种即将窒息、马上要死亡的感觉。故在他人帮助下由120急救入院。患者入院后心电图检查正常，精神检查显示有明显焦虑，未发现其他阳性躯体症状。

患者有高血压史3年，近3个月经常有类似症状发作，持续数分钟至半小时自行缓解，发作后心电图检查正常。

请思考：

1. 高先生可能患了什么病？
2. 如果是心理疾病，为何会出现这些躯体症状？
3. 如何对患者进行治疗及护理？

第一节　焦虑与恐惧障碍的临床特点

一、概述

焦虑与恐惧相关障碍（anxiety and fear-related disorder）表现为过度的恐惧、焦虑以及相关的行为紊乱，其症状严重，患者存在明显的痛苦，致使个人、家庭、社交、学业、职业或其他重要领域功能显著损害。恐惧与焦虑密切相关，恐惧是对当下感知到的、紧迫威胁的反应，而焦虑则是对未来预期性威胁的反应。如何区别各种焦虑及恐惧相关障碍，关键在于找到这种障碍特定焦虑集中点（focus of apprehension），即激发这种焦虑或恐惧的刺激或环境。ICD-11中，焦虑与恐惧相关障碍包括广泛性焦虑障碍、惊恐障碍、场所恐惧症、社交焦虑障碍、特定恐惧症、分离焦虑障碍和其他特定或未特定的焦虑与恐惧相关障碍。焦虑及恐惧相关障碍是全球范围内常见的精神及行为障碍，可造成患者经济负担加重和生存质量下降。

相关链接 | **焦虑与恐惧的区别**

焦虑与恐惧都是一种警示信号，作为内部和外部威胁的提醒，帮助生物体应对当前或将要出现的危险状况。焦虑是一种弥漫性、不愉快、模糊的紧张感，是对未知的、内在的、模糊的威胁的一种回应，对预期的威胁出现莫名的紧张、担心而坐立不安，预感有不好的事情发生等，很难自行缓解。恐惧是对已知的、外在的、明确的威胁的回应，是针对当前某些特定的事物产生的恐惧紧张的情绪，如果脱离了该事物或者环境，恐惧情绪可自行缓解。

焦虑与恐惧有着类似的神经生物学机制，是当生物体面临将要出现危险、伤害、痛苦、无助、潜在惩罚时出现的一种正常、适应性的反应，促使机体采取必要的措施来防止或减轻威胁的后果。虽然焦虑与恐惧都是正常的具有自我保护作用的反应，但如果在没有危险或者应激源的情况下出现或者反应过度，且影响正常的社会功能，则可能构成精神卫生问题。

二、广泛性焦虑障碍

广泛性焦虑障碍（generalized anxiety disorder，GAD）是以广泛和持续性的焦虑为主要特征的一种精神障碍，表现为显著的焦虑症状，在至少持续数月的大多数日子中存在。常常伴有头昏、胸闷、心悸、呼吸困难、口干、尿频、出汗等自主神经活动亢进症状和运动性不安等症状。症状不是另一种健康情况的临床表现，也不是某种作用于中枢神经系统的药物或物质所致的。

2019年发布的《中国精神卫生调查》（CHMS）显示，广泛性焦虑障碍的年患病率为0.2%，终身患病率为0.3%；女性患病率高于男性。

（一）病因及发病机制

1. 遗传因素 研究发现，广泛性焦虑障碍的发生有家族聚集性，焦虑障碍患者的一级亲属中约25%患本病。

2. 神经生化因素 乳酸学说认为乳酸过高可引起代谢性酸中毒，而其导致的一系列相关生化改变会使具有焦虑倾向的个体产生焦虑的表现。神经递质学说认为中枢神经系统的去甲肾上腺素（NE）系统、5-羟色胺（5-HT）系统、γ-氨基丁酸（GABA）系统等的神经递质失衡与焦虑障碍的发生密切相关。

3. 心理社会因素 行为主义理论认为焦虑是对某些环境刺激的恐惧而形成的一种条件性反射。精神分析学派认为焦虑源自内心冲突，是童年或少年时期被压抑在潜意识中的冲突在成年后被激活，导致焦虑的发生。

（二）临床表现

1. 精神性焦虑 以经常或持久的、无明显对象或对日常生活多方面的担心、烦恼、紧张不安为主要特征。广泛性的忧虑（即“自由浮动性焦虑”freefloating anxiety），患者无法明确意识到自己所担心的对象或内容，而只是产生一种强烈的、惶恐不安的内心体验。患者警觉性增高，注意力难以集中，易受干扰；入睡困难，睡中易惊醒；情绪易激惹等。

2. 躯体性焦虑 大多表现为慢性疼痛、运动性不安和交感神经过度兴奋。患者可出现肌肉酸痛、紧张性头痛等；运动性不安的患者表现为搓手顿足、不能静坐、不停地来回走动、无目的小动作增多；肌肉紧张表现为胸骨后的压迫感、气促。

3. 自主神经功能紊乱 表现为心动过速、胸闷气短、皮肤潮红或苍白、口干、胃部不适、恶心、腹痛、腹胀、便秘或腹泻、出汗、尿频等症状，有的患者可出现早泄、阳痿、月经紊乱等症状。

4. 其他症状 广泛性焦虑障碍患者常合并疲劳、抑郁、强迫、恐惧、惊恐发作及人格解体等症状，但不是疾病的主要临床表现。

相关链接 | **焦虑与焦虑障碍的区别**

焦虑是即将面临某种处境时产生的一种紧张不安的感觉和不愉快的情绪，是建立在现实情况上的，自己明确知道焦虑的来源，所担心的事情也符合客观规律，是一种正常的情绪反应。

焦虑障碍患者的焦虑状态则缺乏充分的理由，患者经常出现莫名其妙的持续性精神紧张、惊恐不安，并伴有自主神经紊乱的症状和运动性紧张。即使有一定的诱因，其症状的严重程度与诱因也明显不相称。

（三）治疗与预后

广泛性焦虑障碍起病缓慢，病程迁延，具有高复发性特点。发病年龄越早，症状越重，社会功能缺损越显著，预后越不理想。治疗上提倡全病程综合性治疗，包括急性期治疗、巩固期治疗和维持期治疗三个过程。急性期治疗主要控制焦虑症状，治疗时间一般为3个月；巩固期治疗主要预防复燃，治疗时间一般至少需要2~6个月；维持期治疗主要为了防止复发，治疗时间一般至少需要12个月。维持期治疗结束后，可视病情缓慢减少药物剂量，直至终止治疗。可选择的治疗方法有心理治疗、药物治疗及物理治疗等方法，根据患者病情结合使用。

1. 心理治疗 心理治疗可以与药物合用，也可以单独使用，关键是要适合患者的情况。主要的治疗方法包括：

（1）认知疗法：焦虑障碍患者对事物的一些歪曲认知，是造成疾病迁延不愈的原因之一，所以要帮助患者改变不良认知或进行认知重建。

（2）行为疗法：焦虑障碍患者多有焦虑引起的肌肉紧张、自主神经功能紊乱引起的心血管系统与消化系统症状。运用呼吸训练、放松训练、分散注意技术、生物反馈技术等行为疗法减轻患者焦虑的躯体症状。

（3）健康教育：让患者明白疾病的性质，消除某些顾虑，同时了解患者自身对疾病的理解，减轻患者的心理压力，让其更好地配合治疗。

2. 药物治疗 选择性5-羟色胺再摄取抑制剂（SSRIs）、5-羟色胺和去甲肾上腺素再摄取抑制剂（SNRIs）对广泛性焦虑障碍有效，且药物不良反应少，目前临床上广泛使用。苯二氮䓬类药物（BZDs）可作为较早期的辅助用药，尤其对于急性焦虑或激惹时，可用于急性干预。由于依赖、镇静和认知损害等副作用，BZDs药物限于短期应用。β-肾上腺素能受体拮抗剂，如普萘洛尔也常被用于减轻焦虑障碍患者自主神经功能亢进所致的躯体症状，但对减轻精神焦虑和防止惊恐发作的效果不大。

3. 物理治疗 重复经颅磁刺激、针灸治疗等物理疗法可用于广泛性焦虑障碍患者，但效果有待进一步证实。

三、惊恐障碍

惊恐障碍（panic disorder）又称急性焦虑发作，表现为反复的、非预期的惊恐发作，这种惊恐发作不限于特定的刺激或情境。惊恐发作是指散在的、发作性的强烈恐惧或忧虑，伴有快速出现的表现，如：心悸或心率增快、出汗、震颤、气促、胸痛、头晕或眩晕、寒冷、潮热、濒死感。此外，惊恐障碍还表现为对惊恐发作的复发有持续的担心，或有意回避复发的行为，导致个人、家庭、社交、学业、职业或其他重要领域功能的显著损害。

CHMS结果显示，我国惊恐障碍的年患病率为0.3%，终身患病率为0.5%；惊恐发作起病常在青少年和45~54岁两个发病高峰年龄，也有儿童期发病的情况。

（一）病因及发病机制

1. 遗传因素 家系和双生子研究结果显示，惊恐障碍具有一定的遗传倾向。遗传学研究也发现基因中存在与惊恐障碍关联的位点。女性的患病率高于男性。

2. 神经生物学因素 研究表明，惊恐障碍与GABA系统、NE系统、5-HT系统的神经递质失衡有关。影像学研究发现，惊恐障碍患者右侧颞中回、眶额内侧皮质体积变小，左前扣带回背侧损伤可导致惊恐障碍。

3. 心理社会因素 精神分析流派认为，惊恐障碍是个体害怕潜意识的冲动影响现实生活；行为主义理论则认为惊恐障碍是生活中创伤性事件形成的条件反应。

（二）临床表现

该病患者可有经常性的惊恐发作，不限于特定的刺激或情景，一般历时5~20分钟，很少超过1小时，发作时伴濒死感和自主神经功能紊乱症状，自行缓解，发作后一切正常，不久后可再发。主要表现为：

1. 惊恐发作（panic attack） 是患者在无特殊的恐惧性处境时，突然感到一种突如其来的惊恐体验，伴濒死感和失控感，有严重的自主神经功能紊乱症状。如胸闷、心跳加速、心律不齐、呼吸困难或过度换气，严重时有窒息感、头痛、头昏、眩晕、四肢麻木和感觉异常。也可有全身发抖或全身无力等症状，部分患者有人格或现实解体。发作期间始终意识清晰。

2. 预期焦虑（apprehensive expectation） 发作后心有余悸，从而在发作后的间歇期仍表现为紧张不安、担心害怕等明显的焦虑情绪。

3. 回避行为（avoidance behavior） 患者因担心发病时得不到帮助而产生回避行为，如不去热闹的地方、不能独处，甚至不愿乘坐公共交通工具。

（三）治疗与预后

部分患者会在几周内完全缓解，病程超过6个月的患者容易发展为慢性波动性病程。惊恐障碍的急性期治疗需要8~12周，巩固期和维持期治疗一般需要1年。如患者病程长、发作反复，或伴有抑郁、其他焦虑障碍，治疗时间则常需要数年。治疗目标为减少或消除惊恐发作，改善间隙期的焦虑症状和回避行为，提高生活质量，改善社会功能。

1. 心理治疗 可采用认知行为疗法，对惊恐障碍较为有效，包括认知重建疗法及暴露疗法等，帮助患者矫正对于惊恐发作的错误认知，减少患者的惊恐症状。

2. 药物治疗 目前推荐首选抗抑郁药，其中SSRIs和SNRIs选择较多。BZDs药物对惊恐发作起效快，但容易形成药物依赖。

四、场所恐惧症

场所恐惧症（agoraphobia）表现为对可能难以逃脱、求助的情境有明显而过度的担心、焦虑。个体主动回避这些情境，或只有在特定情况下进入这些情境（例如有信任的同伴陪同），或不得不带着强烈的恐惧或焦虑进入、忍受这些情境，且以此影响其正常生活。

据2019年的中国精神障碍流行病学资料显示，我国场所恐惧症的年患病率为0.2%，终身患病率为0.4%；场所恐惧症可在童年发病，发病高峰多在青少年和成年早期，2/3的患者在35岁之前发病，女性患病率约为男性的2倍。

（一）病因及发病机制

相关研究报告显示，场所恐惧症具有较高的遗传度，还与儿童期经历的负性生活事件有关，如早年与父母分离、被虐待或攻击等。行为学理论认为场所恐惧常起源于自发的惊恐发作并与相应的环境偶联，并形成条件反射，产生期待性焦虑和回避行为，症状的持续和泛化导致患者在越来越多的场合产生焦虑。患者常有依赖性较强、神经质、焦虑敏感、倾向于回避问题等性格特点。

（二）临床表现

场所恐惧症主要表现为患者害怕处于被困、窘迫或无助的环境，患者在这些自认为难以逃离、无法获助的环境中感到恐惧不安。这些情境包括：使用公共交通工具、在拥挤的人群中、独自离家外出（在购物、电影院或排队中）。个体持续性的焦虑是因为害怕这些情境会造成特定的不良后果（例如，惊恐发作、一些失能或无力解决的情况、令人难堪的躯体症状）。患者明知这样的强烈恐惧不合理、不必要，但又无法控制，伴有明显的焦虑不安及自主神经症状。长期患病可与抑郁障碍、酒精等物质滥用等共病。

（三）治疗与预后

场所恐惧症的远期预后一般较好，如患者在起病1年内未获痊愈，趋向慢性的可能性极大，社会功能会受到影响。起病急、有明确的发病原因、有良好的社会支持、病前人格健康、病程短、较高的治疗动机提示预后良好；反之，预后较差。

1. 心理治疗　行为疗法是对患者最为有效的心理治疗方法，包括系统脱敏疗法和暴露疗法，能够有效缓解患者对于场所的恐惧感。治疗的基本原则：一是消除恐惧对象与焦虑恐惧反应的条件性联系；二是对抗回避行为。

2. 药物治疗　BZDs药物如阿普唑仑、劳拉西泮等对场所恐惧症能够快速起效，可用于短期治疗。β－肾上腺素能受体拮抗剂如普萘洛尔可缓解患者的焦虑情绪和自主神经症状。SSRIs如氟西汀、帕罗西汀等，SNRIs如文拉法辛、度洛西汀等也可部分缓解恐惧症状。

五、社交焦虑障碍

社交焦虑障碍（social anxiety disorder），表现为在一个或多个社交情境中一致出现的、明显而过度的恐惧或焦虑。患者担心其行为被他人做出负面评价，出现持久的、强烈的恐惧及回避行为。患者尽力回避社交场合，因此而影响其社交、生活质量甚至职业生涯。

中国精神障碍流行病学资料显示，我国社交焦虑障碍的年患病率为0.4%，终身患病率为0.6%；社交焦虑障碍发病年龄较早，常起病于儿童中期，儿童青少年与成人的年患病率相仿，女性与男性的比例约为2∶1，发达国家患病率高于发展中国家。

（一）病因及发病机制

社交焦虑障碍的病因和发病机制还不清楚，但与遗传和环境因素高度相关，遗传因素可增加社交焦虑障碍的易感性。

在社交焦虑障碍的发生发展中，可能的危险因素包括童年期的过度保护、忽视和虐待、行为被过分控制或批评、父母婚姻不良、缺乏亲密关系、学校表现不佳等。另有部分患者可能经历过创伤性、“羞辱性”的社交事件。神经生物学研究显示，5-羟色胺、肾上腺素、催产素水平与社交焦虑障碍的发病有关。

（二）临床表现

社交焦虑障碍的核心症状是显著而持续地担心在公众面前可能出现丢丑或尴尬的表现，担心别人会嘲笑、负面评价自己，在别人有意或无意的注视下，患者就更加拘束、紧张不安，因此常常回避社交行为。尽管患者意识到这种紧张和恐惧是不合理的，但仍然设法回避相关的社交场合，在极端情形下可导致自我社会隔离。对必须即将参加的社交充满紧张不安，并在社交时有强烈的焦虑和痛苦，脸红、手抖、不敢对视等，在尽可能完成必须的社交行为后就匆忙离去。

社交焦虑障碍典型的情境：被介绍给别人，与上级见面，与异性会面中开始交谈，约会，接电话，接待来访者，在被人注视的情况下写字、吃东西，公开场合讲话，上厕所，在商店与人谈价或试穿衣服等。

有学者认为，从羞怯到回避型人格障碍，再到社交焦虑障碍是一症状连续谱。该病患者与广泛性焦虑、抑郁障碍、双相障碍共病比较常见。

（三）治疗及预后

药物治疗和心理治疗同时应用能有效缓解社交焦虑障碍患者的焦虑、恐惧症状，疗程至少需要维持12个月。

1. 心理治疗　首选认知行为治疗，消除恐惧对象与焦虑反应之间的条件性联系；对抗回避反应；并在此过程中改变患者不合理的认知。

2. 药物治疗　SSRIs是治疗社交焦虑障碍的一线药物，SNRIs也有一定效果。BZDs药物有明确的控制焦虑恐惧的作用，但不宜长期服用。

六、其他焦虑与恐惧障碍

其他焦虑与恐惧障碍包括特定恐惧症和分离焦虑障碍。

1. 特定恐惧症（specific phobia）　表现为暴露于或接触某个或多个物体或情境时反复出现的、明显而过度的恐惧或焦虑，（例如，接近某种动物、乘坐飞机、站在高处、幽闭的环境、看到血或损伤）明显超出这类物体或情境的实际危险。症状持续至少数个月，且足够严重以导致显著的痛苦，或导致个人、家庭、社交、学业、职业或其他重要领域功能的显著损害。

患者通常害怕的不是物体或情景本身，而是随之可能带来的后果，如恐惧驾驶是害怕交通事故、恐惧蜘蛛是害怕被咬伤。这些恐惧是过分的、不合理的和持久的。尽管患者愿意承认这些对象没什么可怕的，但并不能减少他们的恐惧。此病大多发生在儿童或成年早期，如果不治疗，可以持续数十年。

2. 分离焦虑障碍（separation anxiety disorder）　表现为个体对与特定的依恋对象分离而感到显著的、过度的恐惧或焦虑症状。儿童分离焦虑的集中点通常是主要的照料者、父母或其他家庭成员；而成人的分离焦虑障碍通常与配偶及儿女相关。分离焦虑的表现可包括：害怕依恋对象受到伤害或遭遇不测，不愿离家上学或上班，分离时反复而过度的痛苦。这些症状持续至少数个月，且足够严重以导致显著的痛苦，或导致个人、家庭、社交、学业、职业或其他重要领域功能的显著损害。

双生子研究提示，儿童中分离焦虑障碍的遗传率可高达73%，患者幼儿期常有胆怯、敏感、过分依赖的心理特点。

第二节　焦虑与恐惧障碍患者的护理

一、护理评估

焦虑与恐惧障碍患者的护理评估可从患者生活史、精神及生理、心理社会三方面进行。另外，因为焦虑与恐惧障碍在确立诊断前需排除器质性疾病引起的焦虑，所以评估时除了观察患者的外显症状外，还需仔细聆听患者对其精神、情绪的主观描述，并应用专业知识，判断患者目前的心理状况和可能的内在、外在压力源对患者日常生活的影响程度。

（一）生活史

包括患者个人成长史、现病史、既往史和家族史。评估患者婴幼儿期、青少年期的生活及个人成长中的重大负性生活事件以及现在对它的评价，近期有无遭遇重大生活事件，内容及强度如何，本次起病时间和病程经过等；评估患者既往健康状况如何，包括躯体疾病和精神疾病两个方面，家族成员中有无焦虑与恐惧障碍病史及其他遗传病史。

（二）精神及生理方面

评估患者是否有运动性不安、肌肉紧张、自主神经功能紊乱等表现；是否有提心吊胆、惶恐不安的内心体验，其程度如何；是否有感觉过敏、感觉异常、感觉缺失、皮肤不适等；有无突然出现的恐惧感，并伴有一些躯体不适，如心悸、胸闷；患者是否因此有各种求助行为或采取明显的回避行为。恐惧的具体内容，惧怕的程度，面对恐惧对象时的具体表现，患者所惧怕的事物可否追溯到现实刺激；是否有躯体化症状，如胃肠道不适，泌尿、生殖器症状等；躯体功能是否正常，有无实质性的躯体疾病等。

可采用汉密尔顿焦虑量表（HAMA）、焦虑自评量表（SAS）等对焦虑症状及其程度进行评估。

（三）心理社会方面

1. 精神状况　有无焦虑、抑郁、恐惧、强迫、疑病症状或各种躯体不适感等精神障碍。

2. 个性　患者病前性格如何；近期有无负性生活事件，内容及强度如何；面对应激的心理应对方式。

3. 社会功能　患者社会背景、受教育程度如何；社交及人际关系是否受影响；家属对患者患病前、后的评价如何；患者社会关系如何，患病后有无改变；患者对住院所持态度等。

二、护理诊断

焦虑与恐惧障碍临床表现包括患者主观感受和客观表现、精神症状和躯体不适，因此涉及的护理问题较多，此处仅就其精神症状及具有共性的躯体症状方面提出常见的护理诊断。

1. 有自理能力下降的危险　与焦虑恐惧症状导致精力下降有关。

2. 有自杀、自伤的危险　与焦虑恐惧症状持续时间较长，导致抑郁情绪有关。

3. 情绪失控　与焦虑、恐惧症状以及惊恐发作症状有关。

4. 社会交往障碍　与对社交活动的恐惧及回避有关。

三、护理目标

1. 患者的基本生理需要得到满足，舒适感改善。
2. 患者未发生自杀等意外事件，或被及时发现并制止。
3. 患者的焦虑恐惧症状缓解，或能逐步接受症状。
4. 患者的社会功能得到改善。

四、护理措施

（一）满足生理需要

1. 提供基础护理，满足患者饮食、睡眠、排泄、个人卫生等生理方面的需要。

2. 对主诉躯体不适的患者，应区别是心因性还是器质性问题，并给予有针对性的护理。

3. 鼓励患者逐步进行力所能及的自我照护，提高自我护理能力。

（二）保障患者安全

1. 密切观察患者情绪变化，对有抑郁、自伤及自杀倾向的患者，严密观察，防止自杀、自伤的发生。

2. 做好安全护理，避免环境中的危险物品和其他不安全因素，防止患者发生意外情况。

3. 观察药物的疗效及不良反应，保证用药安全。

（三）改善疾病症状

护士在护理过程中应遵循的原则：接受患者的症状，理解患者；帮助患者认识症状，减轻症状，或者能够带着症状生活。具体护理措施如下。

1. 建立良好的护患关系 以真诚和理解的态度接触患者，赢得患者信任，帮助患者树立抗病信心。

2. 接纳患者 给予支持性心理护理，对患者的症状不能简单地否认或评判，需耐心倾听，了解患者的感受和体验，理解和接纳其精神与心理痛苦。

3. 鼓励患者表达其感受 这既可以帮助患者认识其焦虑症状，又可以帮助护士发现患者的心理问题，科学制订护理计划。护士与患者交流时，应音调柔和、速度慢、字句简明。

4. 帮助患者进行认知重建 帮助患者矫正扭曲的认知，或改变各种不正确的看法，从而使患者改善或消除不良的情绪和行为。

5. 指导患者使用恰当的应对技巧 ①学习自主技巧，以便恰当掌控自己的情绪；②选择感兴趣的活动，转移注意力，疏导不良情绪；③采用放松技术，如渐进式肌肉放松法、腹式呼吸放松法、冥想及正念等；④树立正确的人生观和价值观，以健康的心态适应现实环境；⑤遵医嘱服用药物，改善症状。

6. 重建正确的疾病概念和对待疾病的态度 顺其自然，接受症状，转移注意力，终止负性和应激性思维。

7. 使用说明、解释、分析、推理等技巧 使患者认识其症状行为，帮助患者接受症状，带着症状参加力所能及的活动。

（四）提高应对能力

1. 与患者共同探讨其压力源及诱因，制订适合患者的压力应对方式。并提供环境和机会让患者学习和训练新的应对技巧。

2. 以阳性强化的方式，强调患者的能力和优势，忽略其缺点和功能障碍，以利于增强信心和减轻无助感及无用感。

3. 采用行为示范方法，帮助患者学会压力应对方法。

4. 协助患者获得家人理解与可及的社会支持。

5. 帮助患者改善自我照顾能力，协助患者增强对社会环境和家庭的适应能力，鼓励患者努力学会自我调节，尽早摆脱依赖性。

6. 指导患者家人建立积极友爱、关心、帮助患者的人际氛围。

（五）惊恐发作的护理

1. 急性发作期间　患者惊恐发作时，医护人员应镇静、沉稳，立即帮助患者脱离诱发惊恐发作的因素，或者改换环境，保持有条不紊地治疗及护理，陪伴患者至发作缓解；稳定家属情绪，将患者和家属分开或隔离，以免互相影响；疏散无关人员，以消除干扰和保护患者隐私；为患者创造有利于治疗的环境，必要时设专人陪护；如患者表现为挑衅和敌意，应适当予以限制。

2. 间歇期间　给予患者健康宣教，讲解惊恐障碍的相关知识，提高其对疾病的认知，树立战胜疾病的信心；结合心理治疗技术，运用认知干预的方法帮助患者辨别可能诱发惊恐发作的因素，如特殊的情景或者想法，然后采用内感性暴露的方法帮助患者减轻症状：首先，让患者反复想象暴露于惊恐发作时体验到的感觉中，比如心悸或者头晕的感觉。其次，教会患者通过控制过度换气或体力活动减轻恐惧感。最后，让患者体会和了解到这些感觉不一定进一步发展成为完全的惊恐发作；教会患者放松技术，使其在惊恐发作时能够加以自我控制；做好家属工作，争取家庭和社会的理解与支持。

五、护理评价

1. 患者的生理需要是否得到满足。

2. 患者是否未发生自杀等意外事件，或被及时发现并制止。

3. 患者的精神心理症状是否缓解，或是否接受症状，能够带着症状生活。

4. 患者的社会功能是否恢复正常。

学习小结

焦虑与恐惧相关障碍包括广泛性焦虑障碍、惊恐障碍、场所恐惧症、社交焦虑障碍、特定恐惧症、分离焦虑障碍和其他特定或未特定的焦虑与恐惧相关障碍，患者主要表现为过度的恐惧、焦虑以及相关的行为障碍，导致患者痛苦，影响其工作及生活质量。治疗方法包括心理治疗、药物治疗及物理治疗等。实施整体护理时，护士应帮助患者提高对疾病的认知，教会患者控制焦虑的技术、适应性的应对方式等。

（陈　芳）

复习参考题

一、单项选择题

1. 广泛性焦虑的主要特征是（　）
   A. 对特定情境的恐惧感
   B. 突然发作，持续时间短
   C. 广泛和持续性的焦虑
   D. 疾病复发率较低
   E. 起病越早，预后越好
2. 关于惊恐发作时的护理，描述错误的是（　）
   A. 脱离诱发因素及环境
   B. 护士耐心倾听及安抚
   C. 必要时专人陪护
   D. 急性期鼓励家属陪伴
   E. 间歇期给予健康教育
3. 以下不属于焦虑与恐惧障碍的是（　）
   A. 惊恐障碍
   B. 疑病障碍
   C. 分离焦虑障碍
   D. 场所恐惧症
   E. 社交焦虑障碍
4. 李某，女，27岁，性格内向，听话。小学时有男同学给她写信，她也回了信，母亲知道后骂她是"狐狸精"。从上初中开始，看见男孩子就脸红、紧张，不知说什么好。工作后这种情况更为严重，见了年轻的异性就紧张、恐惧。近半年来甚至见了人都感觉害怕，很少与人交往，下班后就自己回家，不参加集体活动及聚会，该患者可能的诊断是（　）
   A. 惊恐障碍
   B. 抑郁症
   C. 社交焦虑障碍
   D. 特定恐惧症
   E. 适应障碍
5. 张某，女，38岁，性格敏感，胆小。半月前一次乘坐电梯时，电梯内较拥挤，感胸闷、心慌，有软瘫现象，马上在就近楼层下电梯。后想到要坐电梯就感紧张、害怕，不管电梯内人多人少都不敢乘坐，只能选择走楼梯或者坐扶梯，生活很不方便。对于这样的情况，以下处理措施不恰当的是（　）
   A. 可酌情给予药物治疗
   B. 给予认知疗法进行调整
   C. 运用脱敏疗法逐步改善症状
   D. 让患者回避感到害怕的场景
   E. 可适当运用物理疗法辅助治疗

参考答案：1. C，2. D，3. B，4. C，5. D

二、简答题

1. 在ICD-11中，焦虑与恐惧相关障碍有哪些类别？
2. 广泛性焦虑障碍与惊恐障碍有何区别？
3. 简述焦虑与恐惧相关障碍患者的主要护理措施。

第十章

强迫及相关障碍患者的护理

学习目标

知识目标	掌握　强迫及相关障碍的定义、临床表现、护理诊断/问题和护理措施。 熟悉　强迫及相关障碍的诊断要点、治疗、预后、护理目标。 了解　强迫及相关障碍的流行病学和病因病理机制、护理评估和护理评价。
能力目标	能对强迫及相关障碍患者可能出现的风险进行准确评估，并采取有效的护理措施。
素质目标	具有同理心，理解和包容患者，与其建立良好的护患关系。

案例导入

王某，男，24岁，汉族，未婚，大学学历，中等收入，经济状况良好。患者自述从小性格较内向，不爱说话，生活在传统的家庭，父母是小学教师，感情融洽，但对他管教非常严厉。从小做任何事情都要做到最好，从小学开始，学习成绩优秀，高中毕业后，以优异成绩考入某名牌大学。患者在大三准备期末考试期间学习非常紧张，同寝室的一位同学突然查出患了肝炎，令患者感到很紧张，担心自己会被传染，自此开始反复洗手，有时甚至洗十几遍，自己知道没有必要却控制不住。患者宿舍在15层，每当走到宿舍阳台就有一种想跳下去的冲动，总是担心自己控制不住而感到焦虑、害怕，为此尽量避免去阳台。自此变得更加孤僻、做事优柔寡断，不愿与人交往，工作和生活受到很大影响，内心非常痛苦，因此来到心理门诊就诊。

请思考：

1. 洗手症状是在什么背景下发生的？
2. 患者有哪些主要护理诊断/问题？
3. 针对患者的症状可以采取的护理措施有哪些？

第一节　强迫及相关障碍的临床特点

强迫及相关障碍病程大多持续迁延或呈发作性，患病率0.8%~3.0%，城乡及性别之间无明显差异，成年人中以脑力劳动者多见。ICD-11将强迫及相关障碍单独罗列，分为强迫症、躯体变形障碍、嗅觉牵连障碍、疑病症、囤积障碍、聚焦于躯体的重复行为障碍等。

一、强迫症

强迫症（obsessive compulsive disorder，OCD）是以反复出现强迫观念和强迫行为为主要特征的一类精神障碍。特点是有意识的自我强迫与反强迫并存，两者强烈冲突使患者感到焦虑和痛苦；患者意识到强迫内容不必要、无意义，但不能控制，因无法摆脱强迫症状而痛苦焦虑。

（一）病因

目前强迫症的确切病因和机制尚未阐明，其病因因素可能包括：

1. 生物学因素 对强迫症的家系遗传研究发现，其一级亲属中患病率达35%，远远高于一般人群。同卵双生子研究发现同病率为65%~85%，异卵双生子同病率为15%~45%。大量研究发现，强迫症的发病与5-羟色胺系统的功能异常有关。在临床中，5-羟色胺再摄取抑制剂对强迫症有良好疗效，5-羟色胺下降时强迫症状可以减轻，但5-羟色胺是不是引起强迫症的原因目前尚不清楚。颅脑影像技术发现，引起基底节损害的疾病可伴发强迫症状，提示强迫症与基底节功能失调有关。

2. 心理社会因素 个性与强迫症关系密切。患者人格特点包括优柔寡断、办事古板、胆小怕事、凡事求全、一丝不苟等。长期的精神因素，如工作压力大，家庭关系紧张、性生活不满意及剧烈的心理冲突和突然打击，可诱发本病。

（二）临床表现

强迫症基本症状为强迫观念和强迫行为。有的以强迫观念为主，有的以强迫行为突出，多数患者有强迫观念和强迫行为，强迫行为是对强迫观念的典型反应。对于具体患者而言，症状可以是单一的强迫观念或强迫行为，或两者并存。强迫行为具有缓解强迫观念所带来的焦虑的功能。

1. 强迫观念 强迫观念是本病的核心症状，最为常见。表现为反复而持久的观念、思想、表象或冲动念头等，对患者的正常思维过程造成干扰，但患者无力摆脱。常见有以下几种表现形式。

（1）强迫性穷思竭虑：患者对一些常见的事情、概念或现象反复思考，刨根问底，自知毫无现实意义，但不能自控。如“究竟是先有鸡还是先有蛋？”

（2）强迫怀疑：患者对自己所做过的事的可靠性表示怀疑，需要反复检查、核对。例如门窗是否关好、钱物是否点清等。

（3）强迫联想：患者脑中出现一个观念或看到一句话，便不由自主地联想起另一个观念或词句，若内容是对立性质的，又叫强迫性对立思维。如想起“和平”，马上就联想到“战争”等。

（4）强迫回忆：患者意识中不由自主地反复呈现出经历过的事情，无法摆脱，感到苦恼。

（5）强迫意向：患者体会到一种强烈的内在冲动，要去做某种违背自己意愿的事情，但一般不会转变为行动，因患者知道这种冲动是非理性的、荒谬的，故努力克制，但内在冲动无法摆脱，如一走到河边就想跳下去。

2. 强迫行为 通常继发于强迫观念，是指为减轻强迫观念所致焦虑而反复出现的、刻板的动作或行为，但强迫症患者也可以没有强迫观念而单独存在强迫行为。这些行为既无法带来愉快，也无助于完成有意义的任务，但又不得不做，因而反复企图加以抵抗。患者常用其作为防范某些客观上不太可能发生的事情。临床上主要有以下几种表现形式。

（1）强迫检查：为减轻强迫性怀疑而采取的措施。常表现为反复检查门窗、煤气是否关好，电插头是否拔掉等。

（2）强迫洗涤：多源于怕受污染这一强迫观念，表现为反复洗手、洗衣物、消毒家具等。

（3）强迫性仪式动作：通常是为了对抗某种强迫观念而逐渐发展起来的在他人看来可笑的仪式或程序，行必如此，稍有偏差或被打断，即需从头来过，否则就会紧张、焦虑不安。

（4）强迫询问：为消除疑虑或穷思竭虑带来的焦虑，常反复询问他人。

（三）诊断要点

1. 患者至少应具有强迫思维（包括强迫观念、回忆或表象、强迫性对立观念、强迫性穷思竭虑、害怕丧失控制力等）或强迫行为（包括反复洗涤、核对、检查，或询问等）症状中的一项症状，或强迫观念和强迫行为症状同时存在。

2. 导致患者社会功能显著损害。

3. 排除其他精神障碍（如精神分裂症、抑郁症或恐怖症等）或器质性疾病，特别是基底节病变的继发强迫症状。

（四）治疗

1. 心理治疗 常用的心理治疗方法有行为疗法、认知疗法、精神分析疗法和森田疗法等。暴露疗法与反应预防是一种治疗强迫症有效的认知行为疗法。暴露疗法是让患者反复暴露于引起患者所焦虑的物品或环境中；反应预防要求患者推迟、减少甚至放弃能减轻焦虑的行为，尽可能抑制强迫行为，学习以非强迫行为的方式来逐渐减轻焦虑反应，如缩短洗手时间，减少洗手频度，甚至放弃洗手。在实施行为疗法时，首先应教育患者服从治疗计划，提高患者治愈的信心，要求家庭成员鼓励、监督患者完成家庭作业。

2. 药物治疗 严重强迫症患者往往伴有严重焦虑和抑郁症状，这时药物治疗应为首选。三环类抗抑郁药物中以氯米帕明效果最好，最为常用。SSRIs类的氟西汀、氟伏沙明、帕罗西汀、舍曲林常用于治疗强迫症，效果与三环类抗抑郁药相似，但副作用较少。此外，对强迫症伴有严重焦虑情绪者可合用苯二氮䓬类药物，常被用于对抗焦虑情绪。一般而言强迫症药物治疗不少于1~2年。

（五）预后

强迫症多数病例起病缓慢，在15~30岁之间易发，病程多迁延，有慢性化发展趋势，可伴有中度甚至重度社会功能障碍。在情绪好、注意力集中或高强度体力劳动时，症状会暂时消失或减轻。一些起病急、病前无性格特征、起病前有精神心理因素者，有时可自行缓解，若予以治疗，效果亦很显著。治疗结局还取决于患者的生活环境和人格特点，总体情况是病程越长，预后越差。

二、躯体变形障碍

躯体变形障碍（body dysmorphic disorder，BDD）表现为持续的先占观念，认为外表存在一处或多处缺陷或瑕疵，或者整体外貌丑陋，而这些在他人看来都是不被注意的或者微不足道的。有过度的自我关注体验，通常存在牵涉观念（即，坚信他人注意得到，并评论、议论这些个体觉察到的缺陷或瑕疵）。作为对先占观念的反应，个体陷入反复而过度的行为，试图遮盖、改变这些缺陷，或明显回避社交情境，或回避那些因觉察得到的缺陷或瑕疵带来的痛苦更为增加的刺激或情境。症状导致显著的痛苦，或导致个人、家庭、社交、学业、职业或其他重要领域功能的显著损害。

（一）病因

1. 生物学因素 神经心理方面的研究提出，神经心理是该障碍的发病基础，躯体变形障碍患者在注意和认知上常有某些损害，从而导致对输入的躯体感知信息不能进行正确评估和感受。

2. 心理社会因素 在患者生活中存在的现实冲突可能是患病的重要原因，症状的出现可以控制他人的行为，并引起他人的关注、同情和照顾；部分患者具有敏感多疑、固执、对健康过度关心的神经质个性特征。另外，躯体变形障碍有家族聚集性，但无法判断这种障碍是遗传还是学习的效果。

（二）临床表现

躯体变形障碍的临床特征表现有以下几方面：

1. 躯体变形观念 患者的思维长期被其错误观念占据，总认为自己的外形有缺陷或丑陋（实际正常或相对正常），并为此极端痛苦。患者通常关注的身体部位，可以是头发、鼻、耳、口、乳房、臀部和阴茎等，可涉及身体多个部位。患者认为关注的部位存在缺陷、丑陋、不对称、过大或过小、不成比例，或埋怨头发稀疏、痤疮、皱纹、伤疤、血管纹理、面色苍白或发红等。大多数患者抱怨的部位比较固定，也有一些患者表述模糊，只感觉自己外形存在缺陷，却说不出具体问题。

2. 反复求证行为 患者常花大量时间用于检查、修饰或掩饰自己认为的缺陷，向朋友或家人反复征求对自己外表的评价，以期得到这些部位是正常的保证。即便他人给出了答案，患者还会将自己的缺陷部位与别人进行比较、反复求证，且感到自己的缺陷受到他人注意、谈论或讥笑，对此痛苦不已。这些频繁的行为加重其压力和焦虑，患者会出现辍学、不能正常工作，甚至回避社交场所，以致影响其社会功能。

3. 自杀观念与行为 患者带有浓厚的强迫色彩的行为，伴有主观痛苦体验，尤其可伴随焦虑、抑郁症状，自杀风险增高，自杀观念和自杀未遂发生率通常较高。

（三）诊断要点

1. 各类躯体变形障碍的病程至少要3个月，具有持续的（如每天至少1小时）认为外表存在一处或多处缺陷或瑕疵的先占观念，或者认为整体外貌丑陋，但在他人看来微不足道或不能察觉。

2. 因这些自认的缺陷或瑕疵而感到羞愧，通常包括自我牵连观念，如坚信别人会注意、评价、议论这些缺陷或瑕疵。

3. 导致患者社会功能损害（如引起患者明显痛苦或导致个人、家庭、社交、教育、职业等方面的损害）。

4. 排除其他精神障碍（如精神分裂症、抑郁症或恐怖症等）或躯体疾病。

（四）治疗与预后

躯体变形障碍的治疗通常比较困难，预后较差。伴有显著抑郁症状者，应用抗抑郁药物有效。行为治疗、系统脱敏等心理治疗方法也常对躯体变形障碍有效。

相关链接 ｜ **区分强迫症的强迫症状和精神分裂症伴发的强迫症状**

在强迫思维上，精神分裂症患者的强迫思维往往较缺乏逻辑或缺乏禁忌色彩；而强迫症患者的强迫思维常充斥着性、暴力、血腥等主题。精神分裂症患者的强迫症状常较局限，不易泛化，发展较慢，不易表现到生活方方面面；而强迫症患者的症状常泛化，表现越来越多，方式越来越复杂。

三、其他强迫相关障碍

（一）嗅觉牵连障碍

嗅觉牵连障碍（olfactory reference disorder）是以持续地认为身体存在臭味或其他令人不快的气味（如口臭）的先占观念为特征的一类强迫障碍。而这些气味在他人看来微不足道或难以被察觉，气味即使存在，别人也不太关注。先占观念是包括坚信别人会注意、评价、议论等内容的自我牵连观念。一些患者会因其自我感知的体臭或口臭，在社交场合中出现明显的焦虑。可伴有反复检查气味的来源、涂抹香水或除臭剂、反复洗澡刷牙等行为。该类患者往往缺乏自知力，甚至可出现妄想。该病以男性和独居者居多，平均发病年龄为25岁。

（二）疑病症

疑病症（hypochondriasis）是指患者表现出担心或相信自己患有某种严重的躯体疾病，其关注程度与实际健康状况很不相称。患者反复就医，因得不到相关证据的支持和医生的认可而感到烦恼不已，日常生活工作受到不同程度的影响。多数患者伴有焦虑与抑郁情绪。

（三）囤积障碍

囤积障碍（hoarding disorder）是以对无用或价值不大物品的无休止地收集和不愿丢弃，从而占用了大量空间为特征的一类强迫障碍。此病症患者存在相信将来需要这些囤积的物品或囤积物品在将来会有价值等歪曲信念。他们强烈依恋这些物品，难以舍弃。如若舍弃，患者会感到巨大的痛苦。囤积障碍通常起病于少年早期，可持续终身。男女无差异，独居者常见。囤积障碍与强迫症、精神分裂症等均有较高的共病率。该病病因未明，与遗传、童年心理创伤等相关。该病病程较长，治疗困难。尽管囤积障碍与强迫症相似，但治疗强迫症有效的方法对囤积障碍却收效甚微。

（四）拔毛症

拔毛症（trichotillomania）表现为反复地拔毛，导致显著的脱发，伴有试图减少或阻止此行为的徒劳尝试。拔毛可发生于身体任何生发的部位，但最常见的是拔除头发、眉毛和睫毛。拔毛可在一天之内呈散发、每次持续较短时间，或相对频率较少、但持续较长时间。症状导致显著的痛苦，或导致个人、家庭、社交、学业、职业或其他重要领域功能的显著损害。

（五）抠皮障碍

抠皮障碍（excoriation disorder）表现为反复抠抓皮肤导致皮损，伴有试图减少或阻止此行为的徒劳尝试。最常见的抠抓部位是颜面部、手臂、双手，但许多个体会同时抠抓身体多个部位的皮肤。抠抓皮肤可在一天之内呈散发、每次持续较短时间，或呈相对频率较少、但持续较长时间。症状导致显著的痛苦，或导致个人、家庭、社交、学业、职业或其他重要领域功能的显著损害。

第二节　强迫及相关障碍患者的护理

一、护理评估

强迫及相关障碍患者的护理评估可从患者生理、心理社会、精神症状三方面进行。另外，因为强迫及相关障碍在确立诊断前需排除器质性疾病引起的焦虑，所以护士在评估时，除观察患者的外显的症状外，还需仔细聆听患者对其思维、情感、行为等的主观描述，并应用专业技术判断患者目前的心理状况和可能的内在、外在压力源对患者日常生活带来的影响程度。

（一）生理评估

评估患者的意识状态、生命体征，饮食、营养和睡眠情况，患者生活自理情况，患者有无自主神经功能紊乱及器质性躯体疾病情况，患者的家族史、既往疾病史、现病史、过敏史、个人成长史、用药情况及诊疗情况等。

（二）心理社会评估

1. 心理状况　评估患者思维及认知情况、情感反应，评估患者病前面对相关事件的应对方式。此外，可通过与患者的交谈、观察及应用心理评估问卷等方式来辅助全面评估其心理状况。

2. 个性　患者患病前性格是否为强迫型人格。

3. 社会功能　患者社会背景、受教育程度如何；社交及人际关系是否受影响；家属对患者患病前、后的评价如何，患者社会关系如何，患病后有无改变；患者对住院所持态度如何。

（三）精神症状评估

评估患者的精神症状、情绪状态和行为表现等，评估患者有无焦虑、易疲劳，有无强迫思维和强迫行为等。

二、常见护理诊断/问题

强迫及相关障碍的临床表现广泛，包括患者的主观感受和客观表现、精神症状和躯体不适，因此护理诊断涉及的内容十分广泛，这里仅就其具有共性的躯体症状方面及心理社会方面提出如下诊断，以供参考。

（一）生理方面

1. 睡眠型态紊乱　与焦虑引起的生理、心理症状有关。

2. **舒适度的改变** 与疑病症状有关。

3. **皮肤完整性受损** 与强迫行为（强迫洗涤）有关。

4. **生活自理能力下降** 与强迫行为有关。

5. **自我形象紊乱** 与拔毛症引起的毛发稀疏或脱发有关。

（二）心理社会方面

1. **焦虑** 与强迫思维、强迫行为出现的对抗观念有关。

2. **认知改变** 与对强迫症状存在错误认知有关。

3. **知识缺乏** 缺乏强迫症的相关知识。

4. **个人应对无效** 与强迫行为、强迫观念有关。

5. **潜在的自杀、自伤行为** 与情绪抑郁或在症状影响下可能采取的过激行为有关。

6. **社会交往障碍** 与强迫行为和回避行为有关。

7. **情境性自我贬低** 与感觉自己无法控制局面有关。

三、护理目标

1. 能运用有效的心理防御机制及应对技巧处理压力和控制不良情绪，减轻不适感觉。
2. 基本的生理及心理需要得到满足，舒适感增加。
3. 能正确认识疾病表现以及与内心冲突的关系。
4. 能接受症状。
5. 能与他人建立良好的人际关系，社会功能基本恢复正常。

四、护理措施

（一）生理护理

1. **保证患者安全** 密切观察患者情绪变化，对有抑郁情绪和自杀、自伤倾向的患者，注意防范患者发生自杀、自伤的情况；做好安全检查，避免环境中的危险物品和其他不安全的因素。

2. **满足生理需要，提高躯体舒适度** 提供基础护理，保证患者饮食、活动、睡眠、排泄等生理需要的满足；对于个人生活自理能力下降的患者，协助患者做好沐浴、更衣、清洗头发等护理。

（二）心理护理

在对强迫及相关障碍患者的护理中，要帮助患者恢复或者改善社会功能，护士应遵循的原则是：接受患者症状，理解患者；帮助患者认识症状，减轻症状或者能够带着症状生活。

1. **建立良好的护患关系** 以支持、真诚和理解的态度接触患者，使患者对医护人员产生信任。

2. **接受患者** 与患者接触过程中，护理人员对患者所主诉的疼痛不适，以接受的态度倾听。

3. **鼓励患者表达自己的感受** 这有利于患者认识自己的焦虑，也有助于护士发现患者的心理问题，制订相应的护理措施。护士与患者交流时，应音调柔和、速度慢、字句简明。

4. **与患者共同探讨与疾病有关的压力源，协助患者解决问题** 护理人员应从患者的描述中，倾听出其中隐藏的信息，包括患者生活中的压力源与焦虑，把患者内在的焦虑提升到意识层面，让患者对目前的处境有进一步的认识。护理人员进一步询问患者如下问题：“你在什么时候感觉最累”“什么情况会让你紧张”“什么时候感受疼痛”等，有技巧地协助患者将话题从身体症状转移到目前生活中的情境，协助患者认识相关的压力源与疾病的关系，确立解决问题的方法，但护士不能代替患者做决定，而应鼓励患者自己作出决定。

5. 帮助患者矫正扭曲的认知　改变各种不正确的看法，从而使患者改善或消除不良的情绪和行为。

6. 帮助患者建立积极的调适技巧　如教会患者负性思维阻断的行为技术，以阻断负性思维；指导患者使用放松技巧，引导想象，进行深呼吸运动、视觉或听觉转移等以减轻症状。

7. 重建正确的疾病概念和对待疾病的态度　顺其自然，接受症状，带着症状参加力所能及的活动。

（三）社会方面的护理

1. 与患者共同探讨其压力源及诱因，与患者共同制订出适合患者的压力应对方式，并提供环境和机会让患者学习和训练新的应对技巧。

2. 协助患者获得家庭的理解和可及的社会支持。有研究表明，短期或长期的家庭治疗对改善患者的人际关系十分有效。指导患者的配偶和亲友建立积极、关心、帮助的家庭气氛。

（四）健康教育

1. 指导患者了解疾病的相关知识，使其正确认识疾病，帮助其领悟自己的心理症状，增强个人的应对能力。帮助患者适应现实，正确面对现实，带着症状生活。

2. 指导患者使用恰当的应对技巧。① 学习自主技巧，以便恰当掌控自己的情绪；② 选择感兴趣的活动，转移注意力，同时可以疏通情绪；③ 使用放松技巧，如缓慢深呼吸、肌肉松弛法等；④ 树立正确的人生观和生活观念，以健康的心态适应现实环境；⑤ 寻求药物治疗，协调情绪与行为的一致。

3. 向家属宣教疾病的有关知识，帮助家属多给患者心理上的安慰和精神上的支持，减少家属因观念模糊而焦虑、抑郁，指导家属配合治疗、护理，使其掌握家庭治疗、护理的知识，防止患者复发。

五、护理评价

1. 患者情绪是否稳定，有无焦虑、恐惧、紧张等不良情绪。

2. 患者的安全和生理需要是否得到满足。

3. 患者能否正确认识应激事件，是否学会有效的应对方法。

4. 患者是否接受症状，是否能够顺其自然，带着症状生活。

5. 患者的社会功能是否得到提高。

学习小结

强迫及相关障碍是精神科一组具有慢性和难治性特点的精神心理障碍，由于其症状异质性强且影响范围广，通常会对患者的社会功能造成不同程度的损害。其起病早，治疗有效率低，常伴发抑郁症及焦虑症，需要长期坚持服药治疗，如辅以一定的心理干预，部分患者预后良好。在临床工作中，应关注患者就医现状及未治疗病程的状况，做好患者生理、心理社会功能方面的护理及健康教育，提高生活质量。

（时忠丽）

复习参考题

一、单项选择题

1. 患者反复思考一些毫无意义的问题，如“天为什么是蓝的”“球为什么是圆的”等，这属于下列（　）
   A. 强迫意向
   B. 强迫联想
   C. 强迫怀疑
   D. 强迫性穷竭思虑
   E. 强迫回忆
2. 下列**不是**强迫症常用的心理治疗方法的是（　）
   A. 行为疗法
   B. 认知疗法
   C. 暗示疗法
   D. 精神分析疗法
   E. 森田疗法
3. 关于强迫障碍的描述**不对**的是（　）
   A. 表现强迫观念或强迫动作和行为
   B. 患者有意识地自我强迫和反强迫
   C. 患者体验到的观念和冲动源于自我
   D. 患者常常有强制性思维
   E. 强迫检查常常继发于强迫怀疑
4. 下列选项**不属于**强迫思维的是（　）
   A. 强迫情绪
   B. 强迫性穷思竭虑
   C. 强迫怀疑
   D. 强迫联想
   E. 强迫回忆
5. 治疗强迫障碍较有效的药物是（　）
   A. 碳酸锂
   B. 利培酮
   C. 普萘洛尔
   D. 哌甲酯
   E. 氯米帕明

参考答案：1. D，2. C，3. D，4. A，5. E

二、简答题

1. 强迫症的主要临床表现是什么？
2. 强迫及相关障碍的常见护理诊断/问题有哪些？
3. 强迫及相关障碍的护理措施有哪些？

第十一章 心理因素相关生理障碍患者的护理

学习目标

知识目标	掌握　进食障碍和睡眠-觉醒障碍的临床特点和护理措施。 熟悉　进食障碍和睡眠-觉醒障碍的病因、分类。 了解　进食障碍和睡眠-觉醒障碍的治疗和预后。
能力目标	1. 能运用护理程序，对进食障碍和睡眠-觉醒障碍患者实施相应的护理。 2. 能比较不同睡眠-觉醒障碍的概念，说明它们之间的异同点。
素质目标	培养学生对进食障碍与睡眠-觉醒障碍患者的同理心、尊重、关爱态度，提高学生对于护理心理因素相关生理障碍患者的专业自信。

心理因素相关生理障碍（physiological disorder related to psychological factor）是一组与心理、社会因素有关，以进食、睡眠等生理障碍为主要临床表现的疾病。对心理因素相关生理障碍的认知，是生物-心理-社会现代医学模式的体现，这类疾病的病因是相互联系和相互影响的心理因素，例如情绪、行为方式、生活事件、个体易感素质等，通过人体的自主神经系统、内分泌系统和免疫系统作为中介机制，导致人体生理健康的损害。本章介绍几种常见心理因素相关生理障碍及其护理。

案例导入

李某，女，16岁，高一学生，身高1.58m，体重39kg。近1年来开始交异性朋友，爱打扮，还特别注意自己的体形和体重，认为自己偏胖，采取节食行为，不吃肉类和鸡蛋，主食吃得很少，即便在父母催促下吃些食物，还多次饭后偷偷去卫生间诱吐，体重由原来的48kg降低至目前的水平。在校上课心不在焉，学习成绩较差，与同学关系疏远，在家经常因管教问题与父母发生冲突。

既往身体健康，学习成绩一般，较任性。三岁时父母离异，跟着母亲和继父生活，对继父较排斥。体格及实验室检查，李某面色苍白，营养较差，皮下脂肪较少，血红蛋白80g/L，其他检查均正常。诊断为神经性厌食。

请思考：
1. 该患者出现的厌食行为与青春期、学业成绩和家庭成长环境等有关系吗？如果有，是怎样影响患者的厌食行为的呢？
2. 如何才能让该患者恢复心身健康？

第一节 进食障碍

一、概述

进食障碍（eating disorder）是指以反常的摄食行为和心理紊乱为特征，伴有显著体重改变和/或生理功能紊乱的一组综合征。主要包括神经性厌食、神经性贪食等。进食障碍较易发生在青少年和18~25岁人群中，尤其是女性群体，患病率大约为4%，男女比例为（1∶6）~（1∶10）。有0.3%~3.7%的女性患有神经性厌食，其中以舞蹈演员、运动员多见。初发年龄一般为13~20岁，神经性厌食的病死率大约为5%。贪食症较厌食症多见，发病率为1%~4%，其中4%~15%为女性中学生，发病年龄比神经性厌食稍晚，多为18~25岁。大部分由神经性厌食发展而来。

（一）神经性厌食

神经性厌食（anorexia nervosa）是指有意节制饮食，导致体重明显低于正常标准的一种进食障碍。表现为相对于个体身高、年龄、生长发育阶段的、显著的低体重。成人的体重指数（body mass index，BMI）低于18.5kg/m^2，儿童和青少年的体重低于相应年龄BMI（BMI-for-age）的第5百分位数。低体重不是无法获得食物和其他健康问题所致的。低体重伴有持续性的、防止体重回升的行为模式，包括减少能量摄入为目的行为（限制性摄食）、清除行为（例如，自我催吐、滥用泻药）以及增加能量消耗为目的行为（例如，过度运动锻炼），通常伴有对体重增加的恐惧。低体重或体型是个体自我评价的中心，个体不正确地感觉自己的体重和体型处于正常水平，甚至过重。

1. 病因

（1）社会文化因素：神经性厌食具有浓厚的文化色彩，本病的发生和患者所处的社会文化观念有关。在现代社会文化观念中，女性身材苗条作为自信和成功的代表，因此有以“瘦”为美的观念。大量媒体宣传也将追求苗条作为社会时尚，苗条受到公众的推崇，把肥胖视为一个人的失败可能是潜在的诱因。

（2）心理因素：神经性厌食患者具有内向、敏感、缺乏自信、自我评价低、低自尊、完美主义、刻板主义、强迫、易焦虑、易冲动等个性特征。其主要的心理特点是害怕发胖、对体像歪曲的认识与期望，以及对身体的羞耻感。神经性厌食心理因素的核心要素是对控制的需求通过控制饮食来表达。

（3）生物学因素：遗传因素在神经性厌食的发病中起着相当重要的作用。神经性厌食具有家族聚集性，女生第一级亲属存在先证者，其患病率比一般人群高8倍。另有研究认为神经性厌食可能存在神经内分泌、去甲肾上腺素、5-羟色胺功能异常。

2. 临床表现

（1）核心症状

1）有意限制饮食，常为本病的首发症状，即使体重很低，仍不愿意进食。

2）对"肥胖"的恐惧，对形体和体重的过分关注，严重时可导致体像障碍，即患者存在对自身体像的歪曲认识，即使骨瘦如柴，仍认为自己过胖。

3）采用各种方法避免体重增加，如过度运动、诱吐、服用泻药等。

（2）精神症状：主要有情绪不稳、焦虑抑郁情绪，甚至有自杀观念和行为。随着体重下降和机体功能紊乱，患者可有失眠，注意、记忆困难，精力减退，性欲丧失，社交退缩。

（3）躯体症状：患者体重下降并明显低于正常标准，导致营养不良和各种生理功能的紊乱，如皮肤苍白、毛发稀疏、低血压、心律失常、月经失调等。可因低蛋白血症出现皮肤水肿或因进食减少出现低血糖反应，极度营养不良时，可因衰竭感染导致死亡。

3. 诊断 神经性厌食的诊断主要依据其临床表现，必须排除躯体因素导致的体重下降，诊断要点如下：

（1）进食量明显低于常人。

（2）节食导致明显的体重下降，体重减轻的程度超过正常平均体重值的15%或更低，或BMI[体重（kg）/身高（m）^{2}]<17.5 kg/m^2。

（3）有特异的精神病理形式的体像扭曲，表现为持续存在异乎寻常的害怕发胖的超价观念。

（4）有意造成体重下降，常采用自我催吐、运动过度、服用泻药、服用食欲抑制剂和回避自认为发胖的食物等方式。

（5）内分泌紊乱，女性表现为闭经（至少持续3个月），男性表现为性欲减退及阳痿。

（6）可有间歇性发作的暴饮暴食。

（7）病程3个月以上。

4. 治疗 一般原则：神经性厌食首先应纠正营养不良，同时或稍后开展心理治疗和药物治疗，研究证明多种治疗方式联合应用的综合治疗是治疗此疾病的最佳手段。神经性厌食的治疗一般分两个阶段，第一阶段的目标是恢复体重，挽救生命；第二阶段的目标是改善心理功能，预防复发。

（1）躯体治疗：对于体重明显下降甚至危及生命的患者，应立即通过静脉补充营养、纠正水电解质紊乱，给予足够的维持生命的能量，以挽救患者的生命。需要制订合理的饮食计划，通过增加饮食、加强营养，逐渐恢复正常体重和身体健康。

（2）心理治疗：包括支持性心理治疗、认知行为疗法、家庭治疗等。① 支持性心理治疗，通过倾听、解释、指导、鼓励和安慰等帮助患者及家属正确认识和对待疾病、建立信心、主动配合治疗，同时建立良好的医患关系。② 认知行为治疗，纠正患者的不良认知，特别是对自身体型和体重的歪曲看法，进行认知重建，对于根除症状、预防复发有效。行为治疗主要采用阳性强化法，物质和精神奖励相结合，达到目标体重给予奖励和鼓励。③ 家庭治疗，神经性厌食患者的家庭模式特征多表现为纠缠、过度保护、僵化、缺乏冲突解决能力等，因此家庭治疗十分重要。家庭治疗的目标不仅是改变患者本身，而且要改变其家庭功能系统。

（3）药物治疗：主要针对患者存在的焦虑和抑郁情绪进行对症治疗。

5. 病程与预后 本症常为慢性迁延性病程，缓解和复发呈周期性交替，常伴有持久的营养不良、消瘦，可能并发抑郁症、焦虑症、强迫症、物质滥用和依赖、人格问题等。约有50%患者治疗效果较好，20%患者反复发作，约25%患者结局差，始终达不到正常体重，迁延不愈；约5%的患者死于极度营养不良或其他并发症或情绪障碍所致的自杀。

（二）神经性贪食

神经性贪食（bulimia nervosa）表现为频繁而持续的暴食发作（例如，每周1次或更多，持续至少1个月以上）。暴食发作定义为在独立的一段时间内，体验到对进食行为失去控制，个人进食明显增多，或较平常明显不同，并无法停止进食、无法对进食类型或数量进行控制。暴食障碍伴有反复的、不适当的代偿行为以预防体重增加（例如自我催吐、滥用泻药或灌肠剂、剧烈运动）。个体存在与体重或体型相关的先占观念，这种先占观念对自我评价有强烈的影响。个体无显著的低体重，不满足神经性厌食的诊断需求。

1. 病因

（1）社会文化因素：该类患者在家庭冲突中被抛弃、被忽视比神经性厌食患者更为多见，儿童期不良经历越多的女性暴食危险越大。“苗条”文化既可以压抑食欲，也可转相，表现为暴饮暴食。

（2）心理因素：神经性贪食患者的心理特点包括低自尊、对社会赞赏和避免冲突的需求强烈、自我期望高、情绪不稳定等。

（3）生物学因素：双生子研究发现，神经性贪食的遗传率为28%~83%，提示遗传因素起一定作用。

2. 临床表现

（1）核心症状：① 反复发作的暴食。暴食有不可控制的感觉，吃到难以忍受的腹胀为止。患者往往过分关注自己的体重和体型，存在担心发胖的恐惧心理。② 暴食之后有补偿行为。因恐惧暴食带来的体重增加，患者常采取增加排泄、减少吸收或过度运动等行为，如自我诱发呕吐、滥用泻药等。这种暴食行为常常是偷偷进行的，有时可伴有其他偷窃和欺骗行为。

（2）精神症状：患者开始时为暴食行为感到害羞，偷偷进行，常有情绪改变，表现为焦虑和抑郁，内容多与体型和体重有关。暴食后出现厌恶、内疚和担忧，有的患者甚至为此产生自杀观念和行为。

（3）躯体症状：可以出现神经内分泌调节紊乱和器官功能的损害。由于反复咀嚼和呕吐可产生腮腺肿大、下颌腺肿大、龋齿等体征。反复呕吐还导致一些并发症。钾流失尤为严重，会导致患者身体虚弱、心律失常。

3. 诊断

（1）对食物有种不可抗拒的欲望；难以克制地发作性暴食。

（2）患者试图抵消食物的“发胖”作用：自我诱吐、滥用泻药、间断禁食、使用某些药物

（如食欲抑制剂、甲状腺制剂和利尿剂）。

（3）患者对肥胖存在病态恐惧，患者多有神经性厌食发作的既往史。

4. 治疗　治疗目标是营养状况的恢复和进食行为的重建。研究显示，经治疗患者的症状可以缓解，治愈率并不乐观，患者常反复发作，也有久治不愈者。

（1）支持治疗：急性期以支持治疗为主，包括纠正水电解质紊乱，给予足够维持生命的能量，以尽快解除生命威胁，恢复患者的正常营养状态。

（2）心理治疗：可采用认知疗法、精神分析、行为疗法及生物反馈疗法等，以改变患者过分关注自己体型的想法，并建立正常的饮食行为。

（3）药物治疗：抗抑郁药被证实有一定治疗神经性贪食的效果，既可以减少贪食行为，又可以改善焦虑和抑郁情绪。

二、进食障碍患者的护理

（一）护理评估

1. 生活史　评估患者的童年教养情况、家庭结构与成员之间的关系、以往的学习与工作情况、对个人有较大影响的生活事件、疾病史等。

2. 生理功能　生长发育、外貌特征、躯体功能、医学检查等。

3. 心理社会功能　个性特征、精神状况、适应环境情况。

（二）常见护理诊断/问题

1. 营养失调：低于机体需要量　与拒绝进食有关。

2. 营养失调：高于机体需要量　与强迫进食有关。

3. 活动无耐力　与营养不良及导致的生理功能紊乱有关。

4. 有感染的危险　与营养不良及情绪障碍导致机体生理防御功能降低有关。

5. 体像改变　与自我发展延迟、害怕丧失对生活的控制感有关。

6. 自我认同紊乱　与青春期自我意识发展、体型体貌、生活事件等有关。

7. 抑郁　与社会孤立、疾病认知、心理冲突等有关。

8. 焦虑　与对体型体貌改变的担心或对自身病情的担心有关。

9. 有自伤自杀的危险　与抑郁情绪有关。

（三）护理目标

1. 恢复正常的营养状况。

2. 重建正常的进食行为。

3. 认识到心理社会因素与疾病的关系。

4. 重塑健康人格，积极应对生活事件。

（四）护理措施

1. 生理护理

（1）改善营养状况：① 评估患者达到标准体重和正常营养状态所需的热量，与营养师一起制订饮食计划和体重增长计划。② 如果患者严重缺乏营养又拒绝进食，可辅以胃管鼻饲；进餐后继续严密观察，保证食物的摄入。③ 使用固定体重计每日定时测量患者的体重。密切监测生命体征、摄入和排出量、心电图、各项生化指标（电解质、酸碱度、清蛋白等），直至以上项目指标趋于平稳。

（2）提高活动的耐受力：鼓励患者卧床休息，减少机体消耗。

（3）预防并发症：做好皮肤、黏膜护理，保持衣物整洁、室内空气新鲜。

2. 心理护理

（1）心理健康教育：患者不认为节食是一种病，因此在开始治疗时要进行疾病相关知识的心理健康教育，使患者认识到拒食可以导致营养不良，并给躯体功能造成各种损害，取得患者的信任和充分合作，提高治疗的依从性。

（2）建立良好的护患关系：运用支持性心理治疗对患者进行疏导、安慰、解释、鼓励、保证和具体的行为指导，认识目前生理和心理状况及进食行为的改变与心理社会因素的关系。这样既减轻了患者的焦虑、恐惧、抑郁、冲动等负性情绪反应，又取得患者的信任，建立良好的护患关系，同时也为其他治疗打下良好的基础。

（3）运用认知疗法：帮助患者纠正导致进食障碍发生的不合理信念。如有的患者追求完美人格，不接纳自己的体貌和体重，通过体像障碍否定自己的一切。通过与患者进行不合理信念辩论，使其认识这些信念的不合理性，帮助患者建立新的合理信念，并践行这些新理念的有效性。

（4）运用行为疗法：重建正常的进食模式。如对于神经性厌食患者，可让患者正确理解体型体重与进食的关系，一起制订营养进食计划，包括食物种类、进食速度、进食数量、限制活动、餐后陪伴、体重增减等指标，利用正强化和负强化的方法，帮助患者恢复正常的进食行为。

（5）运用精神分析疗法：认识进食障碍症状的意义。有些患者可能因重要丧失，如亲子关系、学业成绩、婚恋、被迫服从等生活事件，通过潜意识把内心冲突转变为躯体障碍，以获得逃避、反抗、同情、支持等效果。

（五）护理评价

1. 患者的饮食情况是否恢复正常。
2. 营养不良以及由此造成的心身损害是否恢复。
3. 患者能否客观地评价自己的形象，认识心理社会因素与疾病的关系。

第二节 睡眠 – 觉醒障碍

案例导入

患者，男，32岁，工程师。一年前开始出现失眠，主要表现为入睡困难，躺在床上一幕幕思绪浮现在脑海，内容多无意义，患者常默默告诫自己，什么也不要想就能很快入睡，可事与愿违，多在一两个小时后方能入睡，醒后感疲倦。曾到多家医院就医，未见躯体异常，多诊断为“神经衰弱"，给予镇静催眠药等，睡眠有所改善。由于担心持续用药的危害，间断使用这些药物帮助睡眠，睡眠时好时坏。近半年来，睡眠问题成为困扰他每天生活的中心问题，工作不思进取，生活缺乏激情，每次睡前都担心睡不好觉第二天还有许多工作要做怎么办，也因这个"病"难治疗而顾虑重重。患者自述病前常因家事苦恼，现在因"病"缠身，已经"顾不上"那些烦恼的事。

患者既往健康，性格温顺、细腻，父亲早年病逝，此后一直是母子两人生活，彼此很依赖，患者也很顺从母亲。患者5年前结婚，夫妻感情很好，与母亲一起生活，可是婆媳之间常因"家务琐事"发生冲突。三年前有了女儿以后，婆媳之间更是冲突不断，妻子向他抱怨，母亲向他诉说，患者常被母亲、妻子指责，左右为难，为此纠结、痛苦，常出现失眠。

请思考：

1. 患者因失眠就医，就医后虽然失眠问题没有解决，但"顾不上"烦恼的家事了，你是怎么看的？
2. 患者的性格特点、成长经历、生活事件与睡眠障碍有关系吗？

一、概述

人一生中有三分之一的时间在睡眠中度过，睡眠与觉醒功能的调节是脑的基本功能之一。正常人对睡眠时间的需求因年龄及个体差异而不同。相对于睡眠时间长短而言，睡眠质量对健康的影响更为重要。睡眠–觉醒功能紊乱常常是精神病学、神经病学及呼吸病学等相关疾病的临床症状，涉及多个临床学科。睡眠–觉醒障碍既可以是独立存在的原发性疾病，也可以继发于某种精神障碍或躯体疾病。

（一）失眠障碍

失眠障碍（insomnia disorder）是指失眠症状达到了疾病的诊断标准，并引起具有临床意义的痛苦，导致社交、职业、学业或其他重要功能的损害，且不能解释为其他睡眠障碍、精神障碍、躯体疾病及物质滥用造成的效应。

1. 病因 引起或促发失眠障碍的因素众多。常见因素包括：① 心理社会因素，急性应激是失眠的主要原因，如经历重要丧失、不愉快事件、睡眠环境改变并过分关注等；② 环境因素，如环境嘈杂、不适光照、过冷过热、空气污浊、居住拥挤或突然改变睡眠环境等；③ 生理因素，如饥饿、过饱、疲劳等；④ 精神疾病因素，精神疾病多伴有睡眠障碍，失眠是精神症状的一部分，如焦虑与抑郁障碍时可发生失眠；⑤ 药物与食物因素，如咖啡因、茶碱、甲状腺素、皮质激素、抗震颤麻痹药、中枢兴奋剂等的使用时间不当或过量、药物依赖戒断或发生药物不良反应等；⑥ 睡眠节律变化因素，如夜班和白班频繁变动等；⑦ 个性特征因素，如过于紧张、焦虑、强迫的人格特征；⑧ 其他因素，包括躯体疾病因素、生活行为因素，如日间休息过多、睡前运动过多、抽烟等。

2. 临床表现

（1）入睡困难：在适当的睡眠机会和环境条件下，不能较快入睡。入睡快慢的临床意义有年龄差异。对于儿童和青少年，入睡时间大于20分钟有临床意义；对于中老年人，入睡时间大于30分钟有临床意义。

（2）睡眠维持困难：包括睡眠不实（觉醒过多过久）、睡眠表浅（缺少深睡）、夜间醒后难以再次入睡、早醒、睡眠不足等。早醒通常指比预期的起床时间至少提早30分钟并引起总睡眠时间减少，早醒的判定需要考虑平时的就寝时间。

在失眠症状中，以入睡困难最多见，其次是睡眠表浅和早醒等睡眠维持困难，两种情况可单独存在，但通常并存，并且两者可以相互转变。

3. 诊断 ICD-11中将失眠分为慢性失眠、短期失眠及未分类的睡眠减少3类。

（1）慢性失眠：是一种频繁和持续的睡眠起始或睡眠维持困难，尽管有足够的睡眠机会和环境，仍会出现总体睡眠不满意和某种形式的日间功能损害。日间症状通常包括疲劳、情绪低落或易怒、全身不适和认知障碍。睡眠障碍和相应的日间症状至少每周出现数次，并且至少持续3个月。有些慢性失眠的患者可能表现出更加间断的病程，在数年内反复发作睡眠/觉醒障碍，每次持续数周。没有日间功能损害的情况下，报告睡眠相关症状的个体不视为有失眠。

（2）短期失眠：短期失眠的特点是尽管有足够的睡眠机会和环境，仍存在睡眠起始或睡眠维持困难，病程不足3个月，导致总体睡眠不满意和某种形式的日间功能损害。日间症状通常包括疲劳、情绪低下或易怒、全身不适和认知障碍。

（3）未分类的睡眠减少：不符合上述两种的失眠被划归为未分类的睡眠减少。

4. 治疗

（1）一般性治疗：了解失眠的原因、特点，消除影响睡眠的不利因素，改善睡眠环境，培养良好的睡眠习惯。

（2）心理治疗：认知疗法主要提高患者对睡眠的正确认识，使其理解睡眠是一个自然的生理过程，消除对失眠的焦虑和恐惧。

（3）行为疗法：帮助患者建立有规律的睡眠节律。克服睡前焦虑的行为调整方法，包括放松训练、自由想象训练等。精神分析、家庭治疗使患者认识到失眠与个性特征、生活事件、内心冲突等的关系，帮助患者处理好心理冲突，塑造健康的人格。

（4）药物治疗：镇静催眠药物可以作为辅助治疗手段，注意短期使用，避免形成药物依赖。

（二）过度嗜睡性障碍

过度嗜睡性障碍（hypersomnolence disorder）是指白天睡眠过多，这种睡眠过多并非由于睡眠不足或者药物、酒精、躯体疾病所致，也不是某种精神障碍的一部分。其分为原发性睡眠过多和发作性睡病。

1. 病因 病因不明，大约33%的发作性睡病患者有家族史，有些家族似乎呈常染色体显性遗传，提示可能与遗传因素有关。

2. 临床表现 经常在安静或单调环境下困乏嗜睡，并可不分场合甚至在十分清醒的情况下也出现不可抗拒的入睡。过多的睡眠会引起自我显著的痛苦感，社会功能受到损害，致使患者情绪低落，甚至承担着被别人误认为懒惰、不求上进的心理压力。

3. 诊断 白天睡眠过多或睡眠发作；不存在睡眠不足；不存在从唤醒到完全清醒的时间延长或睡眠中呼吸暂停；无发作性睡病的附加症状（如猝倒、睡眠瘫痪、入睡前幻觉）。患者为此感到痛苦或影响社会功能。每天发作并至少一个月。排除由于睡眠不足、药物、酒精、躯体疾病等原因，也不是某些精神症状的组成部分。

4. 治疗 首先必须尽可能了解病因，以便对因治疗。其次是药物治疗，用药原则是个体化，使用低剂量中枢兴奋剂有一定效果。行为疗法，严格遵守作息时间，每天准时入睡和起床，白天可定时小睡。

（三）睡眠觉醒节律紊乱

睡眠觉醒节律紊乱（sleep-wake rhythm disorder）指由于内源性睡眠时钟的结构或功能调节紊乱，或与外部环境如光照明暗时相不一致，或与个体所需求的学习、工作及社会活动时间不匹配引起的睡眠－觉醒紊乱。本病多见于成年人。

1. 病因 长期形成的习惯与本病发生有关，常出现于夜间工作和生活无规律的人群。这是因工作需要所致的生物钟、大脑动力定型的改变导致紊乱。心理社会压力方面，约有1/3患者病前存在生活事件，如人际关系、学习负担、求职、环境变化等，这些压力导致焦虑情绪并出现入睡时间推迟、易醒、早醒睡眠节律的紊乱。

2. 临床表现 患者主要表现为睡眠－觉醒节律改变，主要睡眠时段失眠，而在应该清醒时段出现嗜睡。患者多伴有忧虑或恐惧心理，并引起精神活动效率下降，妨碍社会功能。

3. 诊断 首先应排除躯体疾病或精神障碍导致的继发性睡眠觉醒节律紊乱。

（1）患者的睡眠－觉醒节律与环境和大多数人所要求的节律不一致，使患者在主要睡眠时段失眠，而在应该清醒时段出现嗜睡。

（2）患者明显感到苦恼或社会功能受损。

（3）几乎每天发生，并至少持续1个月。

4. 治疗 治疗措施主要是结合少量药物调整入睡时间和觉醒时间，以恢复正常的节律。

（四）异态睡眠

1. 睡行症（sleepwalking disorder） 指一种在睡眠过程中尚未清醒时起床在室内、户外行走或做一些简单活动的睡眠和清醒同时存在的混合状态。本病多见于男孩，5~12岁最多见。

（1）病因：尚不明确，可能与神经系统发育有关，部分患者有阳性家族史。

（2）临床表现：睡行症的患者在入睡以后不久，突然从床上起来四处走动，一般不说话，常双目凝视，问之不答。患者也可有一些较复杂的活动，如能避开障碍物、倒水等，然后自行上床或被领回床上。此过程难以被唤醒，可持续数分钟到数十分钟，次日醒来对睡行过程完全遗忘。

（3）诊断

1）反复发作的睡眠中起床行走。

2）发作时患者表情茫然、目光呆滞，无言语反应，不易唤醒。

3）在清醒后（无论是发作后还是次日清晨），患者对发作过程不能回忆。

4）不存在器质性精神障碍的证据，如痴呆、癫痫等。

（4）治疗：睡行症的治疗主要以预防患者受伤害为主。当患者睡行时，应该引导患者回到床上，不要试图唤醒他，次日也不要告诉或责备患者，避免造成患者焦虑。发作频繁者可睡前口服苯二氮䓬类药物，如地西泮、氯硝西泮等，以减少发作。也可在睡前口服阿米替林、丙米嗪等。

2. 夜惊（sleep terror） 是一种常见于儿童的睡眠障碍，主要为反复出现从睡眠中突然醒来并惊叫的症状。通常发生在睡眠前三分之一阶段。

夜惊患者常常在睡眠中突然惊叫、哭喊，伴有惊恐表情和动作、心率增快、呼吸急促、出汗、瞳孔扩大等自主神经兴奋症状。通常在夜间睡眠后较短时间内发生，每次发作约持续1~10分钟，难以唤醒，如强行唤醒，则出现意识和定向障碍，不能说出梦境，对发作不能回忆。诊断时需要排除器质性疾病和躯体障碍导致的继发性夜惊发作。

治疗方法与睡行症相似。主要是减少引起夜惊的相关心理社会因素，可辅以心理治疗，部分患儿可少量使用镇静药物和抗抑郁药物。

3. 梦魇（nightmare） 是指在睡眠中被噩梦所惊醒，引起恐惧不安、心有余悸的睡眠行为障碍。梦境内容通常涉及生存、安全的恐怖事件，使患者恐惧、紧张、害怕、惊叫、呻吟或动弹不得直至惊醒，醒后对恐怖的内容能清晰回忆，并处于惊恐之中。任何年龄都可以发生梦魇，儿童在听恐怖故事、看惊险电影后，常可发生梦魇。成人在应激事件后，如遭遇抢劫、强暴、意外事故等灾害性事件，可发生噩梦和梦魇。

诊断要点：在睡眠中为噩梦突然惊醒，对梦境中的恐怖内容能清晰回忆，心有余悸，通常在晚间睡眠的后期发作；从恐怖的梦境中醒来迅速恢复定向，处于清醒状态。对梦境的恐怖体验和引起的睡眠障碍感到难受。

偶尔发生梦魇一般不需要特殊治疗，发作频繁者，应了解其心理因素，予以心理治疗。还应进行躯体检查，排除心血管系统疾病和消化系统疾病等。

二、睡眠障碍患者的护理

（一）护理评估

1. 生活史 评估其生活变迁、学习或工作状况、应激事件、疾病史。儿童还应评估成长环境与发育过程情况。特别要评估精神活性物质使用史。

2. 生理功能 目前的躯体健康状况、睡眠的质和量及睡眠障碍的特点。如果患有某种疾病，还应评估患者对疾病的认知评价。

3. 心理与社会功能 个性特征、精神状况、学习或工作适应情况、与睡眠障碍有关的心理社会因素。

（二）常见护理诊断/问题

1. 睡眠型态紊乱 与社会心理因素刺激、焦虑、睡眠环境改变、药物影响等有关。

2. 个人应对无效 与应对生活压力能力、应激事件强度、个性特征等有关。

3. 焦虑 与睡眠型态紊乱、内心冲突持续存在、长期的担忧等有关。

（三）护理目标

1. 叙述妨碍睡眠的因素，学习帮助睡眠的技巧，恢复睡眠形态。

2. 描述自己的焦虑和应对模式，采用有效的应对机制处理焦虑。

3. 患者能确认可利用的资源或支持系统。

4. 患者能描述可以选择的应对策略。

（四）护理措施

1. 生理护理

（1）评估患者的睡眠质量，改善环境，创造良好的睡眠环境。

（2）养成良好的入睡方式与习惯。睡前减少活动量，不宜过饱、喝浓茶和咖啡，热水泡脚，洗热水澡等。

2. 心理护理

（1）评估患者的个性特征、生活事件、应对方式、情绪状态。

（2）让患者认识失眠症与生活事件、内心冲突和个性特征等的关系，并通过心理干预技术，如失眠认知行为治疗（cognitive behavioral therapy for insomnia, CBT-I），包括睡眠卫生教育、刺激控制训练、睡眠限制疗法、放松疗法和认知疗法，提高患者的认知能力，建立新的应对方式，以改善患者的睡眠质量。

1）睡眠卫生教育：教会患者自我处理失眠的各种措施。包括生活规律，三餐、睡眠、工作的时间尽量固定；睡前两小时避免易兴奋的活动，如看刺激紧张的电视节目、长久谈话、进食等；避免使用浓茶、咖啡、巧克力、可乐等让人兴奋的食品；白天多在户外活动，接受太阳光照；用熟悉的物品或习惯帮助入睡，如听音乐、用固定的被褥等；营造最佳的睡眠环境，避免光线过亮或直射面部；维持适当的温度和湿度；保持空气流通；避免噪声干扰；选择合适的寝具；镇静催眠药物的正确应用。

2）刺激控制训练：主要是帮助失眠者减少与睡眠无关的行为和建立规律性睡眠-觉醒模式的手段。具体方法为要求患者做到以下几点。① 把床当作睡眠的专用场所；② 感到想睡觉才上床，而不是一累就上床；③ 不在床上从事与睡眠无关的活动，如看书等；④ 睡不着或无法再入睡（无睡眠20分钟后）时立刻起床到另一房间，直到睡意袭来再回到床上；⑤ 无论夜间睡眠质量如何，都必须按时起床；⑥ 避免白天睡觉。这些方法看似容易，但患者由于各种客观或主观因素往往不能完全做到，因此需要护士有规律地随访、督促和指导。

3）睡眠限制疗法：失眠患者常常在床上待很长时间，希望能弥补一些失去的睡眠，但结果往往适得其反。因此睡眠限制疗法的主要目的是教导失眠者减少在床上的非睡眠时间，限制其待在床上的时间，促使其拥有有效的入睡时间。具体方法为如果患者每晚在床上时间是9小时，但实际睡眠时间为5.5小时，即通过推迟上床或提前起床来减少患者在床上的时间至5.5小时，然后将患者上床睡眠的时间每周增加15分钟，每晨固定时间起床，以保证在床上的时间有85%~90%用于睡眠。这种方法可使轻度患者不断改善，获得较好睡眠，但这种方法的代价是睡眠时间的相对减少，也需要对患者进行随访。

4）放松疗法：放松疗法主要是教会患者采用睡前诱导放松的方法，包括腹式呼吸、肌肉松弛法等，使其学会有意识地控制自身的心理生理活动，降低唤醒水平。另外也可以采用暗示疗法、光照治疗、身心干预（气功、瑜伽、太极拳等）、躯体治疗（按摩、针灸、穴位按压、反射疗法）等。暗示疗法适合于暗示性较强的失眠症患者，通常选用某些营养药物作为安慰剂，配合暗示性语言，诱导患者进入睡眠。光照治疗指给予一定强度的光（700~1 200Lux）和适当时间的光照，以改变患者睡眠–觉醒节律。

5）认知疗法：失眠患者由于过分担心失眠，常常引发焦虑，结果更加睡不着，形成恶性循环，这也是失眠的诱因之一。需要使用认知疗法，帮助患者达到以下几点。① 对睡眠保持符合实际的期望；② 不把白天发生的不愉快都归咎于失眠；③ 不试图强迫自己入睡；④ 不给睡眠施加压力；⑤ 一夜睡不好后不要悲观；⑥ 学会承受睡眠缺失的后果，引导患者以正确的态度对待失眠，消除对失眠的顾虑，解除心理负担、纠正恶性循环状态。

（五）护理评价

1. 患者的睡眠情况是否改善。
2. 患者对睡眠是否有理性的认识。
3. 患者是否有效应对。

相关链接 | **多导睡眠监测及睡眠分期**

多导睡眠监测（PSG）是在全夜睡眠过程中连续同步记录睡眠中生物电变化和生理活动、进行睡眠医学研究和睡眠疾病诊断的技术。监测涉及脑电图、眼动电图、心电图、肌电图、呼吸、氧饱和度等10余项指标。

多导睡眠监测或睡眠脑电图显示，正常成人睡眠呈周期性，每个周期由非快速眼动睡眠（NREM sleep）及其随后的快速眼动睡眠（REM sleep）组成，以有无快速眼球运动为鉴别特征。在一夜的睡眠中，NREM睡眠和REM睡眠交替出现，由一个NREM睡眠到另一个NREM睡眠或由一个REM睡眠到另一个REM睡眠的阶段，称为一个睡眠周期。通常每晚有4~6个睡眠周期，每个周期持续90~100分钟。随着睡眠进程推进，每个周期的睡眠结构有所变化，大部分N3期睡眠出现在前半夜，REM睡眠持续时间在后半夜，所以睡行症和睡惊症大部分发生在前半夜，REM睡眠期行为紊乱和梦魇障碍多在后半夜发生。

学习小结

心理因素相关生理障碍的病因主要是多种相互联系和相互影响的心理社会因素，如人格特征、生活事件和内心冲突等。护理评估要重视患者的生活经历、心理与社会功能的评估。在医疗与护理方面，除根据需要使用药物治疗和躯体护理外，运用心理学理论和技术进行心理治疗与护理是取得满意疗效的主要措施。

（何容芳）

复习参考题

一、单项选择题

1. 患者，女，22岁，主诉有时有不可控制的暴饮暴食行为，吃后非常后悔，心情抑郁，自我诱发呕吐，请问该患者最有可能的诊断是（　　）
   A. 神经性厌食
   B. 神经性贪食
   C. 躁狂症
   D. 焦虑症
   E. 神经性呕吐
2. 患者，女，15岁，被诊断为神经性厌食，在给该患者提供心理护理时首先应该做的是（　　）
   A. 批评患者的观点
   B. 改变错误认知
   C. 予以肠外营养
   D. 饮食健康宣教
   E. 家庭健康宣教
3. 患者，女，47岁，近3个月以来每晚入睡困难，半夜易惊醒，诊断为失眠症。护士予以刺激控制训练为（　　）
   A. 晚上睡眠不好，白天可以多补充睡眠
   B. 晚上没睡好，早上可以多睡一会
   C. 感觉想睡觉才上床，而不是一累就上床
   D. 睡觉前在床上可以看电视
   E. 睡觉前可以躺在床上看手机
4. 患者，女，45岁，长期出现入睡困难、睡浅、易醒、醒后不易再睡、醒后感到疲乏或缺乏清醒感，该患者可能出现的问题是（　　）
   A. 过度嗜睡性障碍
   B. 焦虑症
   C. 抑郁症
   D. 失眠症
   E. 恐惧症
5. 某女性患者，长期白天睡眠时间长，醒后可出现意识模糊，因心率加快而烦躁，心情低落，该患者可能患有（　　）
   A. 睡行症
   B. 梦魇症
   C. 嗜睡症
   D. 睡惊症
   E. 梦游症

参考答案：1. B，2. D，3. C，4. D，5. C

二、简答题

1. 导致神经性厌食发病常见的心理社会因素有哪些？
2. 失眠症的临床特点、主要护理问题和措施有哪些？

第十二章　应激相关障碍患者的护理

学习目标

知识目标	掌握　创伤后应激障碍、复杂性创伤后应激障碍、延长哀伤障碍、适应障碍、反应性依恋障碍、脱抑制性社会参与障碍的定义、临床表现；应激相关障碍患者的护理诊断/问题和护理措施。 熟悉　应激相关障碍的诊断要点、治疗和预后；应激相关障碍的护理目标。 了解　应激相关障碍的病因及发病机制、护理评价。
能力目标	能为应激相关障碍患者制订针对性的护理计划并有效实施。
素质目标	理解和接纳应激相关障碍患者的症状和心理痛苦，能尊重和关爱患者，与其建立良好护患关系。

案例导入

陈某，女，38岁，已婚，小学教师。暑假期间带着十多名小学生（包括自己的儿子）去北京周边某山村参加夏令营，恰逢百年一遇之大雨，患者与学生们半夜被突发的洪水围困。电被洪水切断，天空中电闪雷鸣，患者心急如焚，担心学生和自己孩子的生命安全，却又无能为力。漆黑中大家相互牵着手站在教室的课桌上等待救援，当洪水没至胸前的紧张时刻救援官兵赶到，大家脱险。其后1周不到，患者出现失眠，经常做噩梦，梦见自己和孩子们被洪水围困，以至于梦中常常大喊着惊醒。同时，一逢雨天患者就莫名的恐惧担心、紧张憋闷，似乎北京夏令营时的经历又历历在目，甚至有时会出现呼吸困难，觉得周围环境和事物都不是真实的。渐渐地，患者回避和不愿谈及北京夏令营的相关事情，喜欢独处，对外界事物兴趣下降，情绪低落，且容易激惹，故来院就诊。

请思考：

1. 该患者属于何种应激障碍？
2. 此种障碍的发生与哪些因素有关？
3. 对该患者应如何实施相应的护理措施？其预后如何？

第一节 应激相关障碍的临床特点

一、概述

应激相关障碍（disorder specifically associated with stress）是一组与暴露于一个或一系列应激性、创伤性事件或者不良经历直接相关的精神障碍。经历应激源是这组精神障碍发生的前提条件，尽管并非所有个体暴露于应激源后均会导致精神障碍，但未经历应激源的个体不会发生应激相关障碍。根据ICD–11，应激相关障碍包括创伤后应激障碍、复杂性创伤后应激障碍、延长哀伤障碍、适应障碍、反应性依恋障碍和脱抑制性社会参与障碍。

基于ICD–11的最终标准和对疾病的有效测量，2019年美国的一项研究提供了美国普通人群中与ICD–11的创伤后应激障碍和复杂性创伤后应激障碍相关的发病率、临床相关因素和风险因素的报告。结果显示，目前美国创伤后应激障碍的患病率为3.4%，复杂性创伤后应激障碍的患病率为3.8%。此研究确定了复杂性创伤后应激障碍与更高水平的精神负担以及心理健康程度的降低有关。另外，性别、成年期累积创伤和不良童年经历是这两种疾病的危险因素，女性比男性更有可能同时符合创伤后应激障碍和复杂性创伤后应激障碍的标准。儿童期累积创伤是复杂性创伤后应激障碍的一个特别强的危险因素。此外，儿童时期的性虐待和身体虐待是增加复杂性创伤后应激障碍风险的独特事件，犯罪者与受害者或幸存者的关系是复杂性创伤后应激障碍（犯罪者是监护人）与创伤后应激障碍（犯罪者是非监护人）的另一个重要差异风险因素。

心理社会因素是应激相关障碍发病的直接原因，但其发病机制比较复杂，迄今仍未完全阐明。现有的研究显示,个体在应激状态时，一般通过中枢神经系统、神经生化系统、神经内分泌系统、神经免疫系统之间的相互作用，影响机体内环境的平衡，引起各器官功能障碍、组织结构变化，从而最终导致各类应激相关障碍的发生。

二、临床表现

（一）创伤后应激障碍

创伤后应激障碍（post traumatic stress disorder，PTSD）是指个体在遭受异乎寻常的威胁性、灾难性精神创伤后延迟出现的一种精神障碍。导致PTSD的事件往往具有异常惊恐或灾难的性质，而且是被个体亲身经历或目睹发生的，如残酷的战争、空难、地震、大洪水等，常引发个体极度恐惧和无助之感。创伤后应激障碍多发生于遭受创伤后数日至半年内，其临床症状如下：

1. 创伤经历的再体验　创伤性体验的反复重现是创伤后应激障碍最常见、最具特征性的症状。其最典型的症状是闯入性表象、症状闪回及梦魇。患者在经历创伤性事件后，有各种形式的反复发生地闯入性地出现以错觉、幻觉（妄想）构成的创伤性事件的重新体验和症状闪回。另外，患者在创伤性事件后可频频出现内容非常清晰的、与创伤性事件明确关联的梦魇，患者常常从梦境中惊醒，并在醒后继续主动“延续”被“中断”的场景，伴有强烈的心理痛苦和生理反应。儿童患者可出现短暂的“重演”性发作，即再度恍如身临其境，出现错觉、幻觉及意识分离性障碍。

2. 回避症状 患者表现为长期或持续性极力回避与创伤经历有关的事件或情境，如与创伤有关的人、物、环境及有关想法、感觉、话题等，甚至表现为对创伤性事件的选择性遗忘或失忆。同时还可表现为情感麻木，对周围环境刺激普遍反应迟钝，出现社会性退缩。对以往的爱好失去兴趣，疏远周围的人。对未来的工作、学习和生活都失去憧憬，外表给人以木讷、淡漠的感觉，但实质上机体仍处于高度的警觉状态。

3. 警觉性增高的症状 这是一种自发性的持续高度警觉状态，且在创伤暴露后的第一个月最普遍、最严重。临床表现为过度警觉、惊跳反应增强，可伴有注意力不集中、激惹性增高、焦虑情绪及睡眠障碍等症状。心慌、出汗、头痛、躯体多处不适等躯体化焦虑的症状明显，睡眠障碍以入睡困难和浅睡、易惊醒多见，而且持续时间比较长。

4. 儿童创伤后应激障碍 由于儿童大脑语言表达、词汇功能等发育尚不成熟，其临床表现与成人有一定的差异，儿童主要表现为时常从噩梦中惊醒、在梦中尖叫，也可主诉头痛、胃肠不适等躯体症状。有研究指出：儿童重复玩某种游戏是闪回或闯入性思维的表现之一。创伤性事件发生期间和发生后出现分离症状，感觉自己脱离了身体，就像在做梦一样。他们还认为世界是虚幻的。值得注意的是，PTSD会阻碍儿童日后独立性和自主性等健康心理的发展。

除上述主要临床特点外，PTSD患者还出现兴趣范围缩窄、人生观和价值观改变，乃至人格改变，并常伴有抑郁、焦虑、睡眠障碍、自杀、攻击言行等异常，还往往与酒精、苯二氮䓬类等精神活性物质滥用共病。多数PTSD患者在创伤性事件后数天至半年内发病，一般在1年内恢复正常，少数患者可持续多年，甚至终身不愈。

（二）复杂性创伤后应激障碍

复杂性创伤后应激障碍（complex post-traumatic stress disorder，C-PTSD）是对长期或重复的创伤事件的反应发展而成的精神障碍。它除了符合PTSD所有的核心症状，还有严重的情绪调节问题，如难以控制自己的情绪；自我认知改变，如感觉自己与他人完全不同或者对自己有消极的看法；不能持久维持良好的人际关系，如难以信任他人等，导致明显的人际、家庭、社会关系损害，以及教育、职业功能损害。

（三）延长哀伤障碍

延长哀伤障碍（prolonged grief disorder，PGD）指丧失亲人后的持续的哀伤反应，往往超过6个月，难以随着时间的推移得到缓解。高危患病人群包括女性、老年人、文化程度低及家庭收入低下者。延长哀伤障碍的临床表现如下：

1. 相关临床症状紧密围绕丧亲事件，表现为持续性的、极度的痛苦体验。对逝者过度缅怀，不接受其已逝世的现状。对逝者相关事物过度敏感，有意识避开与其相关事物，对亲人离世可能存在过分自责。

2. 患者找不到生活中的自我定位，也不愿意接受生活中新的角色，难以再次相信他人，与外界隔离、疏远。

3. 患者会有情感麻木、孤独的感受，对未来的生活不抱有希望，个人的社会功能受到显著影响，生活质量严重受损。

4. 患者自杀风险明显增高，也更容易出现高血压、心血管事件、肿瘤、免疫功能异常等疾病。

（四）适应障碍

适应障碍（adjustment disorder）是指因长期存在应激源或困难处境，加上个体本身的性格缺陷而产生的以烦恼、抑郁等情感障碍为主，伴有适应不良行为（如行为退缩、不注意卫生、生活无规律等）和生理功能障碍（如睡眠障碍、食欲缺乏等），并使个体社会功能受损的一种慢性心因性障碍。适应障碍的发生是心理社会应激因素与个体素质共同作用的结果，是个体对某一明显的生活变化或应激性生活事件所表现的不适反应，一般不出现精神病性症状。适应障碍多发病于应激性生活事件发生后的1个月内，临床表现多种多样。成人以抑郁焦虑症状为主，青少年可表现为品行障碍，而儿童则常表现为行为退缩。

1. 抑郁型适应障碍　是成年人最常见的适应障碍。主要表现为心境低落、对生活丧失兴趣、自责、哭泣和绝望感，但程度比抑郁症轻。常伴有睡眠障碍、食欲减退、体重减轻。

2. 焦虑型适应障碍　主要表现为紧张不安、担心害怕、神经过敏、震颤、心悸、憋闷感或窒息、出汗、激越等症状。

3. 混合型适应障碍　表现为焦虑和抑郁的综合症状及其他情绪异常的综合症状，但症状的严重程度比抑郁症和焦虑症轻，如有些青年入伍或求学时，离开家庭和父母后出现抑郁、矛盾、易怒和明显依赖表现。

4. 品行障碍型适应障碍　多见于青少年，主要表现为侵犯他人权利或违反社会准则和规章，不履行法律责任，违反社会公德。如逃学、旷工、打架斗殴、毁坏公物、对人粗暴无礼、偷窃行为、离家出走、过早的性行为、酗酒等。

5. 行为退缩型适应障碍　表现为孤僻离群，不参加社交活动，不注意个人卫生，生活无规律。在儿童常表现为尿床、幼稚语言或吮拇指等形式，一般无焦虑抑郁情绪，也无恐惧症状。

上述各型均可出现躯体不适主诉，如疲乏、头痛、背痛、食欲差、慢性腹泻等不适，但体检无相应阳性体征，其他辅助检查也均正常。同时，适应障碍也可导致患者出现社会功能受损。

适应障碍起病通常在应激性事件或生活改变发生后1个月之内，病程往往较长，但症状持续时间一般不超过6个月。应激源消除或经过调整形成了新的适应后，患者的精神症状也随之缓解。

（五）反应性依恋障碍

反应性依恋障碍（reactive attachment disorder，RAD）指生命早期被忽视或虐待，婴儿或幼儿的基本情感需要未能被满足，使得患儿不能与父母或照顾者建立起健康的依恋关系。临床表现为不明原因的恐惧、退缩、悲伤或烦躁；不寻求安慰或对别人的安慰无反应；基本无笑容；关注他人，但不参与社交活动；不寻求支持或帮助；在要被抱起时不主动伸手；对捉迷藏或其他互动游戏不感兴趣。

（六）脱抑制性社会参与障碍

脱抑制性社会参与障碍（disinhibited social engagement disorder，DSED）指超出了社会预期的、亲疏不分的社交行为异常。起病于5岁之前，与生命早期被忽视有关。患儿对陌生人过分亲近，如过分亲密的言语和肢体接触。

三、诊断要点

根据ICD-11诊断标准，应激相关障碍的诊断要点如下。

（一）创伤后应激障碍的诊断要点

1. **患者经历** 异乎寻常的威胁性或灾难性应激事件或情境，几乎能使每个人产生弥漫的痛苦。创伤后，发病的潜伏期从几周到数月不等（但很少超过6个月）。病程有波动，大多数患者可望恢复。少数病例表现为多年不愈的慢性病程，或转变为持久的人格改变。

2. **典型症状** 在“麻木”感和情绪迟钝的持续背景下，不断地再闯入回忆（“闪回”）或梦中反复再现创伤，与他人疏远，对周围环境淡漠无反应，快感缺乏，回避易使人联想到创伤的活动和情境。通常存在自主神经过度兴奋状态，表现为过度警觉、惊跳反应增强、失眠。焦虑和抑郁常与上述症状和体征并存。自杀观念也非罕见。另一个使情况复杂化的因素是过度饮酒和服用药物。

（二）复杂性创伤后应激障碍的诊断要点

1. 遭受长时间或重复性的难以或不可避免的创伤性事件。

2. 除了PTSD的核心症状外，还有情绪障碍、负性自我认知和人际关系障碍。

（三）延长哀伤障碍的诊断要点

1. 丧失亲人。

2. 不接受亲人已逝世的现状。

3. 哀伤持续时间大于6个月，对逝者相关事物过度敏感。

4. 难以再次相信他人，与外界隔离、疏远。

5. 情感麻木、孤独，对未来的生活不抱有希望，个人的社会功能受到显著影响，生活质量严重受损。

（四）适应障碍的诊断要点

1. 明显的生活改变或应激事件为诱因，尤其是生活环境和社会地位的改变。个人素质或易感性在发生本病的危险性乃至表现形式方面起重要作用。起病通常在应激性事件或生活改变发生后1个月之内，除长期的抑郁性反应外，症状持续时间一般不超过6个月（若超出，则应根据临床表现作相应更改）。

2. 临床表现多样性，包括抑郁、焦虑、烦恼（或上述各症状的混合），感到对目前处境不能应对，无从计划，难以继续，有一定程度的日常事务功能缺损。患者可能感到易于做出出人意料的举动或突发暴力行为，但这种情况极少真正发生。不过，品行障碍（如攻击或非社会行为）可为伴随特征，尤其是青少年。在儿童中，可重新出现尿床、幼稚语言、吸吮手指等退行现象。

（五）反应性依恋障碍的诊断要点

1. 生命早期（至少为9个月）被忽视。

2. 不寻求照顾者安慰，对照顾者的安慰基本没反应。

3. 持续的社交或情绪障碍。

（六）脱抑制性社会参与障碍的诊断要点

1. 生命早期（至少为9个月）被忽视。

2. 主动与陌生成年人过分亲近。

四、治疗与预后

（一）创伤后应激障碍的治疗与预后

1. 治疗原则 PTSD患者的治疗目标因人因疾病的阶段不同而异，具体包括：最大限度地减轻或消除PTSD的核心症状，减轻或消除创伤相关的并发症，减轻患者的痛苦体验；提高患者的心理应对能力，恢复患者的安全感及信任感，最终帮助患者恢复社会功能到创伤前水平；防止PTSD症状慢性化及复发；促进创伤后的人格成长和职业发展，帮助患者重建职业目标、人际交流能力、核心价值及信念。

（1）心理治疗：是PTSD的重要治疗方式。其中，认知行为疗法及眼动脱敏与再加工（eye movement desensitization and reprocessing，EMDR）是治疗急性和慢性PTSD核心症状的有效方法。延长暴露技术对PTSD相关的焦虑或回避症状治疗也有效。基于精神动力学的心理治疗寻找生长过程中人际或内心的冲突，对PTSD患者的社会、职业和人际功能的恢复尤为重要。关注现实和创伤为中心的团体治疗也可减轻PTSD的症状。无论采取何种心理治疗，其实施过程应依据正常化、协同化、个性化原则。

（2）药物治疗：是PTSD的重要治疗手段。应针对患者的躯体症状及时给予药物对症治疗。有研究表明，帕罗西汀、氟西汀和舍曲林等能有效地治疗PTSD的回避、警觉性增高和麻木等症状；单胺氧化酶抑制剂和三环类抗抑郁药等对闯入性回忆和噩梦疗效较好。另外，临床研究证实，① 抗癫痫药物对PTSD也有一定疗效，拉莫三嗪对闯入性回忆和回避症状有改善，卡马西平和丙戊酸钠分别对闯入性回忆和回避症状有明显改善，卡马西平、丙戊酸钠和锂盐均对警觉性增高症状有改善作用；② α_2-肾上腺素能激动剂，如可乐定可以改善PTSD患者的警觉性增高（如易激惹、失眠等），阿片拮抗剂，如纳洛酮对PTSD患者的回避、麻木和悲观症状有效。

2. 预后 PTSD病程长短因人而异，大约50%患者3个月内完全恢复正常，超过1/3的患者症状持续一年以上。美国国家共病调查研究资料显示，PTSD症状在创伤后一年内迅速缓解，但33%~50%的PTSD患者会成为慢性疾病，甚至终身不愈。

一般而言，PTSD患者具备下述一些特点，提示预后相对较好：临床症状出现急、持续时间短暂（<6个月）；患病前社会功能良好；社会支持系统比较完善；无躯体疾病及其他精神疾病共病；无其他显著危险因素。

但当PTSD患者具备下列一些因素时，其病情往往更易于慢性化、更趋于难治：年幼或年老；女性；症状数量多，麻木和警觉症状所占比例较高；有童年创伤史；共病其他精神疾病；经历的创伤性事件强度巨大；经历创伤事件后未及时接受危机干预；缺乏或丧失有效的情感支持和社会支持；经常以自责、回避、酗酒、吸烟等不良方式应对困境；有效药物治疗的疗程不足够；缺少心理治疗等。

（二）复杂性创伤后应激障碍的治疗

1. 心理治疗 创伤聚焦的认知行为治疗（trauma-focused cognitive behavioural therapy，TF-CBT）、

眼动脱敏与再加工疗法、认知加工治疗（cognitive processing therapy，CPT）、认知疗法（cognitive therapy，CT），这些治疗PTSD的心理治疗方法同样适用于复杂性创伤后应激障碍（CPTSD）。另外，像情绪调控策略、创伤记忆叙说、认知重构、焦虑与压力管理、人际技巧等心理治疗方法可针对CPTSD症状进行治疗。

2. 药物治疗 患者并没有常规的药物治疗。然而，如果患者有抑郁症、睡眠问题或者患者不接受心理治疗，可考虑采用相应药物治疗。

（三）延长哀伤障碍的治疗与预后

1. 治疗原则 药物治疗疗效不明确。心理治疗方面，基于哀伤的认知行为疗法对减轻延长哀伤障碍的症状有效，分为个体心理治疗、集体心理治疗和基于网络的心理治疗。

2. 预后 延长哀伤障碍患者的生活质量严重下降，社会功能明显受损，随着疾病的慢性化，患者罹患各类躯体疾病和出现自杀行为的风险增高。

（四）适应障碍的治疗与预后

1. 治疗原则 心理治疗主要解决患者的心理应对方式和情绪宣泄的途径问题，通常采取个别指导、家庭治疗和社会支持等方式。药物治疗主要用于情绪异常较明显的适应障碍患者，或作为心理治疗的辅助作用。药物治疗宜遵循低剂量、短疗程的原则。药物治疗的同时，心理治疗应继续进行，特别是对恢复较慢的患者更为有益。

2. 预后 给予适当治疗后预后良好。应激源消失后，一般几个月或最长不超过6个月，患者可恢复正常。有报道指出，青少年比成年患者病程要稍长些，并可出现伴发自杀的行为。对迁延不愈的患者，应考虑应激源是否未完全消除，并仔细深入接触，观察有无其他精神障碍未被发现的可能，对于青少年，需要关注有无共病物质滥用或依赖问题。

（五）反应性依恋障碍的治疗

1. 心理治疗 借鉴5岁以下儿童的受创伤家庭的心理治疗方法。用游戏、语言和身体接触来促进父母和孩子的互动，引导患者学会处理和转化负性情绪，表达感受。

2. 药物治疗 当前没有药物能增加儿童的依恋行为，只是针对反应性依恋障碍的某些症状有帮助。

（六）脱抑制性社会参与障碍的治疗

心理治疗是最有效的方法，如游戏治疗、创作性艺术疗法。当前，没有证据显示药物能改善脱抑制性社会参与障碍的核心症状。

第二节 应激相关障碍患者的护理

一、护理评估

对应激相关障碍患者的护理评估主要包括应激源、心理、生理、精神状况和行为方式、社会功能等方面，尤其需要关注患者是否存在冲动伤人及自伤自杀的危险。对应激源、患者的应对方式及人格特点进行评估，有助于选择针对性的护理措施。

1. 应激源的评估 包括应激源的种类、强度、发生的原因和持续的时间，以及患者对应激源的主观感受与评价、疾病发作与心理创伤的关系、患者的应对方式等。

2. 生理评估 包括：① 患者的一般情况，尤其要注意营养、食欲、大小便、睡眠等情况；② 既往健康状况，如精神病史、躯体疾病史、物质滥用史；③ 各器官功能情况，通过体格检查、实验室及其他辅助检查等进行评估。

3. 心理评估 主要是对患者应对方式和认知模式的评估。包括：① 评估患者平时对应激性事件的处理方式及所需时间；② 评估患者对应激性事件的认识及对待疾病的态度；③ 评估患者的情绪状态，特别是焦虑、抑郁、恐惧等情感反应；④ 评估患者的精神状态和行为。

4. 社会功能评估 主要评估患者的社会角色、职业功能、人际交往、个人生活能力等有无受损；对于儿童，评估患儿的角色功能、学习能力、人际交往能力、环境适应等。评估患者家属对疾病的认识情况及家属对患者所持的态度；评估患者可利用的社会资源及其强度、性质和数量。

二、常见护理诊断/问题

1. 有暴力行为的危险 与应激事件引起的兴奋状态和冲动行为有关。

2. 有自伤、自杀的危险 与应激事件引起的抑郁、焦虑等情绪有关。

3. 情绪调控受损 与长期面对应激事件、担忧、不安以及反复出现闯入症状导致的紧张、焦虑和抑郁有关。

4. 睡眠型态紊乱 与应激事件引起的情绪波动、坐立不安、环境改变和精神运动性兴奋等有关。

5. 有营养失调的危险 与患者精神运动性兴奋或精神运动性抑制引起的生活不能自理有关。

6. 生活自理能力下降 与应激事件导致行为紊乱或退缩等有关。

7. 个人应对无效 与家庭冲突、应激导致的行为障碍、不切实际的角色期待及支持系统不足有关。

三、护理目标

以消除应激源的影响及矫正不良的心理应对方式为最终目标。

1. 能正确认识应激事件，能认知哪些是触发创伤体验的情境，并采用适当的应对方式，获得家庭及社会支持，恢复正常的社会功能。

2. 患者不发生自杀、自伤和伤人行为。

3. 在自理能力下降期间，患者的基本生理需要能得到满足。

4. 患者的睡眠恢复正常。

5. 患者情绪稳定，无紧张、恐惧、焦虑、抑郁等负性情绪。

四、护理措施

应激相关障碍的临床护理措施包括应激源的处理、安全护理、生理和心理护理等几个方面。

鉴于应激源和患者的表现不同，针对不同患者，护理措施应有所侧重。对于急性期的患者，侧重关注患者的安全、基本生理需要的满足和稳定情绪；对于缓解期患者，重点加强患者的应对能力；对于创伤后应激障碍的患者而言，早期着重于保障患者安全和消除情绪障碍，后期主要侧重于帮助其建立有效的应对机制；对适应障碍的患者，护理重点放在帮助其提高适应环境和应对应激事件的能力。

1. 脱离应激源 由于应激相关障碍的病因明确，主要由应激性事件所致，因此首要护理措施就是帮助患者尽快消除应激源或脱离导致精神创伤的环境，最大限度地避免进一步的刺激。同时，为患者提供安静温馨、宽敞舒适的室内休息环境，尽量减少各种不良因素对患者的刺激和干扰。通过这一护理措施，可以消除患者的创伤体验，促进症状的缓解和消退。

2. 安全护理 PTSD患者、复杂性创伤后应激障碍患者、延长哀伤障碍患者和适应障碍患者可能会因情绪低落出现自杀自伤行为，因此对上述患者要严密观察和护理，防范各种安全问题的发生。

（1）评估患者暴力行为和自伤自杀的危险度。密切观察患者暴力行为及自伤自杀的可能先兆，一旦发现征兆时应立即果断采取措施，保证患者及周围人员的安全。

（2）妥善保管剪刀、绳索、药物、尖锐利器等危险物品，定期进行安全检查，发现隐患时要及时处理，杜绝危险。

（3）对有自杀自伤危险的患者，应将患者安置在重症室，其活动范围应控制在护理人员的视线内，必要时设专人看护。多与患者交流沟通，掌握其病情、心理活动变化，鼓励其表达情绪和想法，利用各种机会动摇和消除患者自杀的意念。加强病情观察和巡视，尤其是夜间、清晨、节假日等易发生自杀时段，更要严加防范。

3. 生理护理 针对患者不同状态采取不同措施。对于生活不能自理的患者，应加强生活护理，帮助患者满足基本生活需要，如沐浴、洗漱、如厕等个人卫生方面的护理。对于营养失调和/或进食存在障碍的患者，应加强饮食护理，必要时可予以鼻饲饮食或胃肠外营养辅助，以保证患者正常能量的摄入及机体的水电解质平衡。对于心因性木僵的患者，需做好皮肤、口腔的护理，为患者定时翻身，预防压疮和口腔溃疡。对于睡眠型态紊乱的患者，有针对性地做好睡眠护理，保证患者每日有充足的睡眠。对于所有应激相关障碍的患者，都需要提供舒适、温馨、安静的室内氛围。

4. 心理护理

（1）建立良好的护患关系：护士通过主动倾听、共情支持、态度温和真诚、接纳患者的感受等方法，建立起患者对于护士的信任感。增加责任护士与患者接触的次数和时间。通过言语沟通，鼓励患者倾诉自己的创伤体验，宣泄愤怒、压抑的负面情绪，帮助患者认识应激相关障碍的症状，分析各种原因及危害性。

（2）给予支持性心理护理：对急性期患者给予支持性心理护理，具体措施如下。①言语或非言语方式的安慰，如保持与患者的密切接触，积极的暗示性语言，对于女性患者，护士可握住患者的手鼓励或倾听其诉述等；②鼓励患者共同参与活动，根据患者的承受能力，鼓励患者选择做些什么，促使患者在活动中或与他人交往中减少对以往创伤事件的回忆，或减轻孤独感及纠正退缩、回避他人的行为；③ 合理解释指导，对患者的症状进行解释，协助患者认识疾病的性质，以解除患者的思想顾虑，树立战胜疾病的信心，鼓励、指导患者正确对待客观现实；④ 帮助患者宣泄，护士应鼓励患者运用言语描述、表达等方式宣泄，讨论创伤性事件，包括患者的所见所闻、所思所想，减少患者可能存在的自我消极评价，鼓励患者按照可控制和可接受的方式表达焦虑、激动，允许自我发泄，如来回踱步、哭泣等；⑤ 强化疾病症状可控/消失、生活恢复正常的观点。

（3）帮助患者纠正负性认知：帮助患者寻找自身存在的负性自动思维，纠正其负性认知，进而培养患者积极的、建设性的思维方式，如教会患者正性思维（用积极的想法代替消极的想法）、自信训练（学会表达感受、意见和愿望）、思维阻断法（默念“停”来消除令人痛苦的想法）等方法，促使患者在面临应激环境和适应障碍时，建立积极的应对策略。

（4）指导患者使用放松技术，学会自我管理焦虑的方法，主要包括：冥想、正念训练、呼吸训练（腹式呼吸）、放松训练（如渐进性肌肉放松）等方法，积极配合医生及治疗师做好暗示治疗、行为治疗（如暴露疗法）、生物反馈治疗等。

（5）帮助患者认识自己个性中的不足之处，正确对待致病因素和疾病的发生，确认以前应用过的有效的心理应对方法，或通过训练有效的心理应对方法，帮助患者提高自我康复能力及应激能力。

（6）帮助患者学会处理应激的各种积极有效的认知和行为技能，并将其积极应用于现实生活中。① 选择性重视，重视自身的优点和长处；② 选择性忽视，不故意去关注自己的挫折和痛苦，对创伤事件不故意去感知、不接触、不回忆；③ 改变原有的价值系统，用平常心看待事物，不与他人作比较、不计较得失、学会放弃，接受自己的长处和优点；④ 降低自己的期望值，使之更符合现实；⑤ 改变愿望满足的方式，放弃目前难以实现愿望的方法，采取其他方式满足愿望；⑥ 转移注意力，采取运动休闲、与人交流、听音乐、看电视等方法转移自己对应激的注意力。

（7）帮助患者运用社会支持系统应对应激：① 帮助患者发现有哪些人能关心支持自己，帮助其寻找适当的社会资源和支持系统；② 指导患者重新调整和建立社会支持，鼓励其动用一切可利用的社会支持资源以减轻应激反应，促进身心的康复。同时，让家属理解患者的痛苦和所处的困境，使其能够关心和尊重患者，但不会过分地迁就或强制患者。帮助家属和患者学习应激相关障碍的相关知识，正确地认识疾病，消除模糊观念引起的焦虑不安和抑郁情绪。指导家属协助患者合理安排工作、生活，恰当处理与患者的关系，并教会家属正确帮助患者恢复社会功能。

5. 药物护理 遵照医嘱给予患者服用相应的药物治疗，如抗焦虑抑郁的药物、小剂量的抗精神病药物等，让患者了解药物的作用和副作用，学会自己观察药物的作用与不良反应。

五、护理评价

1. 患者的异常情绪和反应是否按预期目标得到改善，患者能否控制自己的情绪。

2. 患者是否发生了自伤自杀、冲动攻击行为，是否有跌伤、走失发生。

3. 患者是否改善了心理应激的应对方式。

4. 患者是否睡眠充足、营养良好、生活自理并有规律。

5. 患者是否恢复了正常社会功能。

学习小结

应激相关障碍包括创伤后应激障碍、复杂性创伤后应激障碍、延长哀伤障碍、适应障碍、反应性依恋障碍和脱抑制性社会参与障碍。对于创伤后应激障碍的患者而言，早期着重于保障患者安全和消除情绪障碍，后期主要侧重于帮助其建立有效的应对机制。对适应障碍的患者，护理重点放在帮助其提高适应环境和应对应激的能力上。具体可从脱离应激源、安全护理、生理护理、心理护理及药物护理几个方面开展护理工作。

（张雪芹）

复习参考题

一、单项选择题

1. 反应性依恋障碍和脱抑制性社会参与障碍的共同之处是（　）
   A. 生命早期被忽视
   B. 不明原因退缩、恐惧
   C. 不寻求安慰
   D. 亲疏不分，对陌生人过分亲近
   E. 寻求关注

2. 以下关于复杂性创伤后应激障碍的描述**错误**的是（　）
   A. 具有PTSD的核心症状
   B. 严重的情绪调节问题
   C. 自我认知改变
   D. 不能持久维持良好的人际关系
   E. 遭遇的创伤事件多为一过性事件

3. 关于延长哀伤障碍临床表现，下列选项**不正确**的是（　）
   A. 丧失亲人后的持续的哀伤反应，往往超过6个月
   B. 患者出现自杀的风险低
   C. 个人社会功能受到影响
   D. 不接受亲人已逝世的现状
   E. 患者容易出现高血压、心血管事件、肿瘤、免疫功能异常等疾病

4. 韩某，女，23岁。周末搭乘男友摩托郊游后返城，途中遭遇车祸，双双被送进医院。其男友不治身亡，而患者本人受轻伤。一年后随访该患者，家人反映患者性格有改变，无故发脾气，不喜欢外出，沉默寡言，睡眠差，有几次听到患者从睡梦中惊醒。患者不敢坐摩托车，甚至听到汽车的喇叭声也表现出恐惧害怕。此患者可诊断为（　）
   A. 恐惧症
   B. 抑郁症
   C. 创伤后应激障碍
   D. 适应障碍
   E. 复杂性创伤后应激障碍

5. 王某，女，18岁，大一新生。自幼父母溺爱，从未离开过父母。2022年远离家乡去某大学就读。入学初期，患者生活自理能力差。2周后，哭着给家人打电话，说不想读书了，要求转学回家乡。经劝说后勉强坚持学习，但同学发现患者经常不吃早餐，喜欢卧床，不修边幅，不与人交谈，有时旷课，有时独自流泪。自诉觉得注意力难以集中，头脑昏昏沉沉，食欲差，从没有过自杀念头。此患者目前最可能的诊断是（　）
A. 创伤后应激障碍
B. 急性应激障碍
C. 抑郁障碍
D. 适应障碍
E. 反应性依恋障碍

参考答案：1. A，2. E，3. B，4. C，5. D

二、简答题

1. 如何区分创伤后应激障碍和复杂性创伤后应激障碍？
2. 简述创伤后应激障碍的临床表现。
3. 阐述创伤后应激障碍的护理措施。

第十三章

人格障碍患者的护理

学习目标

知识目标	掌握　人格障碍的定义、分类及临床表现，各类人格障碍患者的护理诊断/问题和护理措施。 熟悉　人格障碍的诊断要点、治疗和预后，以及人格障碍的护理目标。 了解　人格障碍的发病机制。
能力目标	能对人格障碍患者可能表现出的行为模式进行评估，并采取有效的护理措施。
素质目标	提高对人格障碍患者的共情水平，避免在与人格障碍患者的关系中出现控制、剥削和伤害。

案例导入

李某，女，32岁，未婚，教师。患者表面上与人关系融洽，工作努力，但内心世界极度痛苦，经常感觉到强烈的空虚，内心无法被填满，这有时会引发焦虑和抑郁情绪，难以自控。李女士的父母在她小时候离婚，她跟着母亲生活，母亲经常外出与男性朋友聚会，较少有时间陪伴她。她曾与几名男性有过短暂的婚恋关系，但均因她的情绪失控与疯狂嫉妒而结束。她难以忍受伴侣与其他女性有任何互动，担心他人会取代她在伴侣生命中的位置，这令她陷入焦虑与抑郁，甚至自残。但一旦分手，她又会显得悲痛欲绝，求对方复合。

李女士明白自己的这些情绪与行为问题，但苦于无法控制。她生活在痛苦与矛盾的循环之中，渴望得到别人的爱但又不停推开他人，无法真正靠近别人却又害怕被孤立，这使她每天都在与自己的这些痛苦抗争。

请思考：

1. 患者出现了哪些精神症状？
2. 如何对患者进行护理评估？
3. 针对该患者主要的护理措施有哪些？

第一节　人格障碍的临床特点

一、概述

人格（personality）的概念似乎简单，但实际上非常复杂。从历史上看，“人格”一词源于希腊语“persona”，意为戏剧演员使用的面具，具有投射和暗示的含义。随着时间的推移，其含义从外在表象转变为个体内在特征。

人格是一个复杂的特征模式，它包括个人独特的知觉、感觉、思维、应对和行为模式。人格特征是人格在广泛的社会和个人环境中显现出的突出方面。内在的和共通的个性特征来源于生物的性格、心理经历和环境交互作用的复杂过程，最终形成独特的个性。正常人格和异常人格之间没有明显区分。相反，人格被视为一个从正常到异常的连续体。许多涉及“正常”人格发展的相同过程也导致了人格障碍的发展。

人格障碍（personality disorder）是较为常见的一类精神障碍，患者内心体验和行为明显偏离个体文化背景，持久地用适应不良的方式对待周围的人和事物，结果使个人遭受痛苦和/或使他人遭受痛苦，给个人和/或社会带来不良影响。常见的临床表现有情感不稳定、人际关系困难、社会功能下降等。如果不加以控制，可能导致其他精神疾病的发生、自伤自杀倾向增高及法律和道德上的问题。

全球人格障碍汇总患病率为7.8%，中国人格障碍的总体患病率约为4.1%，其中边缘型人格障碍和反社会型人格障碍的患病率相对较高。边缘型人格障碍为1.0%~1.6%，其中女性患病率略高于男性。反社会型人格障碍的患病率为0.6%~1.0%。研究显示，城市和经济条件较好的地区人格障碍的患病率较高。总之，人格障碍是一类较为普遍的精神疾病，是值得关注的公共卫生问题。

二、病因及发病机制

人格障碍一般起病较早，表现相对稳定，病因复杂，其发病机制尚未完全阐明，常涉及遗传易感性、脑功能障碍、生理机制异常、儿童期创伤等生物学、心理学和社会环境等多方面因素。

1. 遗传因素　① 易感基因：研究表明，人格障碍的易感性与多种候选基因相关，如5-羟色胺转运体基因（*5-HTT*）、单氨氧化酶A基因（*MAOA*）、多巴胺受体D2基因（*DRD2*）等。这些基因的多态性可能影响相关神经递质系统的功能，增加人格障碍的易感性。② 遗传率：双生子研究显示，人格障碍的遗传率在40%~60%之间。边缘型人格障碍的遗传率为46%，反社会型人格障碍的遗传率更高，可达50%。这说明遗传因素在人格障碍发病中的作用很大。③ 临床遗传学研究：家系研究表明，一级亲属中若有人格障碍患者，其他家庭成员患上同类疾病的风险会增加2~3倍。④ 表型-基因组关联研究：研究者采用全基因组关联分析（genome-wide association study，GWAS）等方法，发现多位点与人格障碍的易感性相关，40%~60%的遗传风险可以由已知的遗传标记物解释。这进一步证实了人格障碍的遗传基础。

2. 神经生化因素　① 神经递质系统失衡：如5-羟色胺、多巴胺、γ-氨基丁酸等神经递质的功能异常与人格障碍相关。5-羟色胺功能减低与边缘型人格障碍相关，多巴胺功能亢进与反社会型人格障碍相关。② 情绪激活和调节失调：人格障碍患者在应对情绪刺激时，杏仁核、前扣带回等脑区的反应异常，导致情绪激活和调节障碍。③ 前额叶功能障碍：前额叶参与自我控制、情绪调节和社会认知等功能。研究显示，人格障碍患者的前额叶皮层厚度减薄、神经耦联强度降低，导致执行功能和社会认知受损。④ 脑结构改变：研究报告，人格障碍患者杏仁核、海马体、前扣带回等脑区的体积减小，且灰质和白质出现异常改变。这表明人格障碍可能存在脑结构和连接性的缺陷。

3. 心理社会因素　早期的生活经历对人格发展有重要影响，儿童期遭受的创伤，如情感虐待、性虐待和疏忽，会严重损害人格发展，增加人格障碍的风险，特别是与边缘型人格障碍密切相关。依恋风格的异常也与人格障碍相关，不同的依恋风格可能导致个体对自我和他人的看法存在偏差，使人格发展偏离正常轨道。父母的教养方式和人格特征也深刻影响着子女的人格发展，如拒绝、过度保护和不一致的教养方式会阻碍自我发展，增加人格障碍的可能性。社会环境中的一些因素，例如暴力和物质滥用，也可能通过观察学习和模仿增加人格障碍的风险，尤其是反社会型人格障碍。

三、临床表现及分类

（一）人格障碍的分类

人格障碍在DSM-5和ICD-10的分类上有一定差异。具体差异见表13-1。

▼ 表13-1　DSM-5与ICD-10中人格障碍分类差异

DSM-5	ICD-10	DSM-5	ICD-10
偏执型	偏执型	自恋型	——
分裂样	分裂样	表演型	表演型
分裂型	——	强迫型	强迫型
反社会型	社交紊乱型	回避型	焦虑型
——	情绪不稳-冲动型	依赖型	依赖型
边缘型	情绪不稳-边缘型	其他或未特定	其他或未特定

ICD-11未采用DSM-5和ICD-10从症状表现的角度进行分类的方法，而是从对社会功能影响的角度，根据严重程度将人格障碍分成了轻度、中度、重度三类。轻度人格障碍影响部分人格功能领域，多数人际关系和社会角色受到一定影响，但部分关系和角色尚可维持，并能胜任工作要求，一般不会对自身或者他人造成重大伤害。中度人格障碍影响多个人格功能领域，绝大多数人际关系和社会角色受影响，经常持续性地与他人发生冲突。重度人格障碍患者的自我功能严重受损，人际功能受到严重影响，几乎全部人格功能领域均受到影响，工作能力重度受损，通常伴有对自身或他人的严重伤害。

（二）人格障碍的临床表现

1. 偏执型人格障碍（paranoid personality disorder）

（1）敏感多疑：没有足够依据地猜疑他人在剥削、伤害或欺骗自己；善意的谈话或事件可能会被患者误解为含有贬低或威胁的意味；尽管没有证据，仍反复对配偶或性伴侣的忠诚表示怀疑；感到自己的人格或名誉受到打击，但在他人看来并不明显，且迅速做出愤怒的反应或做出反击。

（2）人际关系紧张：有不公正地怀疑朋友或同事对自己的忠诚和信任的先占观念；持久地心怀怨恨（例如，不能原谅他人的侮辱、伤害或轻视）；对信任他人很犹豫，因为会毫无根据地害怕一些信息被恶意地用来对付自己。

2. 分裂样人格障碍（schizoid personality disorder）

（1）人际关系疏离：几乎总是选择独自活动；既不渴望也不享受亲近的人际关系，包括成为家庭的一部分；对与他人发生性行为兴趣很少或不感兴趣。

（2）人际交往情感体验受限：很少或几乎没有活动能够令其感到有乐趣；对他人的赞扬或批评都显得无所谓；表现为情绪冷淡、疏离或情感平淡。

3. 分裂型人格障碍（schizotypal personality disorder）

（1）人际关系缺陷：对亲密关系感到强烈的不舒服；建立亲密关系的能力下降，缺少亲密的朋友或知己；过度的社交焦虑，并不随着熟悉程度增强而减弱。

（2）认知或知觉的扭曲和古怪行为：牵连观念（不包括关系妄想）；猜疑或偏执观念；影响行为的古怪信念或魔幻思维，与亚文化常模不一致（例如，迷信、相信千里眼、相信心灵感应或"第六感"）；不寻常的知觉体验，包括躯体错觉；古怪的、反常的或特别的行为或外表。

4. 反社会型人格障碍（antisocial personality disorder）

（1）漠视或侵犯他人权利：不能遵守与合法行为有关的社会规范，表现为多次做出可遭拘捕的行动；欺诈，为了个人利益或乐趣而反复说谎；不负责任，表现为重复性地不坚持工作或不履行经济义务；缺乏懊悔之心，表现为做出伤害、虐待或偷窃他人的行为后显得不在乎或合理化。

（2）冲动和易激惹：重复性的斗殴或攻击；鲁莽且不顾他人或自身的安全；行事无计划性。

5. 边缘型人格障碍（borderline personality disorder）

（1）人际关系、自我形象和情感不稳定：被遗弃感；空虚感；极端理想化和极端贬低之间的交替变动人际关系模式；持续而不稳定的自我形象或自我感觉；情感不稳定（例如，强烈的发作性的烦躁、易激惹或焦虑）；短暂的与应激有关的偏执观念或严重的分离症状。

（2）冲动性：自我损伤的冲动性（例如，消费、性行为、物质滥用、鲁莽驾驶、暴食）；反复发生自杀/自伤行为、自杀姿态或威胁；强烈愤怒或难以控制发怒（例如，经常发脾气、发怒、反复斗殴）。

6. 表演型人格障碍（histrionic personality disorder）

（1）过度的情绪化：情绪表达变换迅速；戏剧化、舞台化或夸张的情绪表达；易受暗示（即容易被他人或环境所影响）。

（2）追求他人注意：当自己不能成为他人注意的中心时，感到不舒服；人际交往中带有不恰当的性诱惑或挑逗行为；总是利用身体外表来吸引他人对自己的注意；认为与他人的关系比实际上的更为亲密。

7. 自恋型人格障碍（narcissistic personality disorder）

（1）需要他人赞扬和自大：需要他人过度的赞美；夸大感（例如，夸大成就和才能）；幻想无限成功、权力、才华、美丽或理想爱情的先占观念；认为自己是“特殊”的和独特的，只能被其他特殊的或地位高的人（或机构）所理解或与之交往。

（2）缺乏共情的不平等人际关系：权利感（即不合理地期望特殊的优待或他人自动顺从）；不愿识别或认同他人的感受和需求；常常妒忌他人或认为他人妒忌自己；高傲、傲慢的行为或态度。

8. 回避型人格障碍（avoidant personality disorder）

（1）社交抑制：不愿与人打交道，除非确定能被喜欢；因为害怕批评、否定或排斥而回避涉及人际接触较多的职业活动；因为害羞或怕被嘲弄而在亲密关系中表现拘谨；不情愿冒个人风险或参加任何新的活动。

（2）对负性评价极其敏感：常有能力不足感；有在社交场合被批评或被拒绝的先占观念；认为自己在社交方面笨拙、缺乏个人吸引力或低人一等。

9. 依赖型人格障碍（dependent personality disorder）

（1）过度依赖他人的照顾和替代决策：如果没有他人过度的建议和保证，便难以做出日常决定；因为对自己的判断或能力缺乏信心，难以独自开始一些项目或做一些事情；需要他人为其大多数生活领域承担责任；因为过于害怕不能自我照顾而在独处时感到不舒服或无助；在一段密切的人际关系结束时，迫切寻求另一段关系作为支持和照顾的来源。

（2）顺从或依附行为：害怕失去支持或赞同而难以表示不同意见；为了获得他人的培养或支持而过度努力，甚至甘愿做一些令人不愉快的事情。

10. 强迫型人格障碍（obsessive-compulsive personality disorder）

（1）沉湎于有序和完美：完美主义；僵化和固执；沉湎于细节、规则、条目、秩序、组织或日程，以至于忽略了活动的要点；对道德、伦理或价值观念过度在意、小心谨慎和缺乏弹性。

（2）人际关系控制：不情愿将任务委托给他人或与他人共同工作，除非他人能精确地按照自己的方式行事；对自己和他人都采取吝啬的消费方式，囤积金钱应对未来的灾难。

四、诊断要点

人格障碍诊断主要依赖病史，也可使用访谈、量表、自评问卷等辅助手段。临床访谈包括评估思维、情感、行为模式、人际关系及自我认知等，判断人格功能损害程度。诊断量表常用DSM-5障碍定式临床检查（structured clinical interview for DSM-5 disorders，SCID-5）评估以DSM-5为诊断标准的人格障碍，人格诊断问卷第四版（Personality Diagnostic Questionnaire-4th Edition，PDQ-4）测量人格障碍特征，辅助访谈判定诊断。自评问卷主要使用DSM-5人格量表（Personality Inventory for DSM-5，PID-5），通过被试者自己回答量表问题，识别异常人格特征，为诊断提供参考。

1. 症状标准 ① 明显偏离了个体文化背景预期的内心体验和行为的持久模式，表现为下列2项（或更多）症状：认知（即对自我、他人和事件的感知和解释方式）；情感（即情绪反应的范围、强度、不稳定性和适宜性）；人际关系功能；冲动控制。② 这种持久的心理行为模式是缺乏弹性和泛化的，涉及个人和社交场合的诸多方面。③ 这种持久的心理行为模式引起有临床意义的痛苦，或导致社交、职业或其他重要功能方面的损害。④ 这种心理行为模式在长时间内是稳定不变的，发生可以追溯到青少年期或成年人早期。⑤ 这种持久的心理行为模式不能用其他精神障碍的表现或结果来更好地解释，也不能归因于某种物质（例如，滥用的毒品、药物）的生理效应或其他躯体疾病（例如，头部外伤）的作用。

2. 病程 标准人格障碍特征通常在青少年期或成年早期变得明显。部分类型（如反社会型和边缘型）可能随年龄增长缓解，部分（如强迫型和分裂型）则不然。18岁前诊断，特征广泛持续至少1年，但进入成年后不绝对稳定。反社会型人格障碍的诊断则必须在18岁以后。

3. 排除标准 只有当诊断标准所描述的特征出现于成年早期之前，代表了个体典型的长期功能，而且并非仅仅出现于其他精神障碍发作的情况下，方可诊断为人格障碍。

五、治疗与预后

（一）治疗

针对人格障碍患者，使用多种治疗策略，具体方案取决于障碍类型、严重程度以及功能损害情况。药物与心理治疗的结合往往比单一治疗更有效。

人格障碍患者的药物治疗强调对症状的减轻。人格障碍可表现四类主要症状：首先是感知觉和思维症状，可包括轻度精神病症状；其次是情绪症状；再次是攻击和行为失控；最后是焦虑症状。药物治疗的目的在于对上述四大类症状的改善。

人格障碍患者的个人与团体心理治疗的主要目的：建立信任、培养基本生活技能、提供支持、减轻焦虑等痛苦症状、改善人际关系。放松训练或冥想技巧可帮助管理焦虑。可通过与治疗师的互动训练生活技能，提高分裂型人格障碍患者的生活技能。自信训练小组可帮助患者建立更满意的人际关系，增强自尊。

（二）预后

人格障碍治疗效果与多方面因素有关，单一方式或简单的治疗过程难以达到理想效果，预后欠佳，预防则显得尤为重要。通过系统的治疗方案，配合社会支持，有可能达到较好的疗效。

第二节 人格障碍患者的护理

一、护理评估

不同类型的人格障碍临床表现差异较大，评估重点也有所不同。人格障碍评估分为一般情况、病史、身体状况、心理状况及社会功能等。

（一）一般情况

患者的一般情况主要包括：出生及成长史、家庭教育、社会文化背景、人格特征、应对方式、人际关系、工作及学习状况、家庭成员对患者所患疾病的认识程度及理解和支持度。

（二）病史

评估患者是否存在导致大脑发育延迟或异常的相关因素，如胚胎期与婴幼儿期营养不良、创伤、感染等；儿童早期父母关爱不足或重大创伤史；青少年期学习或行为问题；家族史中人格障碍或其他精神障碍史等。

（三）生理功能

尽管人格障碍本身少有躯体表现，但可合并其他医学疾病，身体状况评估主要针对生命体征、饮食、睡眠、排泄及生活自理能力等开展，以排除其他躯体疾病或并发症。

（四）心理社会功能

心理社会状况评估主要从认知、情绪、意志行为及社会功能四个方面开展。

1. 认知评估　主要了解患者的自知力水平；是否存在被害或夸大妄想；思维是否以自我为中心，提出不合理要求；对他人言语是否过度敏感等。

2. 情绪评估　通过观察及交谈，评估患者的情绪反应是否存在异常，如冷漠、抑郁、焦虑、愤怒或敌视等。同时评估情感活动与环境是否协调，是否存在应激反应或心理压力等。

3. 意志行为评估　评估重点关注危险行为，如暴力、自伤、破坏等；同时评估是否存在过度做作、夸张、操纵、刻板或怪异行为等。

4. 社会功能评估　主要评估日常生活自理、人际关系以及工作学习等方面的能力。

二、常见护理诊断/问题

1. 有自伤、自杀的风险　与冲动性情绪爆发、语言表达不畅、寻求关注和无效的应对技巧等有关。

2. 个人应对无效　与心理调节能力不足、耐受性低、无效的人际关系、难以适应社会生活等有关。

3. 有暴力行为的危险　与控制冲动能力弱、对挫折忍受力低、难以遵循规则和法律、缺乏愧疚感等有关。

4. 社交能力受损　与不能正确地做出自我评价和缺乏人际沟通技巧有关。

5. 自尊紊乱　与缺乏自信有关。

三、护理目标

1. 患者能在住院期间不发生冲动伤人、自伤和毁物行为。

2. 患者能了解和熟悉自己的症状表现，识别导致自己住院的行为、表现。

3. 患者在治疗环境中能维持正常社会功能，例如遵守无吸烟规定、参与小组活动。

4. 患者能制订日程安排或日常生活计划，包括社交、日常生活和工作安排或计划。

5. 患者能建立稳定的人际关系，如与治疗师或他人。

6. 患者能以非破坏性的方式来处理压力和挫折。例如合理地宣泄情绪、控制攻击性行为。

7. 患者能识别满足自身需求的方式，而不侵犯他人权利或剥削他人。

四、护理措施

不同的人格障碍临床表现差异很大，有的甚至可能在某个维度上完全相反。本章对于人格障碍的特殊护理要求，将一一进行阐述。

（一）偏执型人格障碍的护理措施

1. 建立治疗型人际关系 与偏执或多疑患者建立有效的工作关系较为困难。护士应记住这类患者对一切都非常认真，特别敏感于他人的反应和动机。因此，护士应采用专业和正式的态度接触这类患者，避免社交聊天或幽默。做到准时、守诺和坦诚，这对建立成功的护患关系至关重要。

2. 引导使用现实检验 避免冲动和攻击行为最有效的干预措施是帮助患者在行动前进行现实检验。现实检验可以防止患者基于妄想采取行动，养成根据现实做决定的习惯，避免出现相关问题。

3. 重视患者对掌控感的需求 由于这类患者需要感觉掌控，可以让偏执型人格障碍患者参与护理计划的制订，增强其主导感和治疗意愿。如果患者感觉自己有所收获，更可能投入治疗过程之中。

（二）分裂样人格障碍的护理措施

1. 人际关系管理 社会关系困难是分裂样人格障碍患者的护理重点。主要的治疗目标是增强快乐的体验，防止社会孤立，并增加对他人的情感反应。由于这些人往往缺乏习惯的社交技能，社交技能培训有助于提高患者在人际关系中的联系能力。护士应该帮助患者寻找一种平衡，让患者既不要因为杜绝社交而退回到自己的幻想世界，也避免安排过多的社交给患者带来困扰。

2. 居住环境指导 分裂样人格障碍的患者很少住院，除非他们有共病障碍。护理干预着眼于改善患者社区生活功能。对分裂样人格障碍患者而言，适宜的居住环境应符合其独处需求，提供生活照料但较少要求社交，因此重视集体活动的机构环境较为不适宜。

（三）分裂型人格障碍的护理措施

1. 增加自我护理技能 护士应鼓励患者定期进行个人卫生清洁，保持整洁的外观。患者较正常的外表有助于减少他人的注视或评论给患者带来的困扰。

2. 社交技能培训 护士应帮助患者尽可能减轻日常生活的不适感。可要求患者列出必须接触的社交人员，如房东、店员或药师等。护士可以对患者与他人的互动情景进行角色扮演练习，训练患者清晰理性地表达需求，获得服务或办理事务。若面对面交流感觉更不舒服，患者可选择书面表达或电话联系。社交技巧训练可帮助患者清晰沟通，减少奇异言谈。

（四）反社会型人格障碍的护理措施

1. 建立治疗性关系 一般来说，与反社会型人格障碍患者难以建立良好的治疗性关系。患者通常不依赖他人，护士也难以利用治疗性关系来改变其行为。在最初几次会面后，护士可能觉得这种关系有一个良好开端，但实际上往往只形成表面的联盟。进一步的护理过程中会发现患者对这种关系缺乏承诺。为了避免这种情况，护士必须在治疗性关系中确立规则。

2. 限制技术　护士应确定并坚定地表明可以接受和不能接受的行为，减少患者试图操纵和控制护患关系的企图。护士可以采用行为限制技术达到此目标，具体包括三个步骤：① 描述行为限制（描述不可接受的行为）；② 确定超过限制时的后果；③ 确定预期的或理想的行为。此过程中，护士不应该生气或严厉惩罚患者。

3. 情绪管理　反社会型人格障碍的一个重要问题是管理情绪，尤其是愤怒和沮丧。当患者保持冷静而不愤怒/沮丧时，护士可以鼓励他们识别愤怒/沮丧的来源、应对方式及后果。通过这种反思，护士可帮助患者预测冲动和情绪爆发的负面后果并学习如何避免。例如，暂停或离开冲突区域，去一个独立的地方恢复自我控制，重新控制情绪，使用建设性方式解决问题。

（五）边缘型人格障碍的护理措施

1. 自伤及危机干预

（1）自伤的形式和原因：虽然自伤在其他类型的人格障碍患者中也可能出现，但边缘型人格障碍的自伤风险最高。常见的自伤行为包括割伤手臂或身体的其他部位、撞伤头部、用烟头烫伤自己、皮肤抓伤等。认知行为治疗的观点认为，患者所有的行为都有其存在的意义，因此理解患者自伤行为背后的功能非常重要。研究表明，患者自伤的原因通常有以下几种。① 重新获得一定的自我控制；② 提供情感宣泄；③ 缓解紧张情绪积聚；④ 减轻空虚感；⑤ 逃避闪回并返回现实；⑥ 表达对自我和/或他人禁止的愤怒；⑦ 释放因遭受暴力而产生的自我厌恶感；⑧ 减少与他人的疏离感。

（2）自伤的干预：当边缘型人格障碍患者发生自伤行为时，护士首先需要判断患者是否处于紧急状况。如果患者处于急性痛苦中，危机干预和稳定患者是首要任务。通常护士的干预首先应解决导致患者入院的问题，此举可能处理一些实际问题和/或使患者平静下来，这给护士深入接触患者的机会。待患者冷静下来，护士应就自伤问题与患者进行沟通和讨论，并邀请患者参与设定护理目标和制订解决问题计划，共同讨论各种治疗选择和所做选择的后果。最终目标是帮助患者学会识别导致自伤行为的状况，并制订预防策略。Linehan（1993）提出的辩证行为疗法（dialectical behavior therapy，DBT）治疗方案有很多可供选择的增加痛苦耐受度的策略，例如转移注意力和自我抚慰等。

2. 建立治疗关系　对于边缘型人格障碍患者来说，治疗关系的难点在于缺乏稳定性，护士应尝试提供给患者一种具有治疗意义的护患关系，帮助患者体验一种连贯的、有界限设置的、关心和尊重（包括自尊和尊重他人）的健康互动模式。在这种治疗关系中，护士通过观察个人界限、自信和清晰地陈述要求来树立自尊的榜样。护士应该始终避免使用污名化的语言，客观报告或记录特定的行为。护士还应运用自我意识技巧检查自己对患者的个人反应。护士对患者的反应常可提示其他人如何感知和反应。例如，如果护士在面谈中感觉愤怒或不耐烦，这表明其他人可能以同样方式回应此人。

3. 帮助患者克服遗弃感 帮助边缘型人格障碍患者的关键是帮助他们认识到自己对被遗弃和丧失亲密关系的恐惧。护士要意识到对于边缘型人格障碍患者来说，每一段人际关系（包括治疗型人际关系）的结束都可能引发这种恐惧。因此护士应尽可能告知患者治疗关系的时间长度，让他们在结束关系之前做好准备并尽可能在最小的痛苦中结束。如果住院时间有限，需要提前明确此限制，并在住院期间提醒患者还有多少治疗时间。对于日间治疗和门诊患者，治疗次数可能不确定，但护士亦不能随意结束治疗，以免引发被遗弃恐惧。护士应在即将结束治疗时提前告知，与患者探讨这些预期感觉以及如何应对这些感觉的技巧，与患者共同回顾治疗进展，总结患者从关系中学到的知识和技巧，使之用于未来生活和人际关系之中。

4. 帮助患者建立边界感 护士应认识到人格障碍患者边界感的混乱和失调，以中立方式对他们进行回应，避免对抗和权力斗争，以免加重患者的自卑感。建立关系边界的策略包括：记录和约定预期期望；与患者分享治疗计划；以非惩罚方式应对违反规则的行为；讨论治疗关系的限制性等。

（六）表演型人格障碍的护理措施

1. 自尊提升 护士可以通过传达对患者处理事件能力的信心，帮助加强患者的个人力量，树立积极的自我概念和训练成熟的解决问题的技能。协助患者检查对自己的负面看法，鼓励患者自主行动，提高个体的自我价值感。鼓励患者参加自信训练小组，提高个人的自信和自尊。

2. 社交技能训练 对于表演型人格障碍患者，社交训练的重点在于纠正患者“表演”的行为模式。护士有必要给患者提供关于他们与他人社会互动的反馈，包括着装方式和非语言行为。与患者讨论社交情境，以探索患者对他人反应和行为的看法。在安全的环境下采用角色扮演等方式教授患者社交技能，包括建立眼神交流、参与积极倾听、尊重个人空间等。

（七）自恋型人格障碍的护理措施

取得合作，明确治疗目标：由于这类患者缺乏在社交中感知他人态度的动机，表现出较差的社会合作态度和行为，以至于与他们建立治疗性护患关系是一个困难而缓慢的过程。护士需要使用他们的自我意识技能来与这些患者互动，不要与患者进行权力斗争，并帮助患者确定本人认可的、具体的、现实的、可衡量的治疗目标。

（八）回避型人格障碍的护理措施

提高自尊心和减少社会孤立感：对于回避型人格障碍，护理工作重点是提高自尊心和减少社会孤立感。虽然建立治疗关系是帮助他们达成治疗结果的必要条件，但护士应意识到与回避型人格障碍患者发展治疗关系是一个缓慢过程，需要护士有极大耐心。一旦关系建立，交往中护士应避免任何负面批评，帮助患者识别他人积极反应，探索以往成功和成就，探索负性自我的成因，寻找和发展增加自尊的活动。

（九）依赖型人格障碍的护理措施

1. 发展独立性 护士需要帮助依赖型人格障碍患者认识到他们的依赖模式；激发他们改变动机；教会他们未能成功发展的成人技能，比如个人财务管理、日常饮食准备、家庭清洁维持等。如果患者经常感到极度疲劳、嗜睡或焦虑，这可能降低他们发展自己独立性的可能，这种情况下可建议患者向医生寻求抗抑郁药或抗焦虑药物治疗的帮助。

2. 建立治疗性关系 依赖型人格障碍患者很容易主动与护士建立关系，他们的想法是希望护士帮他们做所有的决定，甚至代替他们完成某些本应该自己完成的健康相关行为，例如就医流程、和其他医疗人员合作等。护士应时刻控制自己帮助患者做决定的冲动，告诉患者应该自己做决定，并尽量鼓励患者自我照顾。

（十）强迫型人格障碍的护理措施

1. 建立治疗性关系 强迫型人格障碍患者常常在焦虑发作、困于过度仪式化和过度疲劳时寻求心理健康护理。强迫型人格障碍患者意识到改变可以提高自己的生活质量，但他们发现做出必要的改变会引发极度的焦虑，因此常常处于矛盾的心理。对于护士来说，一方面需要理解患者对秩序和僵化的需求，另一方面要持有温柔而坚持改变的态度，这种护患关系将有助于患者有足够的信心去尝试新的行为。

2. 认知重组和行为暴露 检查患者对功能失调行为的信念，挑战其在童年期形成的认知模式。护士要帮助患者从不同的角度看待事件完成情况。例如，护士可以计划一个事件，要求患者在指定的截止日期前完成或作出决定，避免追求完美，帮助患者接受或容忍不完美的事件或决定。

五、护理评价

1. 患者在住院期间及院外是否发生危机和风险事件，例如自杀、自伤、暴力冲动等行为。

2. 患者情绪控制能力是否提升，是否掌握了情绪调节的技巧，能否用社会接受的方式宣泄情绪，能否恰当地求助他人，不造成负性后果。

3. 患者生活自理能力是否提升，能否独立处理日常生活事件，具备一定的决策和抗压能力。

4. 患者解决问题的技巧是否改善，能否在社会文化下选择适宜、有效、现实的解决问题方案。

5. 人际关系技巧是否有改善，能否在人际交往中准确识别自我和他人的非言语信息，在不同的情景中选择恰当的交往方式。

6. 自尊和自我认同感是否增强，能否自信地处理生活、工作和人际关系，不在关系中试图依赖、取悦、控制和操纵他人。

学习小结

人格障碍患者表现出行为固化、社交适应差，导致生活功能障碍或精神痛苦。这类障碍多在成人早期确诊，但儿童时期可能有迹象。不同类型人格障碍有不同特点。分裂型人格障碍表现为社交缺陷、认知歪曲、偏执。反社会型人格障碍表现为狡猾、殷勤，但利用他人。边缘型人格障碍有情绪不稳、自我概念混乱、人际关系问题，可能有自伤行为。强迫型人格障碍注重秩序、控制，忽视开放、效率。自恋型人格障碍表现为自我炫耀、需要赞美。回避型人格障碍特点是社交回避、沉默寡言、自卑。治疗需建立良好的护患关系。护士可帮助患者认识自我、学会应对，并示范良好的社交互动。护理的重点之一是保证患者的安全，防止自伤/自杀行为发生。总体来说，针对不同类型人格障碍，护士需要运用适当的交流、认知治疗、安全保护措施等，帮助患者改善症状，提高生活适应能力。

（黄　霞）

复习参考题

一、单项选择题

1. 当与患有自恋型人格障碍的患者相处时，护士应（　）
   A. 愉快
   B. 热情
   C. 实事求是
   D. 支持性
   E. 鼓励性
2. 潜在的情绪在回避型人格障碍中很常见的是（　）
   A. 抑郁
   B. 恐惧
   C. 内疚
   D. 不安全
   E. 兴奋
3. 认知重组技术包括以下所有内容，**除了**（　）
   A. 去灾难化
   B. 积极的自我对话
   C. 重构
   D. 放松训练
   E. 精神分析
4. 边缘型人格障碍引起的短暂性精神病性症状最可能用（　）药物治疗。
   A. 抗惊厥药
   B. 情绪稳定剂
   C. 苯二氮䓬类
   D. 锂
   E. 抗精神病药物
5. 患有分裂型人格障碍的患者最有可能从（　）护理干预中获益。
   A. 认知重组技术，改善认知
   B. 康复技术，改善生活技能
   C. 精神分析
   D. 提供情感支持
   E. 教授社交技能，建立亲密关系

参考答案：1. C，2. B，3. D，4. E，5. B

二、简答题

1. 请简述边缘型人格障碍的护理重点。
2. 请简述反社会型人格障碍的护理重点。
3. 请列举人格障碍常见的护理诊断。

第十四章 神经发育障碍患者的护理

学习目标

知识目标	掌握　智力发育障碍、孤独症谱系障碍、注意缺陷多动障碍和抽动障碍的临床表现、护理诊断/问题及护理措施。 熟悉　智力发育障碍、孤独症谱系障碍、注意缺陷多动障碍和抽动障碍的治疗原则、护理评估及护理目标。 了解　智力发育障碍、孤独症谱系障碍、注意缺陷多动障碍和抽动障碍的病因及诊断要点。
能力目标	能够识别不同神经发育障碍患者的临床特点，提供整体护理。
素质目标	能够理解神经发育障碍患者出现的症状和异常行为，热情关爱和耐心陪伴患者，向家属做好健康宣教，赢得配合。

神经发育障碍（neurodevelopmental disorder，NDD）是在生长发育期出现的显著智能、运动或其他社会功能获得和执行困难的一类认知行为障碍。障碍一般在神经发育期出现，不晚于18岁，同时伴有认知和行为的障碍，如果仅有器官发育缺损，不能称为神经认知障碍，而称为其他发育障碍。神经发育障碍包括智力发育障碍、孤独症谱系障碍、注意缺陷多动障碍、抽动障碍、交流障碍、特定学习障碍等。

第一节 智力发育障碍

案例导入

王某，男，6岁，自出生后表现为发育较同龄儿童迟缓，翻身、独坐、爬等均迟缓，9月会翻身，2周岁时会坐，2岁半时会爬、站，3岁时会独走，走路经常摔跤，至今不会讲话，叫他名字时基本没有反应；不知大小便，均解在尿不湿上；吃饭、穿衣等均需家属帮助完成。一直进行康复训练，近3年患者表现出行为冲动，经常动手打家人及同学、吐口水，有时会抓奶奶及妈妈的头发，无法在培智学校上学。

请思考：
1. 患者智力发育障碍的严重程度如何？
2. 如何对患者进行护理评估？
3. 针对该患者主要的护理措施有哪些？

一、智力发育障碍的临床特点

（一）概述

智力发育障碍（intellectual developmental disorder，IDD）是指个体在18岁以前，由于先天和后天的各种不利因素引起的以智力低下和社会适应困难为主要特征的神经发育障碍。临床上表现为认知、语言、情感、意志、行为和社会化等方面的障碍，大脑在成熟和功能水平上都显著落后于同龄儿童，可同时伴有其他精神障碍或躯体疾病，是导致人类残疾的主要疾病之一。根据疾病的严重程度，可分别诊断为轻度、中度、重度、极重度、暂时的、未特指的智力发育障碍。

世界卫生组织（WHO）报道，智力发育障碍的患病率为1%~3%。国内多中心研究显示，IDD的患病率为0.43%~0.96%，男性患病率高于女性，男女比例约为1.4∶1，农村和其他不发达地区患病率高于城市，以低经济水平、低文化家庭多见。

（二）病因及发病机制

智力发育障碍的病因十分复杂，生物学因素、心理社会因素以及其他因素均可能导致大脑功能发育阻滞，目前大部分智力发育障碍的病因尚不明确。一般而言，病情越重，病因越明确。

从时间上来看，智力发育障碍的病因分为产前、产时和产后因素。产前因素包括遗传因素和孕期因素。产时因素包括宫内或出生时窒息、产前出血、前置胎盘、胎盘早剥、产程过长、产伤、新生儿颅内出血、早产、未成熟儿等。产后因素包括中枢神经系统感染或创伤等，如脑炎、脑膜炎、颅脑外伤、脑出血、脑缺氧、甲状腺功能减退、中毒、营养不良、长期隔绝等。

（三）临床表现

智力发育障碍主要表现为不同程度的智力障碍和社会适应困难。ICD-11以智能和适应行为水平评分值低于平均值的标准差值来划分不同严重等级，分为以下几个等级。

1. 轻度智力发育障碍 智力发育存在问题，与平均智力评分之间存在两到三个标准差的差距，人群中所占比例为0.1%~2.3%，占比明显不高。这类患者在复杂语言概念和学术技能的获得、使用、理解等方面存在问题。作为成人，独立生活和工作可能需要一定的帮助。

2. 中度智力发育障碍 有显著低于平均智力的功能和适应行为，智力评分在平均值的三到四个标准差以下，人群中所占比例为0.003%~0.100%。基于这种程度的智力水平，适应功能方面有很多困难，可能会保留一些基本的自我照顾技能，但大多数患者难以完成照顾家庭等活动。作为成人，为了获得独立的生存和工作能力，需要相当程度的持续支持。

3. 重度智力发育障碍 个体的智能和适应行为水平显著低于平均水平，智力评分通常在平均值的四个或更多标准差以下，在人群中所占比例小于0.003%。此类患者语言能力非常有限，可能伴有感觉和运动功能的损害，通常需要每天持续的支持和充足的照顾。如果经过高强度的系统训练，也可能获得基本的自我照顾技能。

4. 极重度智力发育障碍 个体智能和适应行为水平也是在平均值的四个或更多标准差以下，在人群中所占比例小于0.003%。重度和极重度智力发育障碍根据适应行为差异进行区分，现有的智力标准化测试无法精准地对这两种智力障碍进行区分。极重度智力发育障碍的个体可能同时出现运动及感觉缺失，每日都需要被支持，完全需要被别人照顾。

5. 暂时性的智力发育障碍 是指明显感觉4岁以下的幼儿智力发育可能存在问题，但暂时无法给幼儿进行测评，无法判断其是否确实存在问题，或因为存在运动和感觉的严重受损，诊断为暂时性的智力发育障碍。随着幼儿成长，诊断也可能出现变化。此诊断并非说明幼儿一定有多么严重的问题，可适当延迟完成智力测评的时间。

6. 未特指的智力发育障碍 是指评估到个体确实有智力落后的问题，年龄也足够完成智力测试，但由于信息不足，处于准备做智力测试的过程中，暂时诊断为未特指的智力发育障碍。

（四）诊断要点

儿童18岁之前有智力低下以及社会适应困难的临床表现，智力测验结果显示智商（intelligence quotient，IQ）小于70，可诊断为智力发育障碍。智力发育障碍要结合病史、全面的体格检查、神经系统检查、实验室检查、精神检查和心理测验等多方面的材料进行诊断。诊断要点：① 起病于18岁以前；② 智商低于70；③ 存在不同程度的社会适应困难。

通常根据智能和社会适应能力的水平进行分级，以IQ和适应商（ADQ）为分级标准。ICD-11除了强调智商，更强调适应性行为的功能水平测试。当智力和适应性行为功能在不同水平时，必须进行全面的临床评估及判断。

相关链接 | **智商与适应商**

智力的高低用智商（intelligence quotient，IQ）表示。智力是指人类学习和适应环境的能力，包括观察能力、记忆能力、想象能力和思维能力等。对智力的科学测试需要进行智力测验，世界上第一个智力量表是法国心理学家比奈和西蒙于1905年编制的。目前在世界上广泛应用的是韦克斯勒智力量表，包括学前和幼儿智力量表、儿童智力量表和成人智力量表，由美国心理学家韦克斯勒编制，我国心理测验专家龚耀先教授修订，制订了中国常模。

社会适应水平的高低用适应能力商数（adaptive quotient，ADQ）表示，简称适应商。社会适应能力是个体处理日常事务和承担社会责任的实际能力，包括自理能力、沟通能力、社会化和职业能力。社会适应能力常用适应行为评定量表进行评估。

（五）治疗和预防

1. 治疗 目前没有特效的治疗药物。治疗的原则是早发现，早诊断，查明原因，早期应用医学、社会、教育和职业训练等综合措施干预。治疗以照管、教育训练为主，并结合病因和病情采取相应的药物治疗。

（1）教育训练：一般在特殊教育学校、训练班、社区、家庭等环境中完成，主要包括语言功能、运动功能、认知功能、劳动技能和社会适应能力等方面的训练。教育训练要注重个体化，对不同程度的患者采取不同的方法。轻度智力发育障碍患者主要在认知功能、劳动技能和社会适应能力等方面进行训练。中度智力发育障碍患者重点训练语言功能、运动功能、认知功能、简单的劳动技能和适应能力。对于重度及极重度智力发育障碍患者，主要进行生活自理能力与基本生活技能的训练。教育训练时要注意对患者有耐心，坚持不懈地进行教育和训练，才能取得较好的效果。

（2）药物治疗：主要包括病因治疗和对症治疗，对病因清楚的疾病如苯丙酮尿症、甲状腺功能减退、先天性颅脑畸形、脑积水等，及时针对病因治疗。对于伴发精神症状的患者可选用小剂量抗精神病药物、心境稳定剂和抗焦虑药治疗。患者如合并严重抑郁症状或强迫症状，可选用SSRIs类抗抑郁药物进行治疗。另外，可给予改善脑细胞功能的药物，如吡拉西坦、吡硫醇、叶酸、脑活素等。

（3）心理行为治疗：随着年龄增长，患者可能出现很多心理问题，如孤僻、退缩、自尊心差、自卑、对立、攻击性行为等，所以心理治疗和行为治疗也十分必要。

2. 预防　对智力发育障碍而言，预防至关重要，要做好三级预防工作。一级预防是消除病因，防止智力发育障碍的发生。一级预防的措施包括遗传咨询、做好婚前检查、孕期保健、产前检查和围生期保健等。二级预防是指早期发现可能引起智力发育障碍的疾病，对可疑患者进行定期随访和早期干预。二级预防的措施包括产前诊断、新生儿遗传代谢疾病筛查、可疑患者监测等。三级预防是对疾病采取综合措施，提高医疗质量与水平，减少残疾。

二、智力发育障碍患者的护理

（一）护理评估

护士需要对患者实施有针对性的、个性化的护理服务，护士在开展护理工作前要对患者进行全面评估，包括对患者的一般情况、病史及身体状况、心理状况及社会功能的评估。

1. 一般情况　患者的一般情况主要包括：出生及成长史，包括母孕期情况、出生时状况（是否存在早产、产伤等）、发育情况、父母的教养方式、学习情况、与同龄人的交往情况；家庭成员对患者所患疾病的认识程度及理解和支持度等。

2. 病史　包括现病史、既往史和家族史的评估。

（1）现病史：患者本次起病时间及急慢与否，病前有无诱因存在，患者的主诉、主要临床表现和病程经过，有无在外院诊治经历等。

（2）既往史：评估患者既往健康状况，包括躯体疾病（特别是中枢神经系统疾病和遗传疾病）和精神疾病两个方面。如果既往存在疾病史，要了解其治疗史。

（3）家族史：父母是否近亲婚配、有无遗传疾病、有无智力低下等。

3. 生理功能　评估患者目前的躯体状况，有无躯体疾病、畸形或缺陷，有无运动障碍，有无贪食、食欲减退、便秘、睡眠障碍等。评估患者辅助检查的各项指标情况，如颅脑CT/MRI、脑电图、心电图、各种化验检查、染色体检查等。

4. 心理功能

（1）感知觉障碍：评估患者有无错觉、幻觉、感觉过敏或减退及感知综合障碍等。

（2）思维：评估患者有无思维联想、连贯性和内容障碍等。

（3）情感和意志行为：评估患者有无兴奋、吵闹、易激惹，有无焦虑、抑郁、恐惧、情感淡漠等；有无意志活动增强或减退，有无冲动攻击、自伤、刻板动作和强迫行为等异常行为。

（4）自知力：评估患者是否承认自己有精神疾病，对自身症状有无分析批判能力，能否配合住院治疗等。

5. 社会功能

（1）评估患者的生活自理能力：患者能否独立进食、穿衣、洗漱、大小便、独立外出、做饭、买东西等。

（2）评估患者的语言交流能力、学习能力、社会适应能力：评估患者的语言发育情况、表达能力，有无言语障碍，能否使用日常的社交性语言，是否能较好地表达自己的感受和意愿。患者是否合群、主动与人交往，有无对危险的辨别能力等。

（二）常见护理诊断/问题

1. 营养失调　与智力水平低下所致贪食、食欲减退及消化不良有关。

2. 有受伤的危险　与认知障碍、异常行为等有关。

3. 有冲动行为的危险　与患者易激惹、恐惧等有关。

4. 生活自理缺陷　与智力水平低下有关。

5. 言语沟通障碍　与智力发育障碍有关。

6. 社会交往障碍　与智力发育障碍、言语障碍等有关。

（三）护理目标

1. 患者维持正常的营养状态，体重维持在正常范围。

2. 患者不发生受伤现象。

3. 患者不会出现冲动行为，如果出现则采取相应的有效措施。

4. 患者的生活自理能力逐步改善。

5. 患者的言语沟通能力逐步改善。

6. 患者的社会交往能力、学习能力逐步改善。

（四）护理措施

1. 生活护理　主要包括卫生、饮食、睡眠等方面的护理。

（1）卫生护理：根据患者智力发育障碍的严重程度采取不同的护理措施，如督促、协助、替代等。轻度患者具有相对较好的生活自理能力，主要督促患者养成良好的生活习惯，如按时起床、进餐、洗漱、大小便、进行适当的活动、保证营养摄入；中度患者的生活自理能力较差，需要护士协助患者料理个人生活；重度或极重度患者生活不能自理，完全需要别人的照顾，由于常常合并器质性疾病，运动功能严重受损，需要护士帮助或替代其料理个人生活。

（2）饮食护理：进餐前应尽量使患者情绪稳定，切忌态度粗暴。对于不能控制进食量的患者，要注意防止暴饮暴食。对于有挑食、偏食行为的患者，要注意纠正。对于需要特殊饮食的患者，护士应注意满足其需求。如苯丙酮尿症患者需要低苯丙氨酸饮食，护士需配合医生严格执行特殊饮食治疗，监督患者食用低苯丙氨酸食物，如羊肉、大米、大豆、玉米、淀粉、蔬菜等，限制小麦、蛋类、鱼、虾、乳类等富含苯丙氨酸的食物摄入。半乳糖血症患者要注意不要食用乳类食物，地方性克汀病患者要注意及时补碘。

2. 安全护理 患者居住的环境应温馨、安全、简单实用，将锐器、火柴、药品、电源插座等危险品放在患者不可触及的地方，每天进行安全检查，检查有无危险物品，及时发现安全隐患。禁止患者进行攀爬、打闹等危险活动。对于影响患者安全的活动应及时制止，防止出现危险。有的患者具有冲动、伤人、毁物、自伤等行为，更需要护士严加防范和处理。护士对不能正确述说躯体不适的患者应多加注意、观察，及时向医生汇报，尽早干预和治疗。

3. 心理护理 智力发育障碍患者的心理年龄远远落后于实际年龄，其在日常生活中如果遇到一些不良的生活事件，如被歧视、被拒绝等，容易产生内心冲突和心理问题，出现焦虑、愤怒等不良情绪。

（1）建立良好的护患关系：智力发育障碍患者语言表达能力差，与人交流困难，护士要对其具有强烈的爱心、耐心和责任心，充分了解患者的喜好和需求。

（2）充分了解患者各方面的情况：心理护理前护士要充分了解患者生长发育情况、家庭情况、父母的教育方式、躯体情况、精神症状和教育训练情况等，与医生、家长密切配合，保证治疗方案的顺利实施。

（3）注意交流的方式：护士与患者交流时注意态度和蔼可亲，不要冷落、嫌弃、讽刺患者，使用简单、易懂的语言交流。

（4）精神症状的护理：当患者出现焦虑、恐惧、愤怒、冲动、伤人或自伤等不良情绪和行为时，护士应保持冷静，将患者带离引起上述情况的环境，评估患者异常情绪和行为出现的频次、情境，有无自语或特别的针对对象，可采取安慰、转移患者的注意力、做游戏等方法控制其情绪和行为，尽量不要约束患者。轻度智力发育障碍患者具有一定的理解和自控能力，护士可帮助其分析出现不良情绪和行为的原因，教会患者使用语言表达内心想法，学会控制自己的情绪。

（5）护士协助医生进行心理治疗和行为干预。

4. 教育训练

（1）轻度、中度智力发育障碍患者：学习、掌握与其智力水平相当的文化知识、日常生活技能和社会适应技能，从而具备基本的生活自理能力和一定的社会适应能力。

（2）重度智力发育障碍患者：重点训练基本的生活技能，在特殊教育学校或专门机构中进行基本生活技能训练、语言功能训练、劳动技能训练和道德品质教育。

（3）基本生活技能训练：包括大小便、饮食、穿衣、洗澡、睡眠及安全等方面的训练，训练患者学习如何躲避危险、如何求助，也可教他们交通安全知识及简单的救护常识等。训练时可以先选择目前最迫切需要学会的生活技能作为训练的起点，注意积极鼓励患者，持之以恒，才能取得较好的训练效果。

（4）语言功能训练：主要是对中度和重度智力发育障碍患者进行训练，训练要注意和家庭、学校密切配合，协同进行。训练的方式是通过反复教、模仿并配合实物和动作使他们尽可能多地掌握一些词汇，多与外界接触，多说话、多练习，及时表扬和强化，提高患者的学习兴趣和信心。

（5）劳动技能训练：劳动技能训练必须结合患者的实际情况，如智力水平、动作发展水平和病情严重程度进行，可从日常生活技能开始培养，如洗脸、刷牙、穿衣、吃饭、扫地等。然后根据实际的工作需求，进行定向职业技能培训。

（6）道德品质教育：患者由于心理发育落后、智力低下、认识水平低、对事物分析能力差、应变能力差，往往不能预见自己的行为后果。因而常出现一些不符合社会规范和要求的行为，甚至出现犯罪行为如偷窃、抢劫、性犯罪等，所以做好患者的道德品质教育尤为重要。道德品质教育可以和其他教育训练相结合，贯穿于教育训练之中。道德品质教育要注重提高患者分辨是非的能力，培养遵纪守法、有礼貌、勤劳善良的品质。同时还要注意患者的生理、心理特点，充分了解每位患者的缺陷，保护患者的自尊心，把缺陷行为和不道德行为严格区分开。

5. 健康教育 主要针对家长和教师进行。

（1）疾病知识教育：首先要求家长和教师了解智力发育障碍的基本知识，如临床表现、治疗方法、病程、预后等，使家长和教师正确认识疾病的特点，从而根据患者的实际情况进行教育，也能对其将来的发展寄予恰当的希望。

（2）治疗和教育训练知识：要求家长和教师充分了解智力发育障碍的治疗方法、护理患者的注意事项及教育训练方面的知识和技能。家长和教师需要掌握一些重要的、能在家庭和学校开展的教育训练技能。

（3）预防知识教育：要向家长和教师宣传预防智力发育障碍发生的知识，如优生优育、孕期保健、做好产前检查和围生期保健、遗传咨询等。

（五）护理评价

1. 患者的生活自理能力是否改善。
2. 患者的语言能力是否改善。
3. 患者的社会功能是否改善。
4. 患者的精神症状是否改善，如异常的情绪和行为等。
5. 患者是否有受伤的情况发生。
6. 患者的营养状况是否改善。
7. 患者的家庭功能是否改善，如家属对疾病的认识、对待患者的态度、对治疗的配合程度、家庭的教养方式、家庭对患者的教育训练情况等。

第二节 孤独症谱系障碍

案例导入

张某，女，7岁，就读学前班大班。患者表现出注意力不集中、多动，无眼神交流，表情贫乏，无法有效进行语言交流，无法测知定向力及思维内容等，情感反应显幼稚，行为较刻板，无自知力。自幼不能建立正常的人际交往方式，与人交往时没有目光对视，不能与家长和教师建立正常的依恋关系。与同龄儿童之间难以建立正常的伙伴关系，上课时不听讲。患者语言发育较落后，2岁后只会说一些简单的词语，4岁后才开始说一些简单的句子，但不会正确运用你、我、他等人称代词，不会正确使用语言来表达自己。平时兴趣比较狭窄，只喜欢各种长头发的娃娃，行为也较刻板，不停给各个娃娃编辫子。今年9月，患者按一般升学要求开始就读小学一年级，但开学三天就开始出现上课不遵守课堂纪律的行为，在教室坐不住，跑来跑去，把其他小朋友的书推到地上，扰乱他人上课等。因难以管理，继续回到大班学习，但在班上表现较差，仍然不遵守课堂纪律，吵闹不服从安排，有时还会打人。饮食及睡眠较好，二便正常。既往史：爬高后摔跤致左脸颊处破损，目前留有约1cm的陈旧性瘢痕。个人史：患者自幼人际交往较差，一直由家里老人带大，语言发育较同龄人落后，4岁后才会成句说话。

请思考：

1. 该患者出现了哪些症状？
2. 如何对患者进行护理评估？
3. 针对该患者主要的护理措施有哪些？

一、孤独症谱系障碍的临床特点

（一）概述

孤独症谱系障碍（autism spectrum disorder，ASD）是通常起病于婴幼儿期的一组神经发育性疾患，表现为持续性地发起和维持人际间社交互动和沟通能力的缺损，以及一系列限制性、重复性和刻板的行为和兴趣模式。起初症状可能并不明显，直到生长发育后期，社交需要超出患者承受的能力时，症状开始明显表现。缺陷通常十分严重，造成患者个人、家庭、社交、教育、职业或其他重要功能领域的损害，并且这种损害作为个体功能的普遍特征，在所有环境中都可被观察到。

孤独症谱系障碍的患病率在近年来大幅提升，患病率达到1.0%~2.5%，对我国6~12岁儿童的一项研究显示患病率为0.70%。

（二）病因及发病机制

孤独症谱系障碍的病因非常复杂，是由遗传和环境等多种因素作用于中枢神经系统导致的一组神经发育障碍。病因主要有以下几个方面：

1. 遗传因素 在孤独症谱系障碍的起病过程中起着主要的作用，常见包括染色体异常和拷贝数变异等。

2. 环境因素 产前因素，如父母生育年龄≥35岁、妊娠高血压/糖尿病、先兆流产和产前出血等。围生期因素，如剖宫产、胎龄≤36周、胎次≥4次、子痫和胎儿窘迫等；出生后因素，如低出生体重、产后出血等。环境毒素，如杀虫剂增加、病毒和细菌感染、汞和铅等金属暴露、低水平的电磁辐射、PM2.5暴露、臭氧和氮氧化物暴露等，均可导致障碍发生。

3. 免疫因素 研究显示部分孤独症谱系障碍患者脑组织/外周血中常伴有多种免疫蛋白，如细胞因子、趋化因子、黏附分子和生长因子水平等的改变。

4. 神经生化因素 研究显示多种神经递质功能失调与孤独症谱系障碍有关。研究发现约1/3孤独症谱系障碍患者的外周血5-羟色胺水平增高，而且这种现象也存在于患者的亲属中。

（三）临床表现

1. 社会交往障碍 是孤独症谱系障碍的核心症状。

（1）患者不能与他人建立正常的人际关系，缺乏社会兴趣，不与外界接触，对环境缺乏兴趣，对熟悉与不熟悉的人都不加区分地表现出冷漠，极度孤独。

（2）患者年幼时缺乏与别人眼对眼的对视，与人讲话时常常低着头或望着别处，不参加集体游戏，不主动接触别人。

（3）分不清亲疏关系，不能与父母建立正常的依恋关系，不能与同龄儿童建立正常的伙伴关系。有追踪报道，这类患者即使到了青春期，仍然缺乏社交技能，不能建立恋爱关系。

2. 言语交流障碍 是孤独症谱系障碍的第二大症状，也是就诊的主要原因。患者在语言交流方面存在明显缺陷，表现为以下四个方面。

（1）语言发育迟缓或缺如：也有部分患者2~3岁前曾有表达性言语，但以后逐渐减少，甚至完全消失。重者语言发育完全受阻，无语言理解能力；轻者语言发育较好，在一定阶段甚至可有超前发育，但这类患者常伴有不自然或造作的讲话方式、新造词汇，不断重复某个单词或句子。

（2）语言形式及内容异常：常常存在模仿言语、刻板重复言语，言语内容常常与他人问话或周围情景无关，不会用或常用错语法结构和人称代词，语调、语速、节奏、重音等也常存在异常。语言单调平淡，缺乏抑扬顿挫和感情，讲话内容也常与当时的情境缺乏联系。

（3）语言理解力不同程度受损：患者对语言的理解低下。语言理解力的不同程度受损，会使语言的表达也同时受损。

（4）言语运用能力受损：多数患者语言运用能力低下，不会用已经学会的言语表达自己的愿望，即便会背儿歌、会背广告词，却很少会用言语进行交流。少部分患者言语发育较好，能表达简单的愿望和要求，但是常常不会提出话题、维持话题或仅仅靠刻板重复的短语进行交谈或纠缠于同一个问题。

3. 兴趣范围狭窄和行为方式刻板

（1）患者兴趣范围狭窄，甚至存在怪癖，对玩具、动画片等正常儿童感兴趣的内容没有兴趣，而通常对某些无生命的物体表示出迷恋，如车轮、瓶盖、旋转的电风扇等。喜欢玩一些非玩具性的物品，如锅盖、瓶盖或一段废铁丝等，采用不适当的方法摆弄玩具，缺乏想象力和创造力。

（2）患者行为方式常常很刻板，会用同一种方式做事或玩玩具，会要求物品放在固定的位置、不能变动；出门非要走同一条路线；长时间只穿同一套衣服、盖同一床被或每天要吃同样的饭菜及在固定地点解便；环境或日常生活常规发生变化，则出现明显的不愉快和焦虑情绪，甚至出现反抗行为。

（3）患者常常会出现各种刻板、重复的动作或奇特怪异的行为，如最常见的姿势是将手置于胸前凝视、反复搓弄手指、拍手、不停地旋转或摇摆身体、用脚尖走路或无目的地哭或笑。

4. 感知觉反应异常 主要表现对外界刺激反应迟钝或过分敏感，对声音、光线、冷热、疼痛等感觉迟钝或过敏。

5. 智能障碍 75%的患者存在不同程度的智力低下，其中中、重度智力低下者占50%。孤独症谱系障碍儿童智力的各方面发展不平衡，有些孤独症谱系障碍患者在普遍智力低下的基础上具有某些超出正常人的特殊能力，如特殊的机械记忆能力、计算能力、阅读能力、音乐能力和绘画能力等。

（四）诊断要点

详细询问有关患者的发育状况和行为特点，仔细观察患者是否具有社会交往障碍、言语交流障碍、兴趣狭窄和行为方式刻板三大基本特征。患者病前常常没有正常发育期，即使有，在3岁以前也已表现出明显异常。在各个年龄段都可以做出孤独症谱系障碍的诊断，但只有在3岁以前就已出现发育异常的患者才可以确诊为儿童孤独症谱系障碍。孤独症谱系障碍行为筛查量表（Autism Behavior Checklist，ABC）、儿童期孤独症谱系障碍评定量表（Childhood Autism Rating Scale，CARS）等可辅助诊断。

（五）治疗与预后

1. 治疗

（1）教育训练：目前国内外公认教育训练是改善孤独症谱系障碍核心症状、提高患者生活质量的最有效方法，其目标是促进患者言语发育、提高社会交往能力、掌握基本的生活技能。中华医学会编纂的《儿童孤独症诊疗康复指南》推荐使用行为分析疗法、孤独症谱系障碍患者治疗教育课程和人际关系发展干预等作为儿童孤独症谱系障碍的干预方法，这也是目前国际主流应用的方法。除此之外，还有其他的干预方法，如感觉统合治疗、音乐治疗、游戏治疗、整合疗法、高压氧治疗等。孤独症谱系障碍的预后和训练密切相关，要长期不懈地坚持。

（2）心理行为治疗：主要采用行为疗法，目的在于矫正或减少攻击、自伤、刻板行为等病态行为，强化社会化行为，增强自信，激发好奇心。

（3）药物治疗：目前缺乏治疗孤独症谱系障碍核心症状的药物，药物治疗主要针对患者伴随的精神症状进行对症治疗，如情绪问题、攻击行为、活动过多、注意力缺陷等。常用的药物有抗精神病药、心境稳定剂、抗抑郁药和中枢兴奋剂。利培酮和阿立哌唑是获得FDA批准的用于儿童孤独症谱系障碍的抗精神病药。

2. 预后 孤独症谱系障碍的预后差，国外研究显示，只有5%的患者成年后可以相对独立地生活。预后与疾病严重程度、智商高低、是否存在言语发育障碍，以及是否进行教育训练等有关。尽早地接受系统的教育训练在一定程度上可以改善孤独症谱系障碍的预后。

二、孤独症谱系障碍患者的护理

（一）护理评估

1. 一般情况和病史询问　患者既往健康状况、母孕期情况、出生时状况、发育情况、父母的教养方式、学习情况、与同龄人的交往情况、有无躯体疾病史、家族史等。

2. 生理功能评估　患者目前的躯体状况，有无躯体疾病、畸形或缺陷，有无运动障碍，有无饮食、睡眠异常等。患者辅助检查的各项指标情况，如颅脑CT、MRI、脑电图、心电图、各种化验检查、染色体检查等。

3. 心理功能

（1）认知活动：评估患者有无言语发育障碍、注意缺陷，评估患者的智力状况，检测是否有感觉异常，比如感觉迟钝或感觉过敏等。是否有某一方面特殊的能力，如阅读、记忆、音乐、绘画等；是否有固定不变、刻板的生活方式和习惯；有无重复刻板行为等。

（2）情感活动：评估患者情绪方面是否有焦虑、抑郁、恐惧、易激惹、情绪不稳、淡漠等异常情绪。

（3）意志行为活动：观察患者是否有某些奇怪的行为，有无多动、冲动、攻击、固执违拗、重复刻板等行为。观察患者是否对某些非玩具性的物品感兴趣，是否对某些物品特别依恋，患者是否有某一方面的特殊爱好、兴趣和能力，如对数字、地名等有不寻常的记忆力；有无刻板的生活习惯等。

4. 社会功能方面

（1）生活自理能力：评估患者的个人生活自理能力，如穿衣、吃饭、洗浴、大小便等能否自理。

（2）社会交往和学习：观察患者是否依恋父母，对亲情爱抚是否有相应的情感反应；是否能分辨亲疏；是否与小朋友交往、玩要；接受新知识的兴趣和能力如何，在游戏活动中是否有兴趣参与。

（3）语言交流与非语言交流：了解患者发育过程中是否一直不说话或很少说话；能否主动与人交谈；讲话时的语音、语调、语速等方面有无异常；有无重复、刻板和模仿言语等。另外还要观察患者是否常以哭闹、尖叫或其他方式表达他们的不适或需要；有无体态语言等。了解患者是否会使用代词“你”“我”“他”，有无说话言语简单、平淡，是否缺乏情感表达等。

（4）对周围环境变化的适应能力：当周围环境变化时患者能否适应，如搬家、房间的物品位置变换、饮食内容变化时，患者是否出现哭闹、烦躁、焦虑不安等。

（二）护理诊断/问题

1. 社会交往障碍　与社交功能缺陷有关。

2. 语言沟通障碍　与言语发育障碍有关。

3. 生活自理能力缺陷　与智力低下、认知功能障碍有关。

4. 情绪障碍　与患者焦虑、恐惧等有关。

5. 行为障碍　与冲动、攻击、自伤、刻板行为有关。

6. 营养失调：低于机体需要量　与患者自理能力缺陷、行为刻板有关。

（三）护理目标

1. 患者能维持正常的营养状态，体重维持在正常范围。

2. 患者的社会交往能力逐步改善。

3. 患者的交流能力逐步改善。

4. 患者的生活自理能力逐步改善。

5. 患者未发生冲动、伤人、自伤等行为。

6. 患者的情绪稳定性逐步提高。

（四）护理措施

1. 生活护理、安全护理、心理护理 可参阅本章第一节的相关内容。

2. 教育训练

（1）基本生活技能训练：包括饮食、穿衣、卫生、睡眠和安全等方面。训练时可以将每一种基本的生活技能分成许多小单元，由简到繁、循序渐进地完成。

（2）语言能力训练：注意把语言功能训练尽量融入日常生活中，并且要坚持不懈。首先，提供良好的语言环境，如利用看电视、听音乐、讲简单故事等让患者感受语言，或带患者到公园、广场、超市等公共场所去感知事物，丰富患者的词汇量和生活经验，加强其对语言的理解能力；其次，要反复强化，让患者多说，最好在游戏活动中边说边做，有目的地让患者说出身边的人和事，使患者的语言循序渐进地发展。

（3）社会交往能力训练：训练患者在和他人交流时能注视他人的眼睛和脸，可以用手捧着患者的头，追随他的目光，呼唤他，吸引他的注意。训练患者理解别人表情、手势、姿势等的含义，如让患者看不同表情的照片，告诉他相应表情的名称。护士还可以自己做不同的表情、手势、姿势等，让患者模仿，进行反复训练，直到理解为止。同时还要训练患者用语言表达自己的需要和用语言传递信息。

（4）行为矫正训练：可以应用正、负强化法，系统脱敏，作业疗法等方法。训练时要有极强的耐心，不能急于求成，步骤要由简单到复杂，方法要形象、具体、直观、生动。同时，对患者的进步要及时给予表扬和赞美。应针对不同行为，采用不同的矫正方法。

3. 精神症状的护理 孤独症谱系障碍患者经常情绪不稳，如发脾气、大声尖叫等，有些患者有冲动攻击、自伤行为。应注意不要在患者出现情绪和行为问题时满足他的需要，及时把患者带离出现不良情绪和行为的环境，积极从事一些有助于改善不良情绪和行为的活动，如游戏、写字、画画等。对于出现自伤行为的患者应立即制止。

（五）护理评价

1. 患者的生活自理能力是否改善。

2. 患者的语言能力是否改善。

3. 患者的社会交往能力是否改善。

4. 患者的精神症状，如异常的情绪和行为等是否改善。

5. 患者是否有受伤的情况发生。

6. 患者的家庭功能是否改善，如家属对疾病的认识、对待患者的态度、对治疗的配合程度、家庭的教养方式、家庭对患者的教育训练情况等。

第三节 注意缺陷多动障碍

案例导入

李某，男，7岁，一年级学生。两年前开始出现好动、注意力不集中，容易被周围环境吸引，小动作多，经常走来走去，做什么都坐不住，不能坚持。平时上课也无法坐定听讲，走来走去，撩拨别的孩子，可通过扳手指计算10以内的加法，但不能计算10以内的减法，一般常识理解判断能力较同龄儿童差，对指令的服从性较差，被学校要求奶奶陪读。对奶奶在家里教的一些知识，也表现为无法坚持学习。带去学校的书包、玩具等容易弄坏、弄丢。做事情冲动鲁莽，经常撞伤头，弄伤膝盖、手指。近半年出现明显的冲动，一不开心就用东西砸人，曾把堂姐砸伤，打同学、爸爸、妈妈、奶奶，饮食睡眠良好，二便正常。

请思考：

1. 该患者为什么出现这些症状？
2. 如何对患者进行护理评估？
3. 针对该患者主要的护理措施有哪些？

一、注意缺陷多动障碍的临床特点

（一）概述

注意缺陷多动障碍（attention deficit and hyperactive disorder，ADHD）主要发生于患者儿童时期，表现为注意缺陷和/或多动–冲动的持续性的模式（至少6个月），在生长发育期（通常是中期）起病。注意缺陷和多动–冲动的程度超出了年龄和智力功能的正常变异范围，显著影响个体的学业、职业、社交功能。症状发生在各种场合，男孩明显多于女孩。

注意缺陷指在缺乏高水平刺激或频繁奖励的任务上难以维持注意力，容易分心，组织性、条理性存在问题。多动指过多的运动性活动，难以保持安静不动，在需要自控的结构化情境下尤其明显。根据临床表现，注意缺陷多动障碍分为注意缺陷为主型、多动–冲动为主型和组合型等不同类型。

国外学者研究显示，注意缺陷多动障碍患病率约为7.2%，美国学龄期儿童注意缺陷多动障碍的患病率为3%~5%，一项针对中国青少年儿童的研究显示注意缺陷多动障碍的患病率为4.2%~6.5%。男性与女性发病比例为（4~9）∶1。

（二）病因及发病机制

注意缺陷多动障碍的病因未明，可能与生物学因素、心理和社会学因素有关。多项研究表明遗传因素在本病的发生中起重要的作用。双生子研究表明ADHD的遗传度为0.8或更高，同卵双生子的同时患病率为65%，异卵双生子的同时患病率为30%，且症状越严重，遗传的概率越大。

患者脑内多巴胺和去甲肾上腺素功能低下，5-羟色胺功能亢进，上述三种神经递质系统失衡可导致注意缺陷多动障碍。不良的家庭、环境、社会均可成为本病发病的诱因，如家庭破裂、教养方式不当、父母关系不和、童年与父母分离、受虐待、父亲有反社会行为或物质依赖、家庭经济困难等。还有研究显示，本病可能与铁、锌缺乏及血铅增高有关。

（三）临床表现

注意缺陷多动障碍的主要临床表现包括注意障碍、活动过度和情绪不稳、行为冲动三大症状，并可伴有学习困难、情绪问题、品行障碍、抽动障碍等多方面的问题。

1. 注意障碍　为本病最主要的症状。患者注意力集中时间短暂，难以保持持久，很难将注意力较长时间维持集中于某一项活动，主动注意保持时间达不到患者年龄和智力相应的水平，容易受外界环境变化的影响而分心，注意对象频繁地转变。在与别人交谈时心不在焉，似听非听。在活动中不注意细节，常发生粗心大意的错误。经常有意回避或不愿意从事需要较长时间持续集中注意力的任务，如课堂作业或家庭作业。患者做事时常丢三落四，经常遗失玩具或学习用具等。

2. 活动过度　为本病最显著的症状，表现为与年龄不相称的活动过多。活动过多起始于婴儿期，表现为过分哭闹、不安静，从摇篮或小车里往外爬。在幼儿期表现为好动、坐不住、难以安静地玩耍。在学龄期，患者表现更为突出，上课时小动作多，手总是闲不住，喜欢玩东西，在座位上扭来扭去，东张西望，和其他同学讲话，招惹别人，甚至离开座位走动。

3. 情绪不稳、行为冲动　患者的自我控制能力差，在采取行动前缺乏思考，遇到事情时往往过分激动，常与同伴争吵或打架，话多，好插嘴，别人问话未完就抢着回答。难以遵守集体活动的秩序和纪律，如游戏时抢着入场、不能耐心地排队等待。在不适当的场合奔跑或登高爬梯，好冒险，易出事故。情绪不稳定，容易过度兴奋和冲动，容易出现冲动行为。患者的要求必须立即满足，否则就哭闹、发脾气。

4. 学习困难　患者的智力虽然正常或接近正常，但由于注意障碍、多动和认知障碍，患者常常成绩不佳。部分患者存在空间知觉障碍、视-运动障碍、视-听转换困难等。

5. 共病　各种不同的发育障碍、情绪障碍或行为障碍，可能与注意缺陷多动障碍共存，具体包括：品行障碍、对立违抗障碍、焦虑障碍、心境障碍、抽动障碍、物质滥用和人格障碍等。

（四）诊断要点

1. 起病于12岁以前，症状持续6个月以上。

2. 在多个场合（如学校、家庭）出现明显的注意力障碍、活动过度或冲动行为。

3. 对社会功能（如学业成绩、人际关系等）产生不良影响。

4. 排除智力发育障碍、广泛发育障碍、情绪障碍等。

（五）治疗与预后

1. 治疗　注意缺陷多动障碍是一种长期的慢性疾病，需要各相关学科的医师（精神科、儿科、神经科、儿童保健科、初级保健医师）配合，采取综合治疗的方法。

（1）行为疗法：包括一系列不同的干预方法，目的是改善患者的不良行为。行为疗法一般是通过父母完成的，ADHD患者父母接受特殊的训练以提高其改变和重塑患者行为的能力及患者对自身行为的管理能力。治疗策略包括正性强化法、消退法和处罚法等。

（2）药物治疗：目的是改善患者的注意障碍、减少多动、增强对冲动的控制、提高社交技能等，常用的药物种类有中枢兴奋剂（哌甲酯、安非他明制剂）和非中枢兴奋剂（托莫西汀、可乐定等），也可小剂量使用抗抑郁药物和α受体拮抗剂等。中枢兴奋剂是治疗本病的一线药物，可以减轻大多数ADHD患者的核心症状，有效率为70%~80%。明确诊断后方可使用药物，英国国家卫生与临床优化研究所（NICE）指南建议5岁以上首选药物治疗。

2. 病程和预后　注意缺陷多动障碍多起病于3岁，病程呈持续性，一般先出现多动症状，随着年龄增长逐渐从多动向注意缺陷演化。多数患者的症状持续到青春期前逐渐缓解，少数持续至成人。预后不良因素有：存在共病（如合并品行障碍、学习困难、情绪障碍等）、智力偏低、不良的家庭和社会心理因素。

二、注意缺陷多动障碍患者的护理

（一）护理评估

1. 一般情况和病史　患者既往健康状况、母孕期情况、出生时状况、发育情况、父母的教养方式、学习情况、与同龄人的交往情况、有无躯体疾病病史、家族史等。

2. 生理功能　包括患者的身体发育情况，营养状况，饮食、睡眠情况，有无躯体疾病；辅助检查各项指标情况，如颅脑CT、MRI、脑电图、心电图、各种化验检查等。

3. 心理功能　评估患者注意力的广度、持续时间、稳定性等如何；情绪的稳定性如何，有无一定的自控能力，有无焦虑、抑郁等情绪，是否有自尊心低下、自卑心理；患者的活动量如何，有无明显增多，如果增多，在什么环境中活动增多，活动的性质是否具有危险性，是否能在应该安静的场合安静，是否容易因外界刺激而出现冲动行为；是否喜欢冒险、做事不顾后果；有无逃学、撒谎、偷窃、斗殴等品行问题等。

4. 社会功能　评估患者料理个人生活的能力；患者的学习成绩如何，做作业的质量如何，有无学习困难；与其他同龄人的交往及相处如何，是否合群，能否有耐心和同学玩游戏，并遵守游戏规则等。

（二）护理诊断/问题

1. 注意障碍　与患者注意缺陷有关。

2. 情绪障碍　与患者情绪不稳有关。

3. 行为障碍　与患者过度活动有关。

4. 有受伤的危险　与患者情绪不稳、过度活动有关。

5. 学习障碍　与患者注意缺陷有关。

6. 人际交往障碍　与患者注意缺陷、过度活动有关。

7. 生活自理缺陷　与患者过度活动、注意缺陷有关。

（三）护理目标

1. 患者维持正常的营养状态，体重在正常范围。

2. 患者的注意力逐步改善，能集中注意听讲，主动注意维持时间逐步增加。

3. 患者的多动行为逐步改善。

4. 患者未发生躯体损伤。

5. 患者的情绪问题逐步改善。

6. 患者的学习能力、人际交往能力逐步改善。

7. 患者未发生伤人、自伤现象。

（四）护理措施

1. 生活护理

（1）保持安静舒适的环境，注意病室内的温度及患者的保暖，保证充足睡眠，防止合并症的发生。

（2）提供合理的饮食，保证患者营养，协助个人卫生，观察患者大、小便情况，必要时可在训练和督导下进行。

（3）培养患者良好的生活规律，从日常生活小事中培养患者专心的习惯。

2. 安全护理

（1）密切观察，严防病情变化发生意外，确保环境安全。限制患者做有安全隐患的游戏，住所也应提供相应的安全措施。

（2）防范患者由于社会障碍和冲动行为，而遭到他人的威胁或伤害。

（3）房间物品安置简单，注意不要放置危险品，以防患者受伤。

3. 用药护理　对于需要药物治疗的患者，要让患者和家属了解服药的必要性及可能出现的副作用等，以取得他们的配合。在服药过程中护士要督促患者按时服药，并且密切观察药物疗效与不良反应，及时向医生报告。

4. 心理护理

（1）建立良好的护患关系，提高患者的自尊心及价值观，并争取家长和老师的主动配合。

（2）注意力训练：训练患者集中注意力，根据患者的年龄和病情制订合适的计划，注意目标不要定得太高，一般设定集中注意的时间比患者能保持的最长时间长几分钟，这样患者通过努力能达到目标，从而提高训练的效果。以后可以逐步延长集中注意的时间。

（3）行为训练：需要医务人员、家长、教师的配合共同完成，要注意对患者的行为进行正性或负性强化，逐步改善不良行为，形成新的有效行为。组织患者参加一些需要精力的活动，如登山、打球、跑步等，以消耗患者旺盛的精力。

（4）配合医生做好其他的心理治疗，如认知疗法、社交技能训练、感觉统合治疗等。

5. 健康教育

（1）家庭教育：指导家长正确认识患者所患疾病的性质，设定合理的期望水平；给予患者充分的爱心，学会与他们和谐相处，既不娇宠溺爱也不粗暴打骂；家长学会进行前后一致的、正性的行为矫正方法，对患者的行为进行规律的训练。对于使用药物的患者，要使家长了解此类药物的作用、用法、常见的和长期服用可能出现的不良反应以及处理办法，并且要定期和医务人员联系。

（2）学校教育：应使学校教师了解疾病的性质，学会观察评估患者的病态表现，了解针对这类患者的教育训练方法，避免歧视、体罚或其他粗暴的教育方法，恰当运用表扬和鼓励方式提高患者的自信心和自觉性，通过语言或中断活动等方式否定患者的不良行为，课程安排要考虑到给予患者充分的活动时间。应将患者安排在离教师较近的位置，这样当患者注意力不集中或活动多时，教师能及时提醒和管理。

（五）护理评价

1. 患者的注意缺陷是否改善。

2. 患者的多动行为是否改善。

3. 患者的学习能力是否改善。

4. 患者的交往能力是否改善。

5. 患者的情绪是否改善。

6. 患者的家庭功能是否改善，如家属对疾病的认识、对待患者的态度、对治疗的配合程度、家庭的教养方式、家庭对患者的教育训练情况等。

第四节 抽动障碍

案例导入

李某，男，15岁，初中三年级学生。1年半前无明显诱因出现双肩的不自主抖动，主要表现为突然出现，快速，没有节律性，持续时间也不一定，看动画片、玩玩具时明显减轻，睡眠时基本未出现。后出现喉部不自主发声，渐出现吸鼻子等表现，导致学习成绩下降，觉得被同学嘲笑。起初家属未予重视，半年前出现颈部不自主抽动，患者称发作时自己是清楚的，但就是不受控制，每次持续时间不固定，短则持续1~2分钟，长则达数十分钟，发作时间不固定，可能一天达几次或数十次，患者称发作时如有其他东西吸引注意力，缓解过程就会快一些。既往史、个人史、家族史无特殊。意识清，定向好，注意力集中，接触被动合作，一问一答，对答切题，思维联想可，未查及思维逻辑、内容的异常；情绪不稳定，脾气暴躁，经常因为小事和家人发脾气。

请思考：

1. 该患者为什么出现这些症状？
2. 如何对患者进行护理评估？
3. 针对该患者主要的护理措施有哪些？

一、抽动障碍的临床特点

（一）概述

抽动障碍（tic disorder，TD）是一组主要发病于儿童时期，表现为运动肌肉或发声肌肉抽动的疾病。本病多见于男孩，临床上主要有三种类型：短暂性抽动障碍、慢性抽动障碍和图雷特（Tourette）综合征。

研究显示，我国短暂性抽动障碍患病率为1.7%，慢性抽动障碍患病率为1.2%，图雷特综合征患病率为0.3%。抽动障碍大多起病在18岁之前，4~8岁最多见，平均年龄约为6岁，10~12岁最严重，然后逐渐减少，部分在青春后期和成年早期消退。在抽动障碍及其各种亚型中，男性儿童患病危险性高于女性，男童较女童多见，男女比例约为（3~4）∶1。我国短暂性抽动障碍男女患病率比例为（2.22~3.68）∶1，慢性抽动障碍为（1.57~2.79）∶1，图雷特综合征为（2.17~10.6）∶1。

（二）病因及发病机制

抽动障碍的病因和发病机制尚不明确，与遗传因素、神经递质失衡、发育因素、躯体因素和心理因素等有关，可能是多种因素在发育过程中相互作用所致的结果。短暂性抽动障碍可能以生物学因素或心理因素之一为主要发病原因，也可能两者皆有。若以生物学因素为主，则容易发展成慢性抽动障碍或图雷特综合征。若以心理因素为主，则可能是暂时性应激或情绪反应，在短期内自然消失。

（三）临床表现

抽动主要表现为运动抽动和发声抽动，有简单抽动和复杂抽动两种形式。运动抽动包括眨眼、皱鼻、点头、摆头、斜颈、耸肩、吸吮、呃逆、咀嚼、打哈欠、握拳、跳跃、甩手、拍打自己、跺脚等。发声抽动包括咳嗽、清嗓子、抽鼻子、喷鼻息、吼叫、发出犬吠声、重复语言、模仿语言、秽语等。

抽动障碍多以运动抽动为首发症状，起病年龄平均为7岁，发声抽动一般在11岁出现。抽动症状一般先见于头面部，然后向躯干、四肢扩展。抽动可以在短时间内受意志控制，在情绪紧张、躯体疾病或其他应激情况下发作较频繁，放松、专注于某一活动时减轻，睡眠时减轻或消失。具体有如下临床类型：

1. 短暂性抽动障碍（transient tic disorder） 又称抽动症（tics）、习惯性痉挛、一过性抽动障碍、暂时性抽动，是儿童期一种最常见的抽动障碍类型。5%~24%的学龄儿童有过抽动的病史。短暂性抽动障碍主要表现为简单的运动或发声抽动症状，以运动抽动为主。抽动常限于某一部位，常为一组肌肉或两组肌肉群。运动抽动症状包括眨眼、耸鼻、皱额、张口、斜视、摇头、斜颈、耸肩、扮鬼脸等。发声抽动症状包括咳嗽、清嗓子、吼叫、犬叫或发出“啊”“呀”等单调的声音。也可出现复杂运动抽动，如蹦跳和拍打自己等。短暂性抽动障碍起病于学龄早期，5~7岁儿童最常见，男性为多。首发症状多为运动抽动，起始于头面部，抽动症状在一天内多次发生，至少持续2周，但不超过1年。

2. 慢性运动或发声抽动障碍（chronic motor or vocal tic disorder） 多数患者表现为简单或复杂的运动抽动，少数患者表现为简单或复杂的发声抽动，一般不会同时存在运动抽动和发声抽动。抽动部位除头面部、颈部和肩部肌群外，还常发生在上下肢或躯干肌群，且症状表现形式一般持久不变。某些患者的运动抽动和发声抽动在病程中交替出现。例如，首发为简单的皱额和踢腿，持续半年后这些症状消退，继之以清嗓声。抽动可能每天发生，也可能断续出现，但发作的间歇期不会超过2个月。

3. 图雷特综合征（Tourette's syndrome） 又称发声与多种运动联合抽动障碍、抽动秽语综合征，是抽动障碍中最有代表性、临床表现最复杂和最严重、诊断和治疗最困难的一种类型。以进行性发展的多部位运动抽动和发声抽动为主要特征。抽动症状涉及的肌群多、症状重，对患者的影响大。一般首发症状为简单运动抽动，以面部肌肉的抽动最多，随病程的进展，抽动的部位逐渐扩大，累及肩部、颈部、躯干或四肢等部位，抽动形式也由简单抽动发展为复杂抽动，抽动的频率也增加。其中约1/3可出现秽语，表现为刻板地发出咒骂及淫秽词句。轻者每日阵发性抽动，持续时间不超过数分钟，也可长时间不抽动。多数患者每天都有抽动发生，少数患者的抽动呈间断性，但发作的间歇期不会超过2个月。严重者则频繁抽动，间歇时间短。图雷特综合征患者常伴有其他障碍，如注意缺陷多动障碍、品行障碍、强迫障碍、学习障碍、情绪障碍、睡眠障碍等。患病率为4/10 000~5/10 000，以男孩多见，男女比例约为3∶1。

（四）诊断要点

抽动障碍的诊断目前仍以临床症状为主，要进行常规的躯体、神经系统检查和必要的辅助检查排除其他疾病才可以得出诊断结论。鉴别诊断主要和神经系统疾病（如亨廷顿舞蹈症、肝豆状核变性、癫痫性肌阵挛等）、强迫障碍和分离（转换）性障碍等疾病相鉴别。

（五）治疗与预后

1. 治疗　抽动障碍的治疗包括心理和药物治疗，需根据临床类型和疾病的严重程度来选择治疗方法。对短暂性抽动障碍或症状较轻者一般采用心理治疗，对于较重的慢性抽动障碍和图雷特综合征患者，同时采用药物治疗和心理治疗。

（1）心理治疗：首要任务是告诉家属，抽动症状是不可控制的，并非患者有意所为，千万不可因此责备或惩罚他们。要将疾病的性质和将来可能的转归向家属进行解释，消除他们紧张和担心。对发展同伴关系有困难的患者，有必要进行社交技能训练。如果图雷特综合征或较重的慢性抽动或发声抽动症患者伴有情绪和社交障碍，可考虑使用认知行为疗法、交际治疗和家庭治疗。习惯逆转训练等行为疗法对矫正抽动症状也有一定疗效。应科学安排患者的作息时间，使其生活内容丰富多彩。鼓励患者参加有意义的娱乐活动，同时还要避免过度兴奋和紧张疲劳。

（2）药物治疗：药物治疗遵循个体化原则，从小剂量开始，缓慢增加，在加量过程中应根据治疗效果和不良反应调整剂量，密切注意可能发生的药物不良反应。主要药物包括氟哌啶醇、硫必利、匹莫齐特、可乐定、利培酮和抗抑郁药，如氯米帕明、舍曲林、氟西汀等，用药剂量不宜过大。

2. 病程和预后　短暂性抽动障碍病程短，不超过1年，预后良好。慢性抽动障碍病程持续较长，往往超过1年。图雷特综合征的病程通常是慢性甚至持续终生的，对社会功能影响很大。但大多数患者到了青春期或成年后，症状会有所减轻，有些患者的抽动症状甚至可以完全消失。

二、抽动障碍患者的护理

（一）护理评估

1. 一般情况和病史　患者既往健康状况、母孕期情况、出生时状况、发育情况、父母的教养方式、学习情况、与同龄人的交往情况、有无躯体疾病史、家族史等。

2. 生理功能 评估患者的身体发育情况，营养状况，饮食、睡眠情况，有无躯体疾病等。患者辅助检查的各项指标情况，如颅脑CT、MRI、脑电图、心电图、各种化验检查等。

3. 心理功能 主要包括情绪、动作行为两方面。

（1）情绪：患者有无焦虑、抑郁等情绪，是否有自尊心低下、自卑心理。

（2）动作行为：评估患者抽动的形式、表现、频率等。是简单抽动还是复杂抽动，还是两者都存在。是发声抽动还是运动抽动，还是两者都存在。抽动每天出现还是间隔一定的时间出现。是否有冲动、自伤行为等。

4. 社会功能 主要评估患者的人际交往能力。患者由于抽动症状感到耻辱、自卑或者合并其他疾病，如注意缺陷多动障碍、品行障碍或强迫障碍等而影响其人际交往能力，所以要进行人际交往能力的评估。

（二）护理诊断/问题

1. 动作行为障碍 与患者抽动症状有关。

2. 情绪障碍 与患者情绪不稳、自尊受损等有关。

3. 人际交往障碍 与患者动作行为障碍有关。

4. 有受伤的危险 与患者运动抽动症状有关。

（三）护理目标

1. 患者的抽动症状逐步改善。

2. 患者的情绪问题逐步改善。

3. 患者的人际交往能力逐步改善。

4. 患者不会发生受伤的情况。

（四）护理措施

1. 生活和安全护理

（1）密切观察病情，注意防范患者出现自伤行为，保证患者的安全。

（2）合理安排患者的作息时间，保证充分的睡眠，培养良好的生活习惯。

2. 用药护理 病情较重的患者需要药物治疗，要求患者和家属了解服药的目的、可能出现的副作用等，以取得他们的配合。在服药过程中护士要督促患者按时服药，并且密切观察药物疗效与不良反应，及时向医生报告。

3. 心理护理

（1）建立良好的护患关系：对患者要有足够的耐心，不要训斥患者，积极鼓励他们。

（2）尽量避免加重抽动的因素：比如精神紧张、过度兴奋、过度疲劳等。

（3）做好支持性心理护理：患者经常存在自卑心理或者抑郁、焦虑情绪，护士应使患者了解自身疾病的性质和特点，耐心帮助他们，尽量减轻情绪问题。

（4）配合医生做好心理治疗，如认知疗法、行为疗法，包括放松训练、习惯逆转训练、自我监督法等。

4. 训练护理 主要是行为训练和人际交往能力训练。

（1）行为训练：教会患者放松自己，当抽动症状出现时尽量把抽动症状转化为有意义的行为。

（2）人际交往能力训练：训练患者克服自卑心理，积极与他人特别是同龄人交往，学会在交往中因为抽动而受到嘲笑时的处理方法等。

5. 健康教育 主要是对家长和教师的教育。

（1）疾病知识教育：使家长和教师了解抽动障碍的相关知识，抽动症状的出现，如频繁眨眼、皱眉、做鬼脸等不是患者调皮，而是一种疾病表现，指导他们使用正性强化的方式代替惩罚教育。让家长了解疾病加重和缓解的因素，在生活当中尽量使患者避免加重因素。指导家长积极配合医务人员，保持联系。对于学龄期患者，还须向其教师讲解有关的医疗知识，通过教师教育其他同学不要取笑或歧视患者，帮助患者消除疾病引起的紧张、自卑心理，以保持正常的生活与学习。另外家长还要与教师保持密切的联系，了解孩子在学校的表现。

（2）干预措施指导：抽动障碍的治疗是一个长期的过程，需要家长在家庭中、教师在学校中配合医生进行干预。让家长和教师学会与患者相处、学会制订训练目标和计划、学会使用正性和负性强化的方式训练患者的行为、帮助患者合理安排时间、提高患者的自尊心、改善与他人的交往等。

（3）用药指导：症状严重的抽动障碍患者需要服药治疗。指导家属了解患者所用药物的作用、用法、常见的不良反应以及处理办法，定期和医务人员联系。如果病情波动明显或者出现家长不能处置的不良反应，应及时和医务人员联系。

（五）护理评价

1. 患者的抽动症状是否改善。
2. 患者的情绪是否改善。
3. 患者的人际交往能力是否改善。
4. 患者是否发生自伤行为。
5. 患者的家庭功能是否改善，如家属对疾病的认识、对待患者的态度、对治疗的配合程度、家庭的教养方式、家庭对患者的行为训练情况等。

学习小结

神经发育障碍是一组常见的儿童慢性发育性脑功能障碍疾病，其病因及临床表现复杂，需要家庭、学校、社会、医院四方共同配合，协助做好健康教育、康复训练等。生活自理能力缺陷、言语沟通障碍、社会交往障碍是其重要护理问题，另外患者也存在伤人、毁物、自伤、受伤的危险，需要护理人员及时给予有针对性的护理。

（孔凡贞）

复习参考题

一、单项选择题

1. 智力发育障碍的诊断要点**不包括**（　）
   A. 起病于18岁以前
   B. 智力低下
   C. 注意力不集中
   D. 存在不同程度的社会适应困难
   E. 智商低于70
2. 对极重度智力发育障碍患者需要（　）
   A. 上特殊教育学校
   B. 进行劳动技能训练
   C. 进行道德品质教育
   D. 学习简单文化知识
   E. 完全被别人照顾
3. 孤独症谱系障碍的核心症状是（　）
   A. 社会交往障碍
   B. 语言发育迟缓或缺如
   C. 兴趣范围狭窄
   D. 智能障碍
   E. 行为方式刻板
4. 注意缺陷多动障碍的主要临床表现**不包括**（　）
   A. 注意障碍
   B. 活动过多
   C. 情绪不稳
   D. 情感淡漠
   E. 学习困难
5. 抽动障碍患者的护理措施**不包括**（　）
   A. 密切观察病情，注意防范患者出现自伤行为
   B. 对家长和教师进行健康教育
   C. 当患者出现抽动行为时使用约束措施
   D. 行为训练：教会患者放松自己，当抽动症状出现时尽量把抽动症状转化为有意义的行为
   E. 对患者要有足够的耐心，不要训斥患者，积极鼓励他们

参考答案：1. C，2. E，3. A，4. D，5. C

二、简答题

1. 简述注意缺陷多动障碍的临床表现。
2. 简述抽动障碍三种临床分型的主要临床表现。
3. 如何做好智力发育障碍患者的安全护理？

第十五章

物质使用与成瘾行为所致障碍患者的护理

学习目标

知识目标	掌握　物质使用与成瘾行为所致障碍的基本概念、主要临床表现、护理诊断/问题及护理措施。 熟悉　物质使用与成瘾行为所致障碍的分类、治疗原则。 了解　物质使用与成瘾行为所致障碍的流行病学特点、影响因素及预后。
能力目标	能通过评估提出物质使用与成瘾行为所致障碍的护理诊断/问题并有效实施护理措施。
素质目标	能理解并接纳患者因物质依赖、戒断状态或成瘾行为而出现的症状，尊重、关爱和包容患者。

案例导入

王某，男，52岁，已婚，工人。20岁开始饮酒，酒量及饮酒的次数逐年增加。直至近3年来每天必饮，一天能饮1kg多中等度数的白酒，近1年来每天醒后的第一件事就是饮酒，如不能饮酒则会出现手抖、心慌、出汗、失眠、烦躁、发脾气等症状，饮酒后即缓解。经常酩酊大醉，醉后容易与他人发生争吵，平时与他人交往减少，除了酒，对其他事情不感兴趣。1年前开始听到有人骂他、议论他，觉得所有人都和他过不去，刚开始怀疑单位有人害他，后来甚至觉得自己的妻子也伙同外人针对他，逐渐发展到不能正常上班，与妻子的关系差。诊断为“酒精使用所致障碍”。

请思考：

1. 患者目前主要表现为哪些精神症状？
2. 患者主要的护理诊断/问题有哪些？
3. 对该患者如何进行心理干预？

第一节 概述

物质使用与成瘾行为所致障碍（disorder due to substance use and addictive behavior）是一组精神-行为障碍，是指使用占主导地位的精神活性物质（包括药物）或者反复尝试强化的行为或一些特定的奖励后出现的精神或行为障碍。如今，毒品种类日趋增多，除植物类物质外，还增添了数百种合成毒品。非法药物使用导致了一些躯体和精神健康问题，对个体身心健康、家庭幸福及社会稳定均造成了严重威胁。

联合国毒品和犯罪问题办公室（UNODC）发布的《2022年世界毒品问题报告》指出，2020年，全世界约有2.84亿15~64岁的人使用毒品，比前十年增加了26%。年轻人比成年人使用毒品更多，而且使用程度也高于过去几代人。

根据《2022年中国毒情形势报告》披露，截至2022年底，我国有吸毒人员112.4万名，同比下降24.3%，占全国人口总数的0.8‰；戒断三年未发现复吸人员379万名，同比上升11.4%；新发现吸毒人员7.1万名，同比下降41.7%。现有吸毒人数连续5年下降，戒断三年未发现复吸人数连续10年上升。毒品滥用治理成效持续显现。但我国饮酒、吸烟人群基数庞大，所造成的健康影响不容忽视。另外，一些行为障碍如赌博障碍和游戏障碍等，也带来了较为严重的公共卫生或社会心理问题。

一、基本概念

1. 精神活性物质（**psychoactive substance**） 又称药物（drug）或成瘾物质（addictive substance），本章简称物质，是指来自体外，可以影响情绪及行为，改变意识状态，导致依赖作用的化学物质。

根据精神活性物质的药理特性，可分为七大类：

（1）中枢神经系统抑制剂：如酒精、苯二氮䓬类及巴比妥类等。

（2）中枢神经系统兴奋剂：如可卡因、苯丙胺类及咖啡因等。

（3）大麻。

（4）致幻剂：如麦角酸二乙基酰胺、氯胺酮、仙人掌毒素及苯环己哌啶等。

（5）阿片类：如鸦片、吗啡、海洛因、哌替啶、美沙酮、丁丙诺啡、二氢埃托啡等。

（6）挥发性溶剂：如甲苯、丙酮、汽油、“嗅胶”等。

（7）尼古丁：如香烟及其他烟草制品。

2. 有害性使用（**harmful use**） 有时称滥用，是指不适当使用物质的方式，因反复使用药物导致不能完成工作或学业、损害身心健康等不良后果，甚至导致法律问题等。

3. 依赖（**dependence**） 是指为避免戒断综合征及产生特定的精神效应而被迫长期反复服用某种药物，包括心理依赖和生理依赖。心理依赖又称精神依赖，可使吸食者产生愉快满足的或欣快的感觉，以致使用者反复使用药物来寻找这种感觉，表现出所谓的渴求状态。生理依赖也称躯体依赖，是由于反复用药所导致的一种病理性适应状态，主要为耐受性增加和戒断症状。

4. 成瘾（**addiction**） 常常与依赖互用，主要表现为失控。行为成瘾又称非药物成瘾或非物质相关性成瘾，成瘾形式与化学物质无关，反复出现以及有强迫性质的冲动行为是其特点，导致生理、心理和社会的严重不良后果。成瘾者即使知道会带来不良后果，仍执意坚持此行为，包括赌博障碍及游戏障碍等。

5. 耐受性（tolerance） 是指必须增加使用剂量才能获得所需的效果，或者使用原剂量达不到所追求的效果。如果同时滥用多种药物，则因药物的交互作用，不仅增加毒性作用，还会导致互相影响耐受性，称为相互耐药性。例如对吗啡有耐药性的人，使用苯丙胺时则需较大剂量才会感到满足。

6. 戒断状态（withdrawal state） 是指因减少或停止反复使用过的药物或使用拮抗剂导致的精神和躯体症状，症状轻重因人而异，与物质的种类和未停用之前的剂量有关。

二、物质使用与成瘾行为的影响因素

影响物质使用与成瘾行为的相关因素很多，不能用单一的模式来解释。生物学、心理和社会因素相互交织，在开始使用、依赖形成、持续使用、复发和康复等方面均起着重要的作用。

1. 生物学因素 反复出现以及有强迫性质的冲动行为是其特点。

（1）犒赏系统：位于边缘系统，是导致药物依赖的结构基础。精神依赖和寻觅物质行为的根本动因，是物质对该系统的作用，如产生欣快感。

（2）吗啡受体：脑内存在对吗啡有特殊亲和力的吗啡受体，可推测物质依赖性的形成有可能与外源性吗啡及吗啡受体的结合作用有关。

（3）神经递质与酶：神经递质如多巴胺、5-羟色胺、去甲肾上腺素均参与了物质依赖的形成。酶的异常，如缺乏乙醛脱氢酶，可使饮酒后乙醛在体内堆积而导致醉酒反应，反之则容易形成酒精依赖。

（4）遗传因素：家系研究发现，酒精中毒的发生率在一级亲属中比一般人群高3~4倍，而同卵双生子的酒精中毒发生率却比一般人群高6~8倍。后代嗜酒与寄养父母嗜酒关系不密切，而与血缘父母嗜酒密切相关。此外，成瘾行为有家族聚集的特性，亲属发生成瘾行为的概率要高于一般人群，有将近一半的游戏障碍特征归因于遗传因素。

2. 心理因素

（1）个性特征：吸毒者常具有爱说谎、易冲动、追求即刻满足等性格特点及品行障碍，如学习成绩差、逃学、偷窃、违纪等。嗜酒者病前人格特征常常表现为被动、依赖、自我为中心、缺乏自尊、疏远人群甚至有反社会倾向等。吸烟率较高者往往是神经质倾向的个体。此外，未成年期或青春期物质依赖者的心理由于处在不稳定期，容易受外界因素影响而使用物质。游戏障碍者个性特征包括低自尊、低责任心、高神经质、高冲动等。

（2）强化作用：物质作为一种行为的强化因子，使物质依赖者在不断得到物质使用快感的同时暂时摆脱了生活的烦恼，起到了正性强化的作用；而中断使用产生的戒断症状导致的痛苦体验与强烈的渴求感，对使用物质起到了负性强化的作用。在正负强化的作用下，最终使依赖行为成为一种顽固的行为模式。

3. 社会文化因素 家庭因素与生活状况、文化背景、社会环境等对物质使用与成瘾行为有重要的影响。如阿片产地的农民，应用阿片治病，常常造成阿片滥用；法国和意大利有普遍的饮酒习惯，因而酒精中毒发生率较高；社会动荡会促进或加剧酗酒及吸毒流行；社会生活的快节奏导致的应激反应，会诱发抗焦虑药品或兴奋剂的滥用；家庭矛盾、单亲家庭以及同伴的相互影响等这些都是个体物质使用的影响因素，如破裂家庭及家属吸毒或酗酒常引起其他成员物质滥用；未成年期的物质依赖或成瘾行为者，处于心理发育的“易感期”，受压力与同伴影响，或受外界各种因素影响，容易出现物质滥用或行为偏差。

三、物质使用与成瘾行为所致障碍的分类

根据ICD-11有关依赖（成瘾）的分类，物质使用与成瘾行为所致障碍包括两大类：物质使用所致障碍（disorder due to substance use）和成瘾行为所致障碍（disorder due to addictive behavior）。

1. 物质使用所致障碍

（1）单次有害性使用。

（2）物质使用障碍：包括物质的有害使用模式和物质依赖。

（3）物质所致障碍：包括物质戒断或撤药反应、物质过量中毒、物质所致精神障碍以及其他障碍。

2. 成瘾行为所致障碍 成瘾形式与物质无关，但成瘾行为常伴随物质滥用。特点是反复出现以及有强迫性质的冲动行为，即使知道此类行为将产生不良后果，仍执意坚持，导致对生理、心理健康和社会安宁产生不良影响。行为成瘾者出现渴求、戒断症状、快感与耐受性、失控等与物质依赖共同的病理生理改变，包括赌博障碍及游戏障碍等。

（1）赌博障碍（gambling disorder）：又称病理性赌博（pathological gambling），主要表现为持续而反复的赌博行为模式，并在生活中占主导地位，是对职业、生产、社会、家庭责任感及价值观都造成损害的一种精神障碍。

（2）游戏障碍（gaming disorder）：主要表现为持续而反复使用游戏为特征的行为模式，可导致个人、学业、职业、家庭、社交甚至其他重要领域功能的显著损害。

第二节 物质使用与成瘾行为所致障碍的临床特点

一、临床表现

（一）阿片类物质所致障碍的临床表现

阿片类物质是天然的或人工合成的一类药物，可对人体产生类似吗啡的效应。主要包括阿片及阿片中提取的生物碱吗啡、吗啡衍生物海洛因和丁丙诺啡等，以及人工合成的美沙酮、芬太尼及哌替啶等。其药理作用为镇静、镇痛、抑制呼吸中枢和咳嗽中枢、抑制胃肠蠕动、兴奋呕吐中枢、致欣快及缩瞳等。可用于临床治疗的疾病包括：中重度疼痛、心源性哮喘、腹泻等。但因具

有较强的成瘾性和耐受性，滥用后很容易产生依赖。阿片类物质是一类主要的毒品，具有特殊的改变心情、产生强烈快感的作用。

1. 阿片类物质依赖 阿片类物质依赖常见的是海洛因依赖，多见于中青年男性。给药途径有口服、注射或吸入等，刚开始的吸食方式多采用将海洛因粉剂加入香烟中抽吸，之后大多数吸食者则将海洛因粉剂放在锡纸上加热生烟，再用吸管吸入，多数于1个月后产生依赖。主要的临床表现如下。

（1）精神症状：注意力不集中、记忆力下降、情绪低落、易激惹、主动性及创造性降低。性格变化明显，如爱说谎、自私和缺乏责任感等。

（2）躯体症状：昼夜节律颠倒，表现为夜间用药，白天睡觉；食欲减退，体重及血糖下降；性欲减退；冷汗、心悸、头晕、睡眠障碍等。

（3）神经系统症状：言语困难、震颤、步态不稳、缩瞳及腱反射亢进等。

2. 阿片类物质戒断综合征 使用的阿片类物质的种类、途径、剂量、时间及停药的速度等不同，戒断症状的强烈程度则不一致。如吗啡和海洛因等短效药物，戒断症状常在停药8~12小时出现，极期在48~72小时出现，持续7~10天。美沙酮等长效药物戒断症状一般在1~3天后出现，极期在3~8天出现，症状可持续数周。戒断症状包括两大类：客观症状（如流涕、呕吐、腹泻、震颤、鸡皮疙瘩、瞳孔扩大、失眠、体温升高、脉搏增加、血压升高等）和主观症状（如肌肉疼痛、骨头疼痛、不安、恶心、食欲差、无力、疲乏、发冷、发热、渴求药物等）。

3. 阿片类物质中毒 多为意识不清，甚至出现深度昏迷；呼吸极慢，严重者每分钟只有2~4次；体温和血压下降，皮肤冰凉；瞳孔缩小，但缺氧严重时瞳孔可扩大，对光反射消失；还可出现肌肉松弛、舌后坠阻塞气道等。严重时可出现三联征的特征性表现，即昏迷、呼吸抑制、针尖样瞳孔。严重者可因休克、呼吸衰竭导致死亡。

4. 阿片类物质滥用并发症 以营养不良、便秘和感染性疾病等较为常见。静脉注射阿片类物质导致的并发症多且严重，包括肺炎、肝炎、皮肤脓肿、蜂窝织炎、血栓性静脉炎、细菌性心内膜炎、破伤风、败血症、梅毒、艾滋病等。孕妇可导致死胎、早产、婴儿体重过低及新生儿死亡等。

（二）兴奋剂所致障碍的临床表现

中枢神经系统兴奋剂，也称精神兴奋剂，主要包括可卡因及苯丙胺类药物，也包括咖啡因。苯丙胺类药物主要是指苯丙胺及其同类化合物，包括：苯丙胺（如安非他明）、甲基苯丙胺、3，4-亚甲二氧基甲基安非他明、麻黄碱、伪麻黄碱、芬氟拉明及哌甲酯等。可卡因及苯丙胺类药物有类似精神活性和拟交感效应。这里重点阐述苯丙胺类药物滥用所致的问题。

1. 苯丙胺类药物依赖 使用苯丙胺类药物，尤其是静脉注射后，很快会出现头脑活跃、精力充沛及能力感增强等症状，体验到飘飘欲仙、腾云驾雾或者全身电流传导般的难以言表的快感；但数小时后便会出现全身乏力、精神压抑、倦怠、沮丧等所谓的“苯丙胺沮丧期”。这些正性和负性的体验导致吸毒者陷入反复滥用的恶性循环中，这也是导致精神依赖的重要原因之一。但苯丙胺类药物较难产生躯体依赖而较容易产生精神依赖。不过，在停止使用苯丙胺类药物后，也可出现不同程度的戒断反应，轻度的可以表现为情绪低落、无活力等；重度的戒断反应表现为伴有焦虑的严重抑郁、震颤、疲乏、无力和噩梦等。此外，心理渴求比较强烈并可出现明显的自杀观念。

2. 苯丙胺类药物急性中毒　临床表现为中枢神经系统及交感神经系统的兴奋症状。轻度中毒表现为出汗、口渴、呼吸困难、脉搏加快、血压升高、瞳孔扩大、头痛、震颤、兴奋躁动及反射亢进等症状；中度中毒表现为谵妄、幻听、幻视、精神错乱及被害妄想等精神症状；重度中毒表现为高热、痉挛、胸痛、心律失常、出血或凝血、循环衰竭、昏迷等症状，甚至死亡。

3. 长期使用苯丙胺类药物的后果　可能出现刻板性行为或类偏执性精神分裂症的表现。包括：焦虑状态、躁狂或抑郁状态、幻视、幻听、被害妄想、冲动性和敌对性行为、人格和现实解体症状以及认知功能损害等，还可出现暴力犯罪倾向。

（三）氯胺酮使用所致障碍的临床表现

氯胺酮（ketamine）是一种人工合成的分离性麻醉药，其注射液主要用于手术麻醉或诱导麻醉。注射液经简单加工后可得到固体氯胺酮，变成毒品。使用的方法常为粉剂鼻吸或将其溶于饮料或红酒中饮用。多数使用者将氯胺酮与其他药物，可产生“协同效应”。

氯胺酮可选择性地阻断痛觉，可有致欣快作用。研究结果显示，亚麻醉剂量的氯胺酮对自杀行为和难治性抑郁有一定的治疗效果。20世纪90年代后，氯胺酮作为合成毒品在世界范围内流行，也蔓延到了亚洲地区。我国于2004年将氯胺酮列为第一类精神药品。

1. 氯胺酮药物戒断症状　氯胺酮戒断症状一般较轻，多出现于停药后48小时内，症状为精神差、焦虑、抑郁、疲乏无力、烦躁不安、皮肤蚁走感、多汗、心悸、震颤及睡眠障碍等。

2. 认知功能损害　表现为注意力不集中、记忆力下降、学习能力下降、执行任务困难等。慢性者认知功能的损害可以持续数周、数月或者更长的时间，且不易逆转。

3. 精神病性症状　滥用者常常出现精神病性症状，与精神分裂症表现相似，主要症状为易激惹、行为紊乱、幻觉及妄想等。主要表现为生动鲜明的视、听幻觉，可有关系妄想及被害妄想等；也可表现为自伤、冲动和攻击行为。

4. 氯胺酮药物急性中毒　使用氯胺酮超过70mg即可导致急性中毒，主要表现如下。

（1）行为方面：兴奋、话多、自我评价过高、冲动行为等。

（2）情绪方面：烦躁、紧张、焦虑、惊恐、濒死感等；剂量较大时会导致意识清晰度降低、行为紊乱、定向障碍、错觉、幻觉、妄想等症状，严重者可出现昏迷。

（3）躯体症状：心悸、气急、大汗淋漓、血压升高等。

（4）神经系统症状：眼球震颤、肌肉强直、共济失调、构音困难、对疼痛刺激反应降低等；严重者出现高热、抽搐、呼吸循环抑制、颅内出血，甚至死亡。

5. 氯胺酮药物滥用并发症　尿频、尿急、尿痛、夜尿增多、排尿困难、血尿及急迫性尿失禁等，耻骨上膀胱区憋尿时疼痛；慢性鼻炎、鼻出血及鼻中隔穿孔等。

（四）镇静催眠、抗焦虑药物使用所致障碍的临床表现

此类药物能抑制中枢神经系统活动，主要包括巴比妥类和苯二氮䓬类。

药物依赖的主要表现：

1. 人格改变　易激惹、意志薄弱、说谎、偷窃、缺乏责任感等。

2. 智能障碍　多因长期大量服用巴比妥类药物所致，表现为记忆力下降、注意力不集中、计算力和理解力损害等。

3. 躯体症状　消瘦、乏力、食欲差、皮肤无光泽、面色灰暗、多汗、性功能减退及中毒性肝炎等。

4. 神经系统症状　舌震颤、手震颤、腱反射亢进等。

5. 戒断症状　停药1~3天可出现明显的戒断症状，常常表现为耳鸣、焦虑、失眠、全身无力、出汗、头痛、心慌、震颤等，严重者可出现一过性欣快、兴奋、幻觉、谵妄、癫痫大发作等。一般2~4周后恢复。

6. 急性中毒　一次大量服用药物可导致急性中毒，主要表现为意识障碍；巴比妥类药物中毒可导致情绪不稳、注意和记忆损害、共济失调、眼球震颤及木僵等，甚至昏迷。

（五）酒精使用所致障碍的临床表现

酒精是世界上使用最广泛的成瘾物质。过量饮酒不仅对消化系统和神经系统等多系统造成损害，还会导致心理、社会等损害。短时大量饮酒，超过机体代谢的速度，可造成蓄积中毒。长期大量饮酒则会导致各种精神障碍和脑功能减退，包括依赖、戒断综合征和精神病性症状等，可导致不可逆的病理改变。酒精使用所致障碍可分为急性酒精中毒和慢性酒精中毒两大类。

1. 急性酒精中毒

（1）普通性醉酒：又称单纯性醉酒，一次大量饮酒可导致急性酒精中毒。初期，醉酒者的自我控制能力减弱，表现为类似于轻躁狂的兴奋期症状，如言行轻佻、不加思考、情绪不稳、兴奋话多等。随后出现言语凌乱、构音不清、步态不稳、困倦嗜睡等。随着醉酒的进一步发展，可出现意识清晰度下降和/或意识范围变窄等意识障碍状态，可出现昏睡甚至昏迷。但经数小时睡眠后多数可恢复正常。

酒精所致遗忘是一种短暂的遗忘状态，多在醉酒后发生，醉酒当时并无明显意识障碍，但次日醒酒后完全或部分遗忘饮酒时的言行，遗忘的片段可有几小时甚至更长时间。

（2）异常醉酒：是酒精急性作用于异常个体的结果，是一种非常强烈而长久的高级精神活动突发和精神兴奋的严重障碍，完全失去礼仪行为，出现人格的异质行为。异常醉酒分为两类，只有量的差异为复杂性醉酒，而具有质的差异为病理性醉酒。复杂性醉酒是在大量饮酒中迅速产生的非常强且快速加深的意识混浊。特点为急速出现的严重精神运动性兴奋，正常礼仪出现紊乱。复杂性醉酒者均伴随如癫痫、颅脑外伤、脑血管病、肝病等脑器质性疾病或躯体疾病，原有疾病会导致患者对酒精耐受力下降，容易导致急性中毒反应。病理性醉酒是指饮用一定量的酒后突然醉酒，同时出现严重的意识障碍，多伴随片段恐怖性幻觉和被害妄想，出现极度紧张惊恐。由于受幻觉妄想的支配，可出现如毁物、自伤或攻击他人等行为。病理性醉酒突然发生，持续时间为数分钟至数小时，多以深睡眠结束，醒后多不能回忆发作过程。诱发病理性醉酒的因素常有脑炎、脑外伤等病理基础和精神创伤等。

2. 慢性酒精中毒

（1）酒依赖：俗称“酒瘾”，是长期反复饮酒导致的对酒渴求的特殊心理状态。有较固定的饮酒方式，如晨起饮酒、定时饮酒、强迫饮酒，无法控制；初期对酒的耐受性逐渐增加，因而饮酒量增多，后期耐受性下降，则每次饮酒量会减少，但饮酒频次增多；出现特征性饮酒行为，饮酒高于一切活动，不顾家庭、事业和社交活动。

（2）戒断综合征：当酒依赖者减少饮酒量或延长饮酒间隔，甚至停止饮酒，血中酒精浓度明显下降时，会出现明显的躯体和精神症状，导致社会功能下降，甚至危及生命。

单纯性酒精戒断反应：长期反复大量饮酒后减少或停止饮酒，数小时后可出现自主神经功能亢进，如心动过速、出汗、恶心、呕吐、头痛、厌食、失眠、手和舌或眼睑震颤及血压升高等，少数可出现短暂的视、触、听幻觉或错觉。多在停饮后8小时内出现，24~72小时到达高峰，2周后减轻。

震颤谵妄：短暂并伴有躯体症状的急性意识模糊。一般在停饮48小时后出现。经典的三联征包括谵妄（伴有生动幻觉或错觉）、全身肌肉震颤和行为紊乱。幻觉以恐怖性幻视为主，故患者表现为极度恐惧或冲动。常伴有自主神经功能亢进症状，有昼轻夜重的规律。可因感染、高热、衰竭或外伤而死亡。一般持续3~5天，恢复后部分或全部遗忘。

（3）酒精性幻觉症：指持久的精神病性障碍，可在突然减少酒量或停饮之后（一般在24~48小时后）发生。一般以幻视为主，内容多为小动物。幻听一般为评论性或命令性幻听，内容多对患者不利。不伴有意识障碍。

（4）酒精性妄想症：慢性酒精中毒者，在意识清楚状态下出现嫉妒妄想及被害妄想等，可出现攻击、凶杀等行为。

（5）酒精中毒性脑病：长期（一般大于5年）大量反复饮酒引起的严重脑器质性损害。主要以记忆缺损、人格改变、谵妄、痴呆为主要特征，通常不能完全恢复正常。

常见的酒精中毒性脑病如下。

1）韦尼克脑病：是慢性酒精中毒常见的一种代谢性脑病，因维生素B_1缺乏所致。主要表现为突然发作的神经功能障碍，典型者出现眼肌麻痹（常见的有双侧展神经麻痹和复视）、精神异常（如精神涣散、情感淡漠、定向力障碍，多伴有意识障碍）和共济失调（以躯干和下肢为主），部分患者经及时治疗可完全恢复，部分患者可转为科尔萨科夫综合征或痴呆。

2）科尔萨科夫综合征：也称遗忘综合征。一般在酒精依赖伴营养缺乏的基础上缓慢起病，震颤、谵妄后也可发病。主要表现为记忆缺损、顺行性或逆行性遗忘、错构或虚构等记忆障碍及定向力障碍，也可表现幼稚、欣快和运动失调。仅少数恢复正常，多数预后不良。

3）酒精中毒性痴呆：长期慢性酒精中毒后缓慢起病，先出现记忆障碍、理解判断及抽象思维障碍、人格改变，部分可出现如失语、失认及失用等大脑皮质功能受损的表现。生活甚至不能自理，预后差，可因严重躯体并发症而死亡。

（六）烟草使用所致障碍的临床表现

烟草（tobacco）危害是全球最严重的公共卫生问题之一。1998年WHO将烟草依赖定义为慢性尼古丁成瘾性疾病，为慢性高复发性疾病。2021年WHO发布《2000—2030年因烟草使用流行趋势的全球报告》：2022年，全球约有12.45亿成年烟草使用者。我国是烟草大国，烟草消费占全球总量的1/3。据《中国吸烟危害健康报告2020》统计，目前吸烟人数已超过3亿。每年死于烟草相关疾病的人数达100多万，大于交通事故、艾滋病、结核以及自杀死亡人数的总和。

1. 烟草使用所致的躯体危害 烟草燃烟中含有化学物质高达4 000多种，其中在气相中的有害物质近20种，粒相中的有害物质达30余种，包括很多已知的一级致癌物。尼古丁（nicotine）是烟草成瘾的主要成分，烟草依赖实质就是尼古丁依赖。研究发现，烟草严重影响吸烟者的健康，与其相关的主要为呼吸道、消化道、心血管等各系统疾病及各种癌症等。

（1）呼吸系统疾病：慢性支气管炎、哮喘、肺气肿、慢性阻塞性肺疾病、肺心病等。

（2）消化系统疾病：消化性溃疡、胃炎、食管疾病、结肠疾病等。

（3）心血管系统疾病：烟草中的焦油、一氧化碳、尼古丁等有毒物质，可导致高血压、缺血性心脏病、冠心病等。

（4）脑血管系统疾病：脑出血、脑梗死及蛛网膜下腔出血的风险增高。

（5）肺癌及多种恶性肿瘤：肺癌的发病率吸烟者为非吸烟者的18倍，吸烟还可导致口腔癌、喉癌、食管癌、胃癌、胰腺癌等。

（6）其他：口腔疾病、男性性功能障碍、孕妇流产、出血和早产等。

2. 烟草使用所致依赖 烟草依赖表现为心理依赖和生理依赖。

（1）心理依赖：对烟草的强烈渴求无法控制，强迫性地、连续地使用烟草不但能避免产生戒断症状，还可体验到欣快感和愉悦感。

（2）生理依赖：食欲及体重增加、心率减慢、皮肤温度降低等。长期的烟草（尼古丁）使用可导致记忆力减退、机体活力下降及工作效率降低等。

3. 烟草使用所致戒断症状 烟草使用量较大者（每天超过10支），吸烟突然停止后2小时会出现戒断症状，24小时达到高峰，之后逐渐减轻，可持续数周。主要表现为对烟草的渴求、坐立不安、注意力不集中、失眠、烦躁、易激惹、焦虑、抑郁，还可出现心率减慢、血压下降、头痛、震颤、食欲及体重增加等。

（七）赌博障碍的临床表现

赌博是指以获取钱财为目的，参与由机会决定其结局的游戏或者类似游戏的活动。根据赌博的严重程度可以分为两种：其一是以娱乐、社交为目的的普通赌博，其二是频繁出现、反复发作的赌博行为，赌博占据主导地位，对生活、财产、职业、社会功能、家庭价值观念及家庭义务均造成损害，即病理性赌博。赌博障碍多始于青少年和成年早期，其动机包括获取钱财、寻求刺激、逃避现实或者娱乐及社交需要等。

临床表现：作为一种常见的行为成瘾类型，表现为持续而反复的赌博行为模式，包括线上（即互联网上进行的）或线下。即在一段时间（至少12个月）内，对赌博行为失去控制（如对开始赌博，赌博的频率、强度及持续时间，结束赌博等行为无法控制），赌博行为在生活中的优先程度逐渐超过其他兴趣和日常活动，即使已经出现了不好的结果，仍继续赌博行为，甚至不断升级。其行为缺乏深思熟虑，常具冒险和冲动，可导致长期的不良后果，如损害个人、学业、职业、家庭及社交或者其他重要领域的社会功能。与物质滥用、焦虑障碍、抑郁障碍等精神障碍的共病率高。

（八）游戏障碍的临床表现

游戏障碍是指由于过度使用网络而导致明显的社会功能障碍、心理损害的一种现象。2019年WHO在ICD-11中将游戏障碍视为精神障碍，是指反复且持续的游戏行为模式（包括电子游戏或视频游戏），包括线上（即在互联网上进行）或线下。国内的36项调查研究发现，问题性在线游戏障碍的患病率为3.5%~17%，发病风险在青春期达到高峰。其心理动机为逃避、应对、竞争或者为社交、娱乐、技能发展和幻想等。

临床表现：一段时间（至少12个月）内，对游戏行为失去控制（如对开始游戏，游戏的频率、强度及持续时间、结束游戏等行为无法控制），游戏行为在生活中的优先程度逐渐超过其他兴趣和日常活动，即使已经出现了不好的结果，仍继续游戏行为，甚至不断升级。失去控制的游戏行为模式导致个人、家庭，乃至学业、社交、职业或其他重要领域社会功能的损害。与焦虑障碍、心境障碍、冲动及注意缺陷多动障碍共病率高。

二、诊断要点

物质使用与成瘾行为所致障碍的诊断参照ICD-11的诊断标准，以物质依赖的诊断要点为例进行介绍。

物质依赖（substance dependence）诊断标准（咖啡因、非精神活性物质依赖除外）:

1. 症状标准　满足以下两个或两个以上症状：① 对物质的强烈内在驱动力，导致控制使用的能力受损、物质使用优先于其他活动、尽管已经因为物质使用导致伤害或不良后果却仍然持续使用。② 常伴随主观上对物质使用的强烈渴望，也可出现躯体性依赖，包括对物质耐受性增强。③ 戒断症状，因减少或停止物质使用而出现，需反复使用物质或药理学上类似的物质以减轻戒断症状。

2. 病程标准　以上依赖的特征明显持续至少12个月，或者既往1个月中持续使用物质。

3. 排除标准　物质单次有害性使用、物质的有害性使用模式、可卡因依赖、合成卡西酮类依赖、挥发性吸入剂的有害性使用。

其他物质使用与成瘾行为所致障碍的诊断详见ICD-11诊断标准。

三、治疗与预防

（一）防治原则

1. 物质使用所致障碍的防治原则

（1）脱毒治疗：是治疗的第一阶段。物质依赖的完整治疗包括三个阶段，即急性期脱毒、康复、预防复发及回归社会。脱毒治疗是物质依赖治疗的前提。

（2）个体化治疗：每一个患者都具有不同的临床特点，需要根据其所特有的问题和治疗需求，选择个体化的治疗方案，以便使患者更好地恢复正常的家庭生活、工作及社会功能。

（3）综合性治疗：成瘾物质不仅导致依赖与滥用，还可导致一系列的心理、社会、职业及法律等方面的问题，因此需要关注成瘾相关问题，采用综合措施全面治疗，即积极药物治疗、重视心理治疗、坚持长期康复治疗。

（4）定期评估治疗效果：在治疗过程中需重视对患者定期评估，通过不定期尿检或其他检测方法了解患者成瘾物质使用情况。依评估，动态调整治疗方案，以确保治疗计划符合患者需求。

（5）治疗共患精神障碍：物质依赖者常同时并发精神障碍，要注意进行相应诊断，及时实施整体治疗。

2. 成瘾行为所致障碍的防治原则 针对成瘾行为，目前主张药物治疗结合心理治疗。治疗药物包括抗抑郁药物等。但药物治疗的证据尚不充分。心理治疗包括精神动力学治疗、认知行为治疗、动机治疗以及家庭治疗等，治疗方式包括个体及团体治疗等。根据患者选用相应疗法，也可多种治疗方法联合使用。

（二）治疗与预防

1. 阿片类物质所致障碍的治疗与预防 这是一个长期的治疗过程，包括急性期的脱毒治疗及脱毒后的维持治疗，同时进行预防复吸及社会心理干预。

（1）脱毒治疗：是指通过治疗减轻戒断症状，防止因突然停药引起的躯体健康问题。脱毒治疗最好在封闭的环境中进行。

1）替代治疗：使用与有相似作用的药物来代替，以便减轻戒断症状，患者能较好地耐受。然后在一定时间内（一般为14~21天）逐渐将替代药物减量，最后停用。临床上常用的替代药物有美沙酮和丁丙诺啡，治疗原则是只减不加、先快后慢、限时减完。

2）非替代治疗：使用α_2受体激动剂减轻阿片类物质的依赖戒断症状。主要药物有可乐定和洛非西定，用于轻、中度阿片类物质使用障碍的患者。不良反应包括倦怠、眩晕、口干、便秘和体位性低血压，因此剂量应个体化。需注意使用时间不超过2周，因为长期使用后突然停药可出现头痛、恶心、唾液增多、手指颤动，还可出现反跳性血压升高等症状。

（2）维持治疗：是指在符合条件的医疗机构，对滥用阿片类物质成瘾者使用合适的药物，进行足量、长期的药物维持治疗，以减轻患者对阿片类物质的依赖，减少由阿片类物质成瘾导致的疾病、死亡及引发的违法犯罪，促使阿片类物质成瘾者回归社会。用于维持治疗的药物有丁丙诺啡、美沙酮、复方丁丙诺啡纳洛酮制剂。我国目前只开展美沙酮社区维持治疗。

（3）复吸的防治

1）阿片类阻滞剂：复吸者服用纳曲酮后，就算滥用阿片类物质也不会产生欣快作用，可减轻其对依赖物质的心理渴求，减少乃至消除正性强化作用。

2）社会心理干预：从社会和心理方面对脱毒者进行综合康复治疗，如断绝毒品来源、改变环境、给予认知行为疗法、团体心理治疗及家庭治疗等，对戒毒成功、避免复吸、促进康复有重要意义。

2. 兴奋剂所致障碍的治疗与预防 目前尚无推荐的替代药物。主要采取对症治疗，如用苯二氮䓬类药物控制戒断所致的严重不适。多数患者在经过休息、补充营养后一周内可自行恢复，无须住院，在安全的环境下观察即可。但苯丙胺类药物依赖者往往因为戒断后强烈的渴求而使戒断变得较为困难，持续戒断需要良好的心理和社会干预。

3. 氯胺酮使用所致障碍的治疗与预防

（1）急性中毒治疗：预防为主，个体化结合综合治疗。急性中毒、病情危重者主要采取支持性治疗，帮助其度过危险期。

（2）戒断症状治疗：对于轻微症状，如轻度失眠或焦虑，给予对症处理，可使用小剂量抗焦虑药物，如选用苯二氮䓬类（阿普唑仑或奥沙西泮）等。

（3）精神病性症状治疗：使用利培酮、喹硫平、奥氮平、阿立哌唑、帕利哌酮及齐拉西酮等药物。

（4）冲动行为、谵妄状态治疗：出现精神运动性兴奋、激越症状者，给予快速镇静，可酌情肌内注射氟哌啶醇2.5mg或5.0mg，也可静脉滴注镇静药物。选用奥氮平或喹硫平等镇静作用强的药物。必要时遵医嘱行保护性约束。

氯胺酮的半衰期较短，急性幻觉妄想、谵妄状态大多在24小时内完全消失，可使用抗精神病药物短期治疗至症状消失后逐渐减量至停药。

（5）心理社会治疗：可用放松疗法、认知行为治疗或家庭治疗等，以纠正患者的错误认知，预防复吸，提高生活技能，使其适应社会生活。

4. 镇静催眠、抗焦虑药物使用所致障碍的治疗与预防

（1）急性中毒治疗：可用1∶5 000高锰酸钾溶液给巴比妥类药物急性中毒者洗胃，留置适量活性炭于胃内；吸氧，必要时使用呼吸机；静脉注射中枢兴奋剂如尼可刹米，直至呼吸、血压、肌张力和反射恢复正常；碱化尿液可利尿促排；为预防继发性肺炎，必要时使用抗生素等。

（2）戒断症状治疗：遵循逐渐减少药物剂量直至停药的治疗原则。巴比妥类药物依赖者在脱瘾时减量要缓慢。逐步用苯二氮䓬类药物替代巴比妥类，也可使用长效巴比妥类（如苯巴比妥）替代短效巴比妥类（如戊巴比妥），注意需每天减少剂量。苯二氮䓬类的脱瘾治疗与巴比妥类相似，应注意逐渐减少剂量，短、中效制剂也可以用长效制剂替代，再逐渐减少长效制剂。还可以使用普萘洛尔、卡马西平等辅助药物，以减轻戒断症状。

（3）预防与康复：充分认识滥用药物的危害性，提高对抗焦虑药物和镇静催眠药物依赖的警惕性。为减少个体对这些药物产生依赖的机会，应加强对此类药物的管理和临床使用。给予心理支持，采取认知行为治疗，预防复发。

5. 酒精使用所致障碍的治疗与预防

（1）戒酒：根据患者酒精依赖的程度灵活掌握戒酒进度，对于轻者可尝试一次性戒断，对于严重者则采用递减法戒酒，以避免严重戒断症状的出现，从而危及生命。在戒酒阶段要密切观察与监护，尤其应注意戒酒的第1周，注意监测患者的体温、脉搏、血压、意识状态，对可能发生的戒断反应及时处理。戒断症状显著时，给予药物治疗。

（2）戒断症状的处理

1）单纯戒断症状：利用酒精与苯二氮䓬类药理作用相似的原理，用苯二氮䓬类进行“替代疗法”缓解酒精的戒断症状。开始时足量用药，时间为5~7天。

2）震颤谵妄：① 安排安静、光线柔和等适宜的环境；② 保温、防感染；③ 首选苯二氮䓬类药物进行镇静；④ 用氟哌啶醇控制精神症状；⑤ 给予大量维生素进行营养支持，维持水、电解质、酸碱平衡；⑥ 实施安全保护措施。

3）酒精性幻觉症、妄想症：抗精神病药物治疗有效，但剂量不宜过大，幻觉、妄想控制后则逐渐减药。

4）酒精性癫痫：使用苯巴比妥类药物；有癫痫史者，在初期阶段使用大剂量的苯二氮䓬类药物，或在戒酒前四天给予丙戊酸盐等抗癫痫药物。

（3）复饮的防治

1）酒增敏药：戒酒硫是一种能够影响乙醇代谢、增高乙醇或其代谢物浓度的药物，能抵制乙醛脱氢酶。如果服药后再饮酒，则于5~10分钟之后，体内因乙醛聚积而产生恶心、呕吐、心悸、焦虑、脸红等“潮红反应”，从而使患者厌恶饮酒。戒酒硫服用后5天不能饮酒，否则饮酒量多可导致乙醛综合征，危及生命。心血管疾病及躯体功能较差者禁用。

2）抗酒渴求药：① 纳洛酮。实验表明，内源性阿片类物质对酒精依赖的强化有一定的作用，纳洛酮为阿片受体拮抗剂，能减少实验动物的饮酒量。② 乙酰高牛磺酸钙（中文名为阿坎酸钙）。患者戒酒后即可开始进行阿坎酸钙治疗，即使戒酒成功后也应维持用药治疗，患者重新饮酒也应维持用药治疗。阿坎酸钙治疗应作为社会心理综合治疗的一部分。③ 抗抑郁药物（可用选择性5-羟色胺再摄取抑制剂）。既能治疗酒精依赖伴发的抑郁及焦虑障碍，还可以降低患者对饮酒的渴求。

3）社会心理干预：应用积极的家庭、社会因素及进行认知行为疗法，可增加患者的戒酒动机。

（4）治疗原发病和合并症：部分酒精滥用患者可继发于各种精神障碍（如焦虑障碍、抑郁障碍、双相障碍、人格障碍、精神分裂症等），酒精滥用有时也会导致精神障碍，因此，在对酒精相关问题进行治疗时需要注意精神障碍的处理。此外，酒精滥用还会导致躯体合并症，包括营养不良、消化道疾病、肝脏疾病、心脏疾病、脑损害等，因此，需要积极处理躯体合并症。

（5）急性酒中毒治疗：主要包括催吐、洗胃、维持生命体征和加强代谢等。尽快注射纯阿片受体拮抗剂纳洛酮，其有使血中酒精含量明显下降的作用，可让患者快速清醒，以减少和避免患者因意识不清而发生呕吐、窒息等并发症。需注意该药口服无效。

6. 烟草使用所致障碍的治疗与预防 主要包括药物、心理和行为治疗，还可采用中医中药治疗等。

（1）药物戒烟治疗：常用的有尼古丁替代疗法类产品、安非他酮及伐尼克兰等。

1）尼古丁替代治疗（nicotine replacement treatment, NRT）：是指使用低剂量、安全性好的尼古丁制剂取代烟草，可全部或部分代替从烟草中获得的尼古丁，从而缓解戒断症状。常用的剂型有尼古丁贴剂、口胶剂、喷剂、吸入剂及舌下含片。尼古丁替代治疗可有效戒除烟瘾，降低复吸率，提高戒烟成功率。

2）安非他酮：是一种抗抑郁药，其作用机制目前尚不明确，可能为抑制多巴胺和去甲肾上腺素的重摄取及阻断尼古丁乙酰胆碱受体。为口服制剂，150mg/片，在戒烟前1周开始服用，疗程为7~12周。如果是尼古丁严重依赖者，为增加戒烟效果，可采取安非他酮与尼古丁替代治疗联合使用。常见不良反应有口干、眩晕、失眠、头痛和易激惹等。癫痫患者禁用，因为该药可降低癫痫发作阈值。

3）伐尼克兰：是一种新型非尼古丁类戒烟药，有降低吸烟的愉快感及吸烟渴求的作用，可有效控制戒断症状，减少复吸。最常见的不良反应是恶心。

4）可乐定：常用于较重的烟草依赖者。

5）去甲替林：可减轻焦虑、改善睡眠及提高情绪，从而提高戒烟效果。

（2）非药物戒烟治疗：包括心理咨询和心理治疗。心理治疗主要采用心理教育干预、认知行为治疗和行为技巧训练，如正念认知疗法（MBCT）、接纳承诺疗法（ACT）、放松训练、厌恶疗法、刺激控制、改变认知模式等。此外，自助式戒烟治疗也有一定效果。

（3）中医中药治疗：目前应用较多的是中草药、针灸及气功等。

（4）复吸预防：采取药物治疗、心理咨询、心理治疗、社会支持及定期随访等综合措施，鼓励戒烟者积极参与戒烟益处的讨论，对预防复吸有一定的作用。

7. 赌博障碍的治疗与预防 药物治疗联合心理治疗。药物治疗可用抗焦虑药物、心境稳定剂、新型抗抑郁药物及新型抗精神病药物，还可用阿片受体拮抗剂如纳曲酮等。心理治疗可用认知行为治疗、动机访谈及家庭治疗等，可起到一定的作用。根据具体情况采用个体或团体等方式。

8. 游戏障碍的治疗与预防 主要是心理治疗，辅以药物治疗和物理治疗。

（1）心理治疗：常用认知行为疗法。

（2）药物治疗：选择性5-羟色胺再摄取抑制剂、安非拉酮能缩短上网游戏时间、降低游戏渴求等，从而有效改善成瘾症状。

（3）物理治疗：目前有少数研究认为重复经颅磁刺激等干预，能够增强大脑控制功能或降低玩游戏的冲动，但仍缺乏大样本一致性研究。

第三节 物质使用与成瘾行为所致障碍的护理

一、护理评估

通过询问病史、病情观察、体格检查、检验报告及量表评估等，对患者生理、心理、社会文化等进行全面评估。

（一）病史评估

1. 物质使用与成瘾行为史 患者物质使用的种类/数量、名称和动机（如追求快感、好奇、逃避等）、物质的使用方式、每次用量、目前用量及间隔时间、用药持续时间等。患者既往戒酒、戒烟或戒毒史，治疗用药，药物不良反应等。

2. 其他情况 患者有无躯体疾病史、精神障碍史、手术史、过敏史以及个人史，有无留级、逃学、偷窃、出入拘留所、暴力犯罪记录等。

（二）生理评估

1. 一般情况 评估其生命体征；皮肤有无反复注射痕迹；有无营养不良、极度消瘦等。

2. 戒断症状 有无流涕、打哈欠、恶心呕吐、腹痛、腹泻、发热、肌肉疼痛、震颤、共济失调等。

3. 并发症 有无消化系统疾病、神经系统疾病、心血管系统疾病、肝肾功能损害、感染性疾病、性病等。

4. 实验室及其他辅助检查 血常规及大小便常规、血生化、心电图、脑电图等检查结果。

（三）心理评估

1. 认知功能

（1）有无感知觉的改变，如感觉减退、幻觉等。

（2）有无思维内容的改变，如慢性酒精中毒患者出现嫉妒妄想。

（3）有无智力与记忆力损害，如遗忘、虚构、错构等。

（4）有无注意力减退及定向力障碍。

（5）有无自知力的损害。

2. 情感反应

（1）有无情绪异常变化，如情绪不稳、紧张、恐惧、焦虑及抑郁等。

（2）有无对以往行为愧疚、自责、悲伤及后悔等。

3. 意志行为活动

（1）生活情况：生活是否规律，原有的生活方式是否改变，能否满足基本需求等。

（2）觅药行为：有无在脱瘾治疗中不惜利用一切手段继续用药，如说谎、收集、偷窃、藏匿及攻击等。

4. 人格特征

（1）有无人格不成熟或缺陷，如经受不住挫折、控制力差及容易冲动等。

（2）是否缺乏自信及决策能力，如不合群、自卑及退缩等。

（四）社会功能评估

1. 有无社会功能受损，尤其是人际交往与沟通能力。

2. 与家庭成员的关系有无受损，如婚姻破裂、敌视家人及虐待子女等。

3. 患者的家庭成员有无药物滥用、酒精依赖及赌博沉溺者，家庭成员及亲友对患者的支持程度。

4. 患者所处的群体及文化氛围对患者的影响，如患者平日来往的亲朋好友是否有药物滥用、酒精依赖及赌博沉溺者；当地的风俗习惯是否容忍或助长患者的物质使用行为。

5. 应用评估工具

（1）WHO开发的用于筛查酒精及其他物质使用的访谈量表（ASSIST）。

（2）阿片戒断症状评价量表（OWS）。

（3）酒精使用障碍识别测验（AUDIT）。

（4）密歇根酒精依赖调查表（MAST）。

（5）饮酒问卷（ADS）。

（6）酒精依赖筛查自评问卷（CAGE）。

（7）尼古丁依赖检验量表（FTND）。

（8）吸烟原因问卷（RRSQ）。

（9）网络游戏障碍量表。

二、常见护理诊断/问题

1. 营养失调：低于机体需要量 与烟、酒、药物滥用所致的食欲缺乏、营养吸收不良，或以酒、药取代食物，或与不良饮食习惯等有关。

2. 急性物质戒断综合征 与减少或停用物质或使用拮抗剂所致的身心反应有关。

3. 急性意识障碍 与酒精或药物戒断反应、过量中毒等有关。

4. 睡眠型态紊乱 与物质依赖所致戒断症状、行为模式异常、欣快作用等有关。

5. 有中毒的危险 与过量服用精神活性物质及过高估计耐受程度等有关。

6. 有受伤的危险 与躁动、头晕、眩晕、晕厥、意识不清、肢体肌张力下降及全身衰竭有关。

7. 有感染的危险 与皮肤消毒不严或不消毒、重复或共同使用注射器、未使用无菌溶剂或机体抵抗力下降等有关。

8. 思维过程紊乱 与药物或酒精过量、物质依赖导致中枢神经系统受损及戒断反应有关。

9. 冲动控制无效 与好奇心重、寻求刺激及逃避现实或困境等有关。

10. 自我认同紊乱 与家庭关系不良、缺乏社会支持及正向反馈等有关。

11. 个人应对无效 与缺乏支持系统、认知歪曲等有关。

12. 有暴力行为的危险（对自己或他人） 与药物或酒精中毒、戒断反应或个人应对无效有关。

13. 生活自理能力缺陷 与戒断症状及躯体并发症等有关。

14. 家庭运作过程改变 与家庭成员对物质依赖以及物质成瘾行为的认识欠缺有关。

15. 社会交往障碍 与用药或成瘾行为未被社会接受、行为退缩及人格改变等有关。

三、护理目标

1. 患者营养状况改善。

2. 患者戒断症状得到控制。

3. 患者意识恢复。

4. 患者睡眠好转。

5. 患者未发生中毒。

6. 患者未发生受伤。

7. 患者未发生感染。

8. 患者思维过程恢复正常。

9. 患者能配合戒毒、戒酒和戒烟计划的实施，能控制成瘾行为。

10. 患者能处理和控制情绪，能自我认同。

11. 患者能有效应对压力。

12. 患者未发生自伤或伤害他人的行为。

13. 患者逐渐恢复自理能力。

14. 家庭运作恢复正常。

15. 患者社会交往改善。

四、护理措施

（一）生理方面

1. 生活护理

（1）饮食护理：物质依赖者饮食无规律，大多食欲下降、厌食、进食少，甚至拒食。应观察患者进食情况，给予易消化、营养丰富的食物，鼓励患者多饮水。对拒食者应耐心劝食，必要时鼻饲或静脉给予营养支持。

（2）睡眠护理：物质依赖者在戒断后大多存在顽固性失眠，失眠时患者的注意力多集中在躯体不适感上，易诱发复吸或有可能对镇静催眠药物产生依赖。应协助患者改善睡眠，如改善睡眠环境，指导患者建立作息规律，睡前温水洗澡、足部保暖等，睡前不宜过饥、过饱及大量饮水，还要避免刺激和剧烈运动等。注意观察患者睡眠情况并做好记录。

（3）个人卫生护理：个别患者因意识障碍、戒断反应、消化道症状等影响了自理能力或保持个人卫生的能力，应关注患者口腔和皮肤清洁，保持患者着装和床单元整洁。

2. 安全护理

（1）物质依赖者多伴有人格障碍，有的受精神症状的影响，表现易冲动、激惹，甚至违反规章制度、不服从治疗，可能会出现针对自己或他人的暴力行为。应注意接触患者的方式，既要坚持原则，又要注意沟通技巧，避免直接冲突。根据个体病情，必要时设专人护理，给予隔离或保护性约束。

（2）患者入院3~5天后，大多戒断反应严重，对生理上的痛苦和心理上的依赖难以克制，要求提前出院或想逃跑。应加强巡视，密切关注患者的言谈举止，尽量满足他们的合理需求，让其安心住院。

3. 对症护理

（1）过量中毒护理：注意先确认是何种药物中毒，然后再给予相应的处理，如洗胃、使用拮抗剂等。观察患者的生命体征，保持水、电解质平衡。注意保持呼吸道通畅，进行口腔护理及皮肤护理，预防并发症。在患者急性期过后，给予针对性的健康教育和指导。

（2）戒断综合征的护理：一般脱瘾者在出现哈欠、流泪及流涕后出现如出汗、发冷、发热、全身酸痛、心悸及胸闷等症状。戒断综合征的护理如下。①密切观察，及时准确发现戒断症状，防止戒毒者夸大症状，为减轻患者痛苦，应把握最佳给药时间；② 出现戒断症状时注意卧床休息，避免剧烈活动，减少体力消耗；③ 戒断症状严重时，出现生理和心理依赖，可能会要求提前出院，因此要注意关注他们的言谈举止，仔细分析以便掌握其心理活动，及时处理，保证安全；④ 戒断反应严重时患者进食少，甚至拒食，因而导致营养不良、抵抗力下降，应保证患者营养充足。

（3）药物护理：严格遵守给药制度，按医嘱给药。密切观察患者生命体征、瞳孔及意识变化。密切观察药物副作用并及时处理。备好抢救药品及器材。

（4）防止交叉感染：长期吸食海洛因的患者多伴有肝炎、栓塞性静脉炎及性病等。入院时，应检查全身情况，严格执行无菌操作。发现各种传染病，及时报告、隔离和处理。做好出院或死亡患者床单元的终末消毒。

（二）心理方面

由于多数成瘾者有心理障碍或个性改变，容易出现心理问题，常见的有依赖、否认、低自尊、易激惹、觅药等，应及时给予心理护理，与患者建立良好的护患关系，注意尊重但不迁就患者；实施认知干预，使患者认识到滥用物质的危害，自觉抵制成瘾物质；指导患者建立正确的心理防御机制，正确运用应对机制。

1. 否认 即使问题相当严重，但大部分的患者仍否认失去控制力，否认给个人和家庭带来痛苦。对一个物质依赖者来说，下决心停用已经成为生活重心的物质是相当困难的，“承认问题并接纳”是做出改变的第一步，可利用集体治疗的机会，明确指出患者的成瘾行为，从而引发其改变行为的意愿。另外，可与患者共同制订行为契约，契约内容强调患者在治疗期间必须完全戒除成瘾物质，最好能够以书面的形式记录下来并双方签名。

2. 依赖 是物质滥用者的人格特征，依赖行为的表现是逃避责任，这也是此类患者难以改变行为的原因。所以注意不要掉入为患者做决定的陷阱，而应与患者协商，调动其自主性。

3. 低自尊 由于物质滥用者往往已失去工作、朋友及家庭，难以建立自尊的人际关系或活动，因此自尊较低，常利用药物产生的松弛、欣快感及压抑解除感来暂时消除个人的自卑感，甚至会产生冲动或自我伤害行为。应协助患者确认其现存的力量及资源，利用自我肯定训练来协助患者增强自尊。

4. 易激惹 当物质依赖者必须放弃他们依赖的物质，或被迫承担其行为责任时，他们会感到焦虑和愤怒，可利用集体讨论的机会帮助患者认清自己体验到的感觉，指导患者采用转移注意力的方式或以非破坏性的方式表达自己的感受，如音乐、绘画及运动等，也可指导患者进行正念练习。

5. 觅药和再犯行为 对觅药行为者要严加防范，严禁把酒精和毒品带入病房。必须当面指出觅药行为，以帮助患者了解这种行为所隐含的自我挫败性质，同时注意防止发生冲突，保证安全。由于情绪困扰及人格缺陷等因素的影响，成瘾者有较高的再犯率。

当患者再犯时，注意不要拒绝或批评患者，而应鼓励患者重新开始，与患者探讨再犯的动机，帮助其找到减轻这些心理痛苦的方法，充分利用患者曾经戒除成功的事实或者他人的成功案例来培养其自信心。

（三）社会方面

1. 家庭、社会支持 家庭成员提供有效的支持对物质依赖者的康复非常重要，然而家人常会对患者的行为感到沮丧和失望，所以必须由有经验的工作人员做家庭咨询，帮助家属了解疾病知识，以强化家庭功能，让家庭支持的作用得以发挥。此外，建立社区活动站、创造无歧视的社会康复环境对物质依赖者的康复非常重要。

2. 自助团体 是帮助物质依赖者的另一种方法，如“匿名戒酒会（AA)”是自助团体的标准模式，自助团体是由戒酒者自行组织的，采用互助与自助的方式，借助集体的力量来解决共同的问题，通过这种方式使酒精依赖者能够彻底戒酒，重新过上正常的生活。

3. 过渡性安置机构 社区可设置暂时性的机构，如药物依赖或酒精依赖的“中途之家”。这些安置机构让物质依赖者从戒断期到完全康复、返回社区的过渡期间，有个可以生活的地方，机构会提供个体或团体咨询，以帮助患者调整自己，适应社区生活。

相关链接 | **匿名戒酒会**

匿名戒酒会（alcoholics anonymous, AA），由美国人Bill Wilson及Bob于1935年在美国的俄亥俄州创立。其目标是完全戒酒，该协会戒酒方案的核心是“12个步骤”，凡加入AA者都应沿着“12步戒酒法”逐步前进、成长。这是一个同舟共济的团体，成员须公开承认自己是酒瘾者，许诺彼此互帮互助，如有成员戒酒成功，则被指派为新成员的帮助者。成员互相交流经验及鼓励支持，共同解决酒瘾问题，恢复健康。目前AA已有220多万会员，遍及150多个国家，现全世界有10万多个分会，每个分会定期聚会，对酒精依赖者的长期康复作出了巨大贡献。

（四）健康教育

1. 提供信息 注意加强物质依赖的宣传工作，对成瘾药物（如抗焦虑药物）成瘾等需提高警惕。宣传戒烟和文明饮酒。向物质成瘾者提供一些支持戒断的信息，如自助团体的参与方式、健康教育资料、咨询的网址和热线电话等。

2. 宣传法律 严格执行药政管理法，加强药品和处方管理，加强相关法律宣传和检查工作，必须严格把控这类药物的临床适应证。要严格执行《未成年人保护法》，多渠道预防和制止未成年人吸烟、饮酒和吸毒。坚决打击非法种植和贩卖毒品的行为。

3. 抵制不良习俗 积极提倡文明健康的生活习俗，注意抵制不良的社会风俗。

4. 提供咨询 重点加强对高危人群的宣传和管理，通过心理咨询，减少因生活事件、家庭及环境不良影响所导致的物质滥用。

五、护理评价

1. 患者营养状态是否改善。
2. 患者戒断症状是否得到控制。

3. 患者意识是否恢复。

4. 患者睡眠是否好转。

5. 患者是否发生中毒。

6. 患者是否发生受伤。

7. 患者是否发生感染。

8. 患者思维过程是否恢复正常。

9. 患者是否能配合戒毒、戒酒和戒烟计划的实施，是否能够控制成瘾行为。

10. 患者是否能处理和控制情绪，是否能自我认同。

11. 患者是否能有效应对压力。

12. 患者是否发生自伤或伤害他人的行为。

13. 患者是否逐渐恢复自理能力。

14. 家庭运作是否恢复正常。

15. 患者社会交往是否改善。

学习小结

物质使用与成瘾行为可影响人类情绪、认知、行为，改变意识状态，并有致依赖作用。常见物质使用与成瘾行为所致障碍综合征是滥用、中毒、依赖和戒断，表现为生理、心理和行为的异常。可出现严重的躯体问题，如典型发作、震颤谵妄，也可出现自伤、伤人等严重的心理问题。健康教育及心理治疗对长期的康复有重要作用。

（黎裕明）

复习参考题

一、单项选择题

1. 阿片类物质依赖常见为（　）依赖
   A. 酒精
   B. 咖啡因
   C. 海洛因
   D. 大麻
   E. 巴比妥类

2. 酒精中毒性脑病的主要临床特征**除外**（　）
   A. 谵妄
   B. 记忆缺损
   C. 人格改变
   D. 瘫痪
   E. 痴呆

3. 护理评估中，心理评估的内容**不包括**（　）
   A. 沟通能力

B. 认知功能
C. 人格特征
D. 情感反应
E. 意志行为活动

4. 陈某，男，46岁，20年前开始饮酒，酒量逐渐增加。近年来每天必饮，不饮则出现手抖、心慌、出汗、失眠、烦躁、乱发脾气等，饮酒后能缓解。经常醉酒，醉后易与人发生争执。1年前开始听到单位有人在骂他、议论他，说别人总和他作对，甚至坚信有人要害他，不能正常上班。该患者的精神症状最可能包括（　）
A. 错觉
B. 人格改变
C. 焦虑
D. 谵妄
E. 被害妄想

5. 患者，男性，42岁，吸食氯胺酮半年，在接受脱瘾治疗时出现了戒断综合征：流泪、流涕、哈欠、全身酸痛、心悸、胸闷、出汗等。针对该患者以下做法**错误**的是（　）
A. 密切观察
B. 鼓励患者多去打球、锻炼
C. 卧床休息，避免剧烈活动
D. 密切关注患者的言谈举止，确保安全
E. 保证患者营养充足

参考答案：1. C，2. D，3. A，4. E，5. B

二、简答题

1. 酒精依赖者出现戒断综合征时有哪些临床表现？
2. 如何帮助烟草依赖者戒烟及预防复吸？
3. 对物质依赖患者可提供哪些心理支持与干预？

第十六章　精神障碍患者的社区及家庭护理

16章

学习目标

知识目标	掌握　精神障碍患者家庭护理和社区护理服务的内容。 熟悉　社区精神障碍的三级预防、精神康复的原则及社区精神卫生护理工作的特点。 了解　精神障碍康复护理的基本内容。
能力目标	在社区卫生服务中具备综合分析、实际操作、健康宣教、计划管理和领导决策等能力；能维护健康群体的精神卫生健康，配合医生开展精神障碍的预防与护理，对精神障碍患者进行康复护理指导，提高其社会适应能力。
素质目标	树立敬业、爱业的护理价值观，提高多学科协作的团队意识，尊重患者的人格。

案例导入

关某，女，54岁，已婚，银行职员。1年前莫名其妙出现“有人要杀自己，背后议论自己，评论自己”的想法，甚至能看见别人看不见的东西，被诊断为“精神分裂症”，因患病而严重影响工作，现病退在家。因自知力缺失，需家人督促服药。行为被动，生活懒散，孤僻，不愿外出，常常站在窗户旁边自言自语，置家人、朋友的关心和管理于不顾。丈夫为其监护人。

请思考：

1. 该患者现存的主要问题有哪些？
2. 对其进行社区护理服务的内容有哪些？

第一节　精神障碍患者的社区护理

社区精神卫生是应用精神病学、临床医学与预防医学等相关的理论、方法和技术，以提高个体应激承受能力和社会适应能力，减少精神心理问题的发生，保障和促进社区全体居民的精神心理健康的学科。社区精神卫生服务的本质特征，就是提供延续性护理。社区精神卫生护理是精神障碍护理工作的重要组成部分，不仅为社区内患有精神障碍的患者提供心理保健服务，还有义务维护该社区内健康人群的精神心理健康。

一、国内外社区精神卫生服务的发展

（一）国外社区精神卫生服务的发展

20世纪后半叶氯丙嗪被引入精神障碍的治疗，药物治疗的进步使患者离开精神病院、非住院治疗成为可能，精神卫生服务的阵地从医院扩大到社区，社区精神卫生服务随之兴起。精神障碍患者以社区为基地的生活安排、职业培训、疾病保健构成了新的精神障碍患者的治疗模式。基于社区的保健模式，如“日间医院”和“患者之家”应运而生。社区生活最能满足服务对象的多元需求，可以在最大程度上让服务对象生活得更像一个“正常人”，有利于降低疾病的复发率、延缓精神衰退的发展。

“去机构化”被认为是20世纪精神卫生领域的最大变化之一，意大利的“去机构化”运动最终造成其于1999年关闭所有精神病院，在精神障碍患者的治疗方式上全部转向社区治疗和康复。

“去机构化”是指将精神障碍患者从大型封闭的医疗机构向社区转移的过程，包括缩小规模或关闭精神病专科医院，设置综合医院的精神科提供精神卫生服务，建立以社区为主的康复和服务模式，使精神障碍患者或康复者更好地融入社会，恢复其自主性。“去机构化”保障了精神障碍患者的治疗和康复的权利，如自主自决（从强制治疗到自愿治疗）、平等协商（从接受治疗到参与治疗）、行动自由（从封闭治疗到开放治疗）、注重康复（从生物治疗到综合治疗）、回归社区（从医院治疗到社区治疗）。精神障碍患者享受其应有的就业、教育、住房权利等。精神障碍患者因长期住院而出现的情感淡漠、缺乏主动性、言语贫乏等阴性症状和社会功能严重受损的现象在离开专科医院后得以改善。

（二）我国社区精神卫生服务的发展

我国社区精神卫生工作起步于1958年在南京召开的第一次全国精神卫生工作会议，该会议制订了“积极防治，就地管理，重点收治，开放治疗”的工作方针。

我国精神卫生工作的发展始于1986年第二次精神卫生工作会议在上海的召开。会后国务院批转了卫生部、公安部和民政部共同签发的《关于加强精神卫生工作的意见》，并由17位精神病学、神经病学和心理学专家组成了全国精神卫生咨询委员会，提出了精神卫生工作“七五”（1986—1990年）计划草案。1990年卫生部、民政部联合召开的全国精神疾病社区康复经验交流会，促进了城乡社区精神卫生服务的进一步发展。1992年，卫生部、民政部、公安部和残疾人联合会联合颁布的《全国精神病卫生社区防治康复工作“八五”实施方案》，建立了精神病防治康复的组织管理网络、技术指导网络和治疗康复系统，形成社会化的工作体系。由此我国开始在街道或乡镇医院开展精神科门诊、增设家庭病床。

2001年10月，卫生部、公安部、民政部、残疾人联合会等部门在北京联合召开了“第三次全国精神卫生工作会议”，提出了“预防为主、防治结合、重点干预、广泛覆盖、依法管理”的工作原则。自此精神卫生工作在全国全面开展。2004年9月，精神卫生作为唯一的非传染病项目正式进入国家公共卫生行列。2008年，卫生部等17个部门联合印发了《全国精神卫生工作体系发展指导纲要（2008—2015年）》，提出将重性精神疾病社区管理、心理健康指导工作纳入社区卫生服务机构、农村医疗卫生机构的公共卫生服务内容，加强精神障碍和心理行为问题的社区预防、医疗康复和管理工作。2009年，卫生部印发了《重性精神疾病管理治疗工作规范》，明确了基层医疗机构（社区卫生服务中心、服务站、乡镇卫生院）的工作职责和管理要求。

2013年5月1日，《精神卫生法》在全国范围内正式实施，明确规定要加强基层精神卫生服务体系建设，保障城市社区、农村基层精神卫生工作所需经费；要求切实维护精神障碍患者的合法权益，重视社区居民的心理健康及精神卫生工作，积极开展社区心理健康指导和精神卫生知识宣传教育活动。《精神卫生法》的颁布实施，对促进精神卫生事业的发展具有重要意义。同年世界卫生组织在《2013—2030年精神卫生综合行动计划》中提出要采取综合性的做法在各级保健工作中促进精神卫生，让人人享有精神卫生保健成为现实。

2015年在《全国精神卫生工作规划（2015—2020年）》中确立了在2015—2020年期间，70%的社区（乡镇、街道）要建立多部门协作和参与的精神卫生综合管理小组，且登记在册的严重精神障碍患者管理率达到80%以上，符合条件的贫困严重精神障碍患者全部纳入医疗救助。2022年12月民政部会同财政部、国家卫生健康委、中国残联联合印发《关于开展“精康融合行动”的通知》，明确提出到2025年实现80%以上的县（市、区、旗）广泛开展精神障碍社区康复服务、在开展精神障碍社区康复服务的县（市、区、旗）实现60%以上的居家患者接受社区康复服务的目标任务。

我国的社区精神卫生工作虽然发展较快，但尚未形成完善的服务网络与体系，目前主要开展的工作包括：

1. 重性精神障碍防治　在重性精神障碍管理治疗工作中承担各类精神障碍的诊断、治疗、联络会诊、健康教育、信息收集等职责。

（1）承担重性精神障碍信息收集与报告工作，开展重性精神障碍患者线索调查、登记，并上报；登记已确诊的重性精神障碍患者并建立健康档案。

（2）在精神卫生医疗机构指导下，定期随访患者，指导患者服药，向患者家庭成员提供应对照护技能指导等，提高精神障碍患者的就诊率和治愈率。

（3）协助精神卫生医疗机构开展重性精神障碍患者应急处置。

（4）向精神卫生医疗机构转诊精神障碍复发患者。

（5）参与重性精神疾病防治知识健康教育工作。

2. 建立社区工疗站　安排专业的工疗康复人员组织患者在工疗站内进行康复活动，达到控制精神障碍的目标。

3. 组织专科医生下基层　组织专科医生定期下基层，指导、培训全科医生和社区护士。

4. 开展健康讲座　组织专家宣传、讲解心理健康知识及心理疾病知识，提高社会人群对精神障碍及其防治知识的知晓率，解答来访咨客的疑问。

目前我国医院仍承担大量慢性期精神障碍患者的康复治疗和护理，如何促进精神卫生服务社区化，将工作重心从医院向社区转移是下一步的工作重点。社区精神卫生存在缺乏有效的监控体系和社会保障系统、服务管理制度不健全、全科医生和社区护士对精神障碍的评估和治疗培训不足等问题。

二、社区中精神障碍患者的护理

社区精神卫生服务作为社区护理的一个重要组成部分，是当代精神科护理发展的主要方向。精神障碍患者社区护理工作需要关注的问题包括如何适应出院后的家庭生活、如何利用社区资源进行康复、如何巩固治疗、如何提升社会适应能力，防止疾病复发，减少功能残疾，提高生活质量。精神障碍患者的社区护理是一种综合且需要合作的服务，由专业团队为患者提供全面有效的服务。

（一）社区中精神障碍患者的特点

轻症的精神障碍患者较多，以焦虑及恐惧障碍、抑郁障碍最为常见。品行障碍为儿童和青少年常发的精神障碍。

慢性精神障碍患者，其病程均持续一年以上，大多处于病情的稳定期或恢复期，其精神症状基本消失或仅残留部分症状，他们在社区生活中存在的主要问题是：需要长期治疗或持续照顾；无法独立生活；人际关系差；缺乏社会支持及运用资源的能力；缺乏动机与责任感；药物治疗依从性差；社会适应能力差。

（二）社区精神卫生护理工作的特点

1. 系统、持续、全方位的护理服务 社区护理人员应与精神科医生、心理医生、心理治疗师、社会福利工作者合作完成社区康复机构的患者及家庭访视工作。

2. 防治结合与健康教育为一体的护理服务 精神障碍患者及其家庭成员既是社区精神卫生护理工作的服务对象，又是护理计划的制订者和执行者。因此通过对他们进行健康教育、提供咨询和指导，调动其参与的积极性，可以更好地完成社区护理服务工作。

3. 康复护理应贯穿于护理服务全过程 以康复护理促进患者生活功能和社会功能水平的提高贯穿于社区护理服务的全过程。

4. 在护理服务全过程中调动和利用各种资源 积极取得社区基层保健机构、学校团体、患者单位及亲友家属等各种资源的支持，妥善利用人力、物力，激发其参与护理服务的积极性，是护理慢性精神障碍患者不可缺少的工作内容。

三、精神障碍的三级预防

精神障碍的预防干预分为三级，为了公众能够接受及时而有针对性的、连续的疾病指导和服务，每一级的目标人群、护理工作内容及侧重点不同。

（一）一级预防

也称病因预防，指从源头上消除或减少各种致病因素，增加精神健康的保护因素，以达到阻止或减少精神障碍发生的目的，属于最积极、最主动的预防措施。目标人群为全体公众，具体内容包括：

1. 全面开展心理健康促进与教育 宣传、普及全生命周期精神卫生促进与保健知识，如孕产期、更年期等特殊生理阶段的精神卫生，指导、促进健康生活方式和行为模式的形成，增强和提高公众的心理健康意识和自我保健能力。广泛宣传精神障碍有关知识，提高公众识别精神障碍的能力，消除公众对精神障碍的偏见，维护和促进良好社会精神卫生环境，提升个体的心理健康和精神卫生水平。

2. 提供各种健康咨询 通过面谈、电话、互联网等方式向服务对象或医疗卫生机构、企事业单位等提供精神卫生知识相关的婚姻咨询、优生优育咨询、产前咨询等内容的服务，提高公众的心理素质和应对不良生活事件的能力，预防心理问题发展为心理疾病。防止近亲结婚及限制遗传危险度高的病种同病婚配和生育子女，降低高危儿童的出生率。如精神分裂症、双相障碍、智力发育障碍、焦虑与恐惧障碍和强迫症等，遗传因素起着非常重要的作用。

3. 加强重点人群心理健康服务 营造有利于心理健康的良好氛围，主动、及时地提供适宜的心理健康服务和援助，保护高危人群。高危人群包括空巢、丧偶、失能、失智老年人，留守妇女和儿童、残疾人等。

4. 重视特殊人群的心理健康服务 保障弱势、困难等群体的医疗救治、救助需求。关注特殊人群的心理精神需求，提供心理支持，加强受挫心理疏导和危机干预，帮助其适应环境，恢复心理平衡。特殊人群包括乞讨人员、强制隔离戒毒人员、社会吸毒人员、社会矫正人员等。

（二）二级预防

重点是早发现、早诊断、早期处理精神卫生健康问题，阻断精神障碍的发展。由于多数精神障碍为亚急性或慢性起病，症状不典型，往往错过干预的最佳时机，而二级预防是精神障碍防治的重要环节，可通过治疗达到减少复发、促进良好预后的目的。目标人群是精神障碍发生前期及发病早期的人群。具体内容包括：

1. 早期发现精神障碍患者 通过定期进行的精神健康筛查、家访巡视及咨询等方式，早期发现和识别、评估精神障碍边缘状态者及精神障碍者。社区居民能自我评估与察觉自身或身边人的异常精神活动，及时寻求医疗救助。

2. 及时帮助和照护精神障碍患者及其家庭成员 及时进行心理危机干预，如帮助解决问题，避免问题严重化，使疾病得到有效控制。及时提供必要的医学干预，防止各种意外事件的发生。督促患者及早就医、明确诊断、接受治疗。帮助做好联络-会诊和专科咨询工作。协助患者及其家庭成员了解精神卫生医疗机构的分布及功能。

3. 确认与心理健康、精神卫生有关的因素 收集可能影响心理健康及造成精神障碍的危险因素，及时报告有关人员。

（三）三级预防

重点是防止疾病复发，做好康复训练，最大限度地促进患者社会功能的恢复，减少功能残疾，延缓疾病衰退的进程，提升患者的生活品质。目标人群是精神障碍发生后期、慢性期和康复期的精神障碍患者，具体内容包括：

1. **防止病残** 最大限度地使患者恢复心理功能和社会功能，预防疾病的复发，减少功能残废和并发症。

2. **康复护理** 提高患者的个人生活自理能力、家庭职能、社交技能和职业技能。康复护理工作主要包括功能性或调整性的心理康复、生活照料、功能训练及与精神康复相关的健康教育与咨询等。

3. **日常生活指导** 指导并协助患者家属减少家庭环境中的不良刺激，改善家庭氛围，调整生活状态，帮助患者实现社会再融入。为患者规划好日常生活，内容包括饮食、睡眠、居住环境、药物维持治疗、娱乐活动的安排、每日作息安排等。

4. **督导巩固和维持治疗** 定期进行家庭访视，提供精神卫生咨询及相应的护理干预（群体人际治疗、认知行为治疗），并及时解决治疗和康复过程中遇到的问题。做好宣传教育，让患者和家属知晓巩固维持治疗的重要性，督促患者坚持治疗、合理用药、定期复诊，主动与精神专科医生保持联系。

5. **管理康复机构** 如农疗站、工疗站、日间活动中心、住宿机构、精神康复综合服务中心、康复会所等，加强部门的联动与管理，协助患者顺利就业、早日回归社会，减轻家庭和国家负担。

第二节 精神障碍患者的社区康复及护理

一、精神障碍患者的社区康复

（一）概述

康复医学与保健医学、预防医学及临床医学构成卫生保健工作的四大领域。社区康复（community-based rehabilitation）以全面康复为目标，利用社区的人、财、物、技术等资源为社区中的病、伤、残人士提供服务，帮助其回归家庭和社会。精神障碍患者由于长期住院，与社会产生隔离，很容易出现精神衰退和社会功能的残缺。

精神康复（mental rehabilitation）包括综合教育、职业训练和社会干预等医学方法，以此消除精神症状、促进个体的生活和社会功能的恢复。精神康复以患者为中心，着眼于服务对象的生理、心理、社会功能及经济能力的康复。精神康复的四个基本原则是功能锻炼、全面康复、重返社会、提高生活质量。功能锻炼是精神康复的主要方法。全面康复的理念包括医学康复、心理康复、社会康复和职业康复，是精神康复的指导方针。重返社会和提高生活质量是精神康复的最终目标。精神卫生康复服务是由精神科医生、家庭医生、全科医生、精神科护士、社工、心理咨询师、职业治疗师、志愿者组成的服务团队，直接为患者提供多方位的服务。

社区精神康复（community rehabilitation of mental disorder）是精神障碍康复体系最主要的组成部分。社区精神康复是以社区为基础的康复，开发、整合和依靠社区资源，综合运用各种措施，预防精神障碍的发生，促进精神障碍患者的康复。康复护士运用康复理论、知识和技能改善或提高伤病者或伤残者身体与精神功能，预防继发性残疾，减轻残疾的影响，达到最大限度的身心功能改善和重返社会的目的。在疾病的不同时期，康复护理重点不同。比如在首次会见患者时，康复护士需要进行康复护理评定，对身体、情绪、智力、社交及精神状态等进行全面的评估。并协调督促康复治疗组随之进行准确诊断，选择及制订恰当的康复活动及护理计划以满足患者的需求。在康复项目中，护士是康复技术的实施者、训练者、疗效及病情的观察者和领导者。在康复项目结束后，继续提供连续性护理，协助患者预防疾病的复发。

（二）精神障碍康复的工作体系

根据国家精神卫生工作“七五”规划，我国在1986—1990年实行了卫生、残联、民政、公安、教育等部门参加的精神卫生工作联席例会制度，负责规划、协调和推动社区精神卫生防治管理和康复工作的开展。经过多年的发展，目前已形成比较完善的服务体系，大大提高了医疗服务的可及率。针对不同疾病和需求的患者，都能提供精神障碍知识、心理疏导、帮扶和救助等不同内容的服务，具体包括：

1. 基层专科　属于区域性的精神卫生服务与管理机构，包括精神病专科医院和综合医院精神卫生相关科室。主要负责精神卫生计划的制订、人员培训、组织实施、效果评估等，同时也提供门诊、急诊治疗，必要时还可提供短期的住院观察服务。精神病专科医院在社区康复中扮演着重要角色，还需定期去周围单位或社区保健机构提供技术支持和指导，举办社区保健相关的教育和培训。

2. 单位或社区保健机构　由单位或社区精神卫生工作领导小组领导，为其辖区内人群提供精神卫生服务，包括精神障碍的早期发现、早期诊断、早期及就近治疗；为精神障碍患者提供持续性的综合性康复服务。一般由基层人员或初级医疗保健人员在经过短期的精神卫生专业知识培训后专任或兼职。其工作内容包括：

（1）开设专科门诊。

（2）增设家庭病床。

（3）负责本社区中康复期精神障碍患者的普通诊疗、病情变化记录及商讨制订相应的干预对策。

（4）定期随访重点人群，并做好记录。

（5）指导患者家属及志愿者。

（6）精神障碍防治知识的宣传和教育。

（7）汇总与分析本辖区的精神障碍流行病学资料及防治康复资料。

（8）与专业人员共同制订因人而异的康复计划。

3. 过渡性康复机构　在国外较为多见，包括日间医院、夜间医院、中途宿舍、家庭寄养、疗养公寓、长期看护所、工疗站和福利工厂。国内主要有下列服务方式：

（1）工疗站和福利工厂：由卫生部门和民政部门或社会非政府组织设立的提供精神障碍社区康复服务的机构。患者在治疗的同时可通过工作和劳动自救，获取收入，增强自我认同，减轻家庭、社区和社会的负担。

（2）日间医院和夜间医院：适用于病情稳定但又无法得到家人24小时照顾的患者。由专业治疗机构设立，于日间（夜间）为患者提供治疗和康复训练，属于医院－家庭联合康复的重要组织形式。患者在得到安全有效的照顾和治疗的同时，未与家庭完全分离，有利于其社会功能的恢复和保持。

（3）精神病康复站：也称长期看护所，主要照护病情无法得到有效控制、社会功能明显衰退或可能对社会造成危害的慢性精神障碍患者，如精神分裂症患者。

（4）中途宿舍：在社区中设立的康复居所，适用于社会功能康复较好的精神障碍患者。患者严格遵守中途宿舍的等级和管理制度，培养规则意识，逐步实现自我管理。

4. 自助团体 主要包括患者组织、家属组织和志愿者服务。

（1）患者组织：也称病友联谊会，如中国戒酒者匿名协会。由患者自发组织，推动患者自助，彼此相互鼓励，分享成功的经验，合作解决问题。最有价值的是患者参与，鼓励自己做决策，减少对专业人员的依赖，有利于增强患者自信。

（2）家属组织：也称家属联谊会（家庭联谊会）。通过交流使家属更容易理解疾病的自然性和精神症状的不可控性，有助于减少家属对精神障碍的偏见，最终改善患者在日常生活、就业、娱乐、人际关系等活动中的缺陷，促进社会功能的恢复。

（3）志愿者服务：也称群众性看护小组，小组成员主要由社区委员会干部、社工、邻居、群众组成，主动上门为患者及家庭提供评估、陪伴、督促服药和复诊、解决困难及精神卫生宣传等帮助。

二、精神障碍的社区康复护理

（一）精神障碍社区康复护理的目的

通过渐进性、全面性和综合性的康复护理，最大限度地恢复其心理社会功能。

1. 预防精神残疾的发生 自确诊即进行系统而规范的全程治疗，达到缓解和治愈的目的，坚持巩固治疗，预防复发，防止精神残疾的发生。

2. 尽量减轻精神残疾程度 防止难治愈的患者发生精神衰退。已出现精神残疾的患者，加强日常生活能力、人际交往技能和职业劳动训练，尽可能保留部分社会生活功能，减轻精神残疾程度。

3. 提高精神残疾患者的社会适应能力，恢复劳动能力 通过生活、职业、学习等技能的连续性和终身性康复训练，最大限度地恢复其社会适应能力，达到社会性缓解。

（二）精神障碍社区康复护理的基本内容

1. 普查社区内精神障碍患者的基本情况 包括患者的一般资料、病前职业、社会功能缺损程度、康复目标、家庭生活和支持情况等，并进行汇总分析，确定个体和整体的康复护理计划。及时进行护理评估与访视，开展个案管理工作。

2. 指导和实施康复训练 通过认知改善、生活自理能力恢复、自信心训练、社会交往技能训练、学习行为、职业技能训练及工娱活动等康复训练，改善患者应对应激情况的能力，延缓精神障碍患者发生人格衰退，提高其社会适应能力，增加患者参与社会生活的机会，恢复生活和社会功能以适应未来的人生。较低目标是维持基本日常生活活动的能力，较高目标是具备“文体娱乐活动”的能力，以至有进行“社会交往”的能力。团队根据患者的实际情况与患者及其家属一起制订个体化的治疗康复计划，定期家访、督导执行、评估疗效，适时调整改进，确保康复治疗有序安全完成。

3. 给予良好的心理支持　尊重患者，坦诚，具备同理心，挖掘患者的优点，帮助其梳理情绪，建立克服困难的信心，与患者进行及时的治疗性沟通和实施心理护理。康复护士与患者和家属接触的时间比较长，交流的机会比较多，应适当解释病情和功能变化或改善情况，适时鼓励，使患者正确面对各种功能障碍，积极主动地参与并坚持康复治疗，以达到康复目标。

4. 开展家庭康复　对患者及其家庭进行评估，与家属或其家庭成员共同制订和实施康复护理计划。宣传疾病相关知识，帮助家属认识患者目前存在的问题，通过引导、鼓励和帮助，使其掌握对患者病态行为和非适应性行为的应对技巧，提高家属照护能力，为患者创造一个良好的家庭康复环境。

5. 用药指导　社区中精神障碍患者多处于恢复期，需对患者及家属强调巩固与维持治疗的重要性、按时复诊、提高服药依从性、遵医嘱用药、所用精神药物的毒副反应及如何应对药物不良反应等。

第三节　精神障碍患者的家庭护理

家庭是服务对象生活的重要场所，很多护理措施需要通过家庭来实施。家庭护理是以家庭为服务对象，以护理程序为工作方法，护士与家庭共同参与，在特殊环境中进行治疗及护理的一种方法。家庭护理是生物－心理－社会医学模式的充分体现，其宗旨是借助家庭内部沟通与互动方式的改变，指导、帮助患者的家庭成员对患者实施护理，帮助患者更好地适应生存空间。家庭访视与居家护理是家庭护理的基本活动。

精神障碍具有高复发性、高致残性（32.8%）、低依从性、慢性化趋势等特点，需要特殊的康复和长时间的治疗护理。家庭护理是最能提高精神障碍患者满意度的一种延续性护理方式，可以减轻疾病给家庭与社会带来巨大的经济负担和压力，提高患者的健康状况和生活质量。

一、护理评估

常用的方法有访谈法、观察法和量表测评法。

（一）一般情况

了解患者的年龄、性别、婚姻状况、受教育程度、平素性格、兴趣爱好、宗教信仰、学习工作经历等。

（二）病史

了解患者的既往患病经历及治疗情况。

（三）生理功能

评估患者的生命体征、营养状况、排泄状况、饮食睡眠状况、日常活动状况、意识状况、躯体功能状况、服药情况等。

（四）心理功能

评估患者的感知觉、思维的连贯性、思维的逻辑性、情感的稳定性及与环境的协调性、意志行为表现及对其自身心理状态的认知。

1. 精神障碍诊治的经过，目前存在哪些症状，该症状对患者造成哪些影响，患者的应对处理方法如何，效果怎么样。

2. 对所患精神障碍的认识程度，能否按时到门诊复查。

3. 对治疗的认识、能否按时服药，对药物的剂量、性状、服药时间和不良反应的认识程度，不良反应发生的频率、持续的时间和强度、对患者的影响，患者如何应对，效果怎么样。

4. 既往发生过什么样的危险行为，原因是什么，造成什么样的后果，现在发生危险行为的概率是多少，是否存在对家庭和社会有肇事肇祸的危险。

（五）社会功能

评估患者生活自理能力、学习工作能力、人际交往能力和自我保护能力。

1. 家庭结构　包括与家庭因素有关的外部结构，如经济来源、宗教团体、教育机构、医疗机构、休闲娱乐场所、再婚前的家庭等。角色、价值、权力、沟通和交流这4个部分组成了家庭的内部结构，即家庭关系。

2. 家庭功能　是否良好，能否提供情感交流、社会化、生育、抚养和赡养、卫生保健及经济的需要。观察家庭沟通过程，判定有无父母的角色行为和家庭虐待问题等。

3. 家庭环境

（1）反映家庭的生活方式、文化背景及价值观的住家环境。

（2）由硬体环境和软体环境构成的近邻环境。

（3）家庭与社区的关系。

4. 家庭成员精神健康水平　是否存在焦虑、抑郁、神经衰弱、强迫症、人格障碍及其他精神心理问题。

二、常见护理诊断/问题

1. 照顾者角色障碍　与慢性精神障碍病情严重和病程的不可预测及照顾者照料知识欠缺、身心疲惫等有关。

2. 社交孤立　与语言沟通障碍、精神状态异常不能与人正常交往等有关。

3. 娱乐活动缺乏　与慢性病主动性缺乏、活动减少及药物不良反应等有关。

4. 家庭应对无效　与患者患精神障碍后和家庭成员关系紧张、恶化等有关。

5. 潜在并发症：有自伤的危险　与抑郁、低自我价值感等有关。

6. 潜在并发症：有对自己或他人暴力行为的危险　与幻觉、妄想、缺乏自知力等有关。

三、护理目标

1. 家庭能够提供合适的家庭生活环境。

2. 患者或/及家属了解精神障碍相关知识，能够尽早识别疾病复发先兆。

3. 患者或/及家属了解相关精神药物知识，能够识别并简单处理某些药物不良反应。

4. 家属能够积极配合、参与制订患者的康复计划，并督促落实。

5. 患者病情逐渐好转，保持稳定，社会功能逐渐恢复。

四、护理措施

（一）安全护理

1. 物品安全管理 加强家属的安全宣教，嘱家中危险物品要藏好，贵重物品应妥善保管。

2. 药品安全管理 仔细观察患者有无藏药迹象，严防患者积攒大量药物用于自杀。

3. 环境安全管理 打造安全的家居环境并定期进行安全检查。

4. 指导家属观察病情变化 通过重点突出的健康宣教，指导家属注意患者的言语、行为、情绪有无异常，生活是否规律，有无睡眠障碍等，掌握疾病复发先兆。一旦发生意外事件，家属应冷静处理。某些患者可能存在共病，应密切关注躯体并发症的早期症状，防止病情恶化。

（二）日常生活护理

1. 指导或督促患者管理个人卫生。

2. 对患者及其家庭进行饮食的动态化指导。

3. 指导并促进患者的睡眠。

（三）用药护理

1. 加强患者自我对药物的观察及管理能力 增强患者对巩固及维持服药重要性的认识，提高服药依从性。

2. 指导家属认识疾病及所用精神药物 告知家属坚持治疗的重要性，对认为病已痊愈不需再服药的患者，家属应耐心劝导。预防患者弃药、藏药、吐药。重点讲解，帮助家属掌握药物的常见不良反应，一旦出现应及时与护理人员联系，并采取适当措施。

（四）精神症状护理

1. 一些精神障碍患者可能会带着症状生活，护士和家属切忌取笑、讽刺和歧视患者的异常言行，要给予充分的包容、接纳和尊重。

2. 居家生活的患者精神症状虽然比较轻，但对生活仍然会有影响，而且一旦病情波动、复发，还可能会有危害自身及他人安全的行为，护士应指导家属注意关注并及时干预。

3. 社区护士需要对患者的一些特殊精神症状如兴奋躁动、幻觉、妄想、自伤自杀、伤人等向家属提供相关的健康教育及应对技巧。

（五）家庭心理护理

与患者和其照料者建立良好的护患关系，并保持密切联系，定期进行家庭访视并评估，及时解答患者和其照料者存在的疑问。

1. 消除患者对精神障碍的焦虑、不安及恐惧 为自我护理能力缺陷的患者提供护理服务及保健指导。结合患者的具体情况，对患者进行疾病相关知识的宣教；定期进行集体心理辅导，组织并鼓励社区患者共同交流分享感受和经验，肯定患者积极战胜疾病的行为。同时帮助患者和家属充分利用社区和家庭中已有的支持系统，如患者的工作单位、医院、社会福利机构、学校等。通过认知疗法、行为疗法和夫妻疗法等帮助患者克服心理障碍，解决相关问题。

2. 客观对待社会偏见 鼓励患者表达其对社会偏见的感受，帮助患者分析社会现状，与患者一起寻求解决的方法，介绍其他患者处理该问题的经验。

3. 指导家属正确对待精神障碍患者 向家属宣传精神障碍的相关科普知识，鼓励家属接受患者，组织家属共同分享照护经验和感受。协助家属心理适应和社会适应，帮助改善和建立利于精神障碍患者健康的生活环境。了解患者及家属之间存在的问题，调节家庭成员之间的矛盾与冲突，情感引导，促进家庭成员间的交流和支持，改善家庭关系和氛围。

4. 指导家属做好患者的支持性心理护理 多与患者交流或增加陪伴，这是预防病情复发的重要一环。护士应教会家属支持性心理护理的方法，使患者可随时得到家属的帮助，接纳并帮助患者正确认识病态症状，注重对康复技巧的引导，积极配合康复治疗，进而通过家庭支持体系，使患者逐步融入各种社会活动中。

五、护理评价

1. 家属是否能为患者提供合适的家庭生活环境。
2. 患者及家属是否了解精神障碍相关知识，能够尽早识别疾病复发先兆。
3. 患者及家属是否了解相关的精神药物知识，能够识别并简单处理某些药物不良反应。
4. 家属是否能积极配合、参与制订患者的康复计划，并督促落实。
5. 患者的病情是否逐渐好转、恢复并保持稳定，社会功能是否恢复。

学习小结

社区精神卫生工作是指在社区内为全体居民提供心理健康服务，包括精神障碍的预防、治疗和康复工作。我国的社区精神卫生工作起步较晚。

社区精神康复是以社区为单元的康复，依靠社区资源通过工作、教育、社交训练，帮助精神障碍患者重新融入社会。社区护士在精神康复中承担着重要的角色，需要为不同康复阶段的精神障碍患者提供连续性护理。社区精神康复内容主要包括普查社区内精神障碍患者基本情况、指导和实施康复训练、给予良好的心理支持、开展家庭康复及用药指导。

社区精神障碍家庭护理借助患者的家庭成员实施护理，帮助患者更好地适应生存环境。家庭护理的主要内容包括安全护理、日常生活护理、用药护理、精神症状和家庭心理护理等。

（李雪洁）

复习参考题

一、单项选择题

1. 社区中以（　）症精神障碍的患者居多。
   A. 轻
   B. 中
   C. 重
   D. 特重
   E. 极重
2. 不属于精神康复机构的是（　）
   A. 日间医院
   B. 夜间医院
   C. 中途宿舍
   D. 社会福利院
   E. 长期看护所
3. 社区精神卫生护理工作三级预防的目标是（　）
   A. 预防精神障碍的发生
   B. 预防心理障碍的发生
   C. 早期发现精神障碍患者
   D. 及时治疗已发精神障碍者
   E. 帮助患者最大限度地恢复社会功能
4. 许某，男，43岁，已婚，演员。患双相障碍7年，近日出现易激惹症状，常为一点小事大发脾气，乱摔东西，此时护士应指导其家人（　）
   A. 避免与其发生冲突
   B. 制止其行为
   C. 做好心理护理
   D. 密切观察病情
   E. 督促及协助自理
5. 吴某，女，37岁，已婚，文员。患精神分裂症14年，近1个月来因邻居占楼梯公共空间养鹅，鹅叫声令其心浮气躁、经常失眠，认为邻居故意干扰自己的好日子。此时，社区护士应指导其家人（　）
   A. 耐心倾听她的叙述，不与她争辩
   B. 指出她的病态表现
   C. 引导她重复病理体验
   D. 要求邻居不在楼梯走廊养鹅
   E. 尽量让她少出门以减少冲突

参考答案：1. A，2. D，3. E，4. A，5. A

二、简答题

1. 社区精神卫生护理工作的特点有哪些？
2. 社区精神康复护理的内容有哪些？
3. 精神障碍患者家庭护理的措施有哪些？

推荐阅读

[1] 吕春明．精神科护理学．3版．北京：人民卫生出版社，2018.

[2] 刘哲宁，杨芳宇．精神科护理学．5版．北京：人民卫生出版社，2022.

[3] HUANG Y，WANG Y, WANG H，et al. Prevalence of mental disorders in China：a cross-sectional epidemiological study. Lancet Psychiatry，2019，6（3）：211.

[4] 周英．精神病患者遭受的社会歧视、感知的病耻感及影响因素的研究．广州：南方医科大学，2012.

[5] 陆林，沈渔邨．精神病学．6版．北京：人民卫生出版社，2018.

[6] 郝伟，陆林．精神病学．8版．北京：人民卫生出版社，2018.

[7] 许冬梅，马莉．精神卫生专科护理．北京：人民卫生出版社，2018.

[8] 章新琼，郭先菊．精神科护理学．2版 北京：中国医药科技出版社，2022.

[9] 蔡壮，许冬梅，高静，等．精神科保护性约束实施及解除专家共识．中华护理杂志，2022，57（2）：146.

[10] 林明婧，厉萍，卢庆华．青少年非自杀性自伤的研究现状．精神医学杂志，2018，31（1）：67.

[11] 杨立群，王国宁．精神科护理学．北京：科学出版社，2020.

[12] 贾建平，苏川．神经病学．8版．北京：人民卫生出版社，2022.

[13] 田金洲，解恒革，王鲁宁，等．中国阿尔茨海默病痴呆诊疗指南（2020年版）．中华老年医学杂志，2021，40（3）：269.

[14] 贾建平．中国痴呆与认知障碍诊治指南（2015年版）．2版．北京：人民卫生出版社，2016.

[15] 中国痴呆与认知障碍指南写作组，中国医师协会神经内科医师分会认知障碍疾病专业委员会．2018中国痴呆与认知障碍诊治指南(一)：痴呆及其分类诊断标准．中华医学杂志，2018，98（13）：965.

[16] 中国痴呆与认知障碍诊治指南写作组，中国医师协会神经内科医师分会认知障碍疾病专业委员会．2018中国痴呆与认知障碍诊治指南（五）：轻度认知障碍的诊断与治疗．中华医学杂志，2018，98（17）：1294.

[17] 田金洲，解恒革，秦斌，等．中国简短认知测试在痴呆诊断中的应用指南．中华医学杂志，2016，96（37）：2945.

[18] 霍洪林，刘肇瑞，黄悦勤，等．精神分裂症患者临床特征及相关影响因素．中国心理卫生杂志，2021，35（12）：991.

[19] 陈如梦，王琰，陈剑华，等．ICD-11精神与行为障碍（草案）关于精神分裂症和其他原发性精神障碍诊断标准的进展．中华精神科杂志，2017，50（5）：345.

[20] GAEBEL W，ZIELASEK J，CLEVELAND H R. Psychotic disorders in ICD-11. Asian Journal of Psychiatry，2013，6（3）：263.

[21] 于欣，方贻儒．中国双相障碍防治指南．2版．北京：中华医学电子音像出版社，2021.

[22] 贾守梅，郭瑛．精神健康护理学．上海：复旦大学出版社，2017.

索 引

5-羟色胺（5-hydroxytryptamine，5-HT） 128
5-羟色胺和去甲肾上腺素再摄取抑制剂（serotonin norepinephrine reuptake inhibitors，SNRIs） 071
5-羟色胺阻滞和再摄取抑制剂（serotonin antagonist and reuptake inhibitors，SARIs） 071

A
阿尔茨海默病（Alzheimer's disease，AD） 091

B
拔毛症（trichotillomania） 153
边缘型人格障碍（borderline personality disorder） 186
表演型人格障碍（histrionic personality disorder） 186
病理性赘述（circumstantiality） 016

C
场所恐惧症（agoraphobia） 142
超价观念（overvalued idea） 018
成瘾（addiction） 218
痴呆（dementia） 019, 090
迟发性运动障碍（tardive dyskinesia，TD） 068
重复经颅磁刺激（repetitive transcranial magnetic stimulation，rTMS） 084
抽动障碍（tic disorder，TD） 211
创伤后应激障碍（post traumatic stress disorder，PTSD） 172
错觉（illusion） 014

D
单胺氧化酶抑制剂（monoamine oxidase inhibitors，MAOIs） 070
第二代抗精神病药物（second-generation antipsychotics，SGAs） 066
第一代抗精神病药物（first-generation antipsychotic，FGAs） 066
癫痫性痴呆（epileptic dementia） 096
癫痫性人格障碍（epileptic personality disorder） 096
电抽搐治疗（electric convulsive treatment，ECT） 081
定向力障碍（disorientation） 023
赌博障碍（gambling disorder） 220
多巴胺（dopamine，DA） 128
多巴胺和去甲肾上腺素再摄取抑制剂（dopamine norepinephrine reuptake inhibitors，DNRIs） 071

F
反社会型人格障碍（antisocial personality disorder） 186
反应性依恋障碍（reactive attachment disorder，RAD） 174
非自杀性自伤行为（non-suicidal self-injury，NSSI） 049
分离焦虑障碍（separation anxiety disorder） 144
复杂性创伤后应激障碍（complex post-traumatic stress disorder，C-PTSD） 173

G
改良电休克治疗（modified electric convulsive treatment，MECT） 081
肝性脑病（hepatic encephalopathy） 100
感觉过敏（hyperesthesia） 014
感觉减退（hypoesthesia） 014
感知综合障碍（psychosensory disturbance） 015
孤独症谱系障碍（autism spectrum disorder，ASD） 202
广泛性焦虑障碍（generalized anxiety disorder，GAD） 139
过度嗜睡性障碍（hypersomnolence disorder） 165

H
幻觉（hallucination） 014
回避型人格障碍（avoidant personality disorder） 187
昏迷（coma） 023
昏睡（sopor） 023

J
急性肌张力障碍（acute dystonia） 067
记忆（memory） 019
记忆错构（paramnesia） 019
记忆减退（hypomnesia） 019
记忆增强（hypermnesia） 019
缄默症（mutism） 022
焦虑（anxiety） 020
焦虑与恐惧相关障碍（anxiety and fear–related disorder） 138
戒断状态（withdrawal state） 219
进食障碍（eating disorder） 159
惊恐障碍（panic disorder） 141
精神病理学（psychopathology） 013
精神病学（psychiatry） 001
精神分裂症样状态（schizophrenia-like psychosis） 096
精神分裂症（schizophrenia） 106
精神活性物质（psychoactive substance） 218
精神康复（mental rehabilitation） 243
精神科护理学（psychiatric nursing） 002
精神药物（psychotropic drug） 066
精神运动性兴奋（psychomotor excitement） 021
精神运动性抑制（psychomotor inhibition） 022
精神障碍（mental disorder） 001
静坐不能（akathisia） 068

K
抗焦虑药（anxiolytic drug） 073
抗精神病药（antipsychotic drug） 066
抗抑郁药（antidepressant drug） 070
刻板动作（stereotyped act） 022
恐惧（phobia） 020
抠皮障碍（excoriation disorder） 154
快感缺失（anhedonia） 109

L
蜡样屈曲（waxy flexibility） 022
颅内感染（intracranial infection） 094

M
麻痹性痴呆（general paresis of insane，GPI） 094
矛盾情感（ambivalent feeling） 021
矛盾意向（ambitendency） 021
朦胧状态（twilight state） 023
梦魇（nightmare） 167
模仿动作（echopraxia） 022
木僵（stupor） 022

N
耐受性（tolerance） 219
内感性不适（senestopathia） 014

P
帕金森综合征（Parkinsonism） 068
偏执型人格障碍（paranoid personality disorder） 186

Q
强迫动作（compulsive act） 022
强迫思维（compulsive thought） 017
强迫型人格障碍（obsessive–compulsive personality disorder） 187
强迫症（obsessive compulsive disorder，OCD） 150
强制性思维（forced thought） 017
情感迟钝（affective blunting） 109
情感淡漠（apathy） 020
情感倒错（parathymia） 021
情感高涨（elation） 020
情绪不稳（emotional lability） 020
情绪低落（depression） 020
躯体变形障碍（body dysmorphic disorder，BDD） 151
去甲肾上腺素（norepinephrine, NE） 128
去甲肾上腺素能及特异性5–羟色胺能抗抑郁药（noradrenergic and specific serotonergic antidepressant，NaSSA） 071

R
人格解体（depersonalization） 024
人格障碍（personality disorder） 184

S
三环类抗抑郁药（tricyclic antidepressants，TCAs） 070
社交焦虑障碍（social anxiety disorder） 143
社交退缩（social withdrawal） 109

社区精神康复（community rehabilitation of mental disorder） 243
社区康复（community-based rehabilitation） 243
神经发育障碍（neurodevelopmental disorder, NDD） 195
神经认知障碍（neurocognitive disorder，NCD） 088
神经性贪食（bulimia nervosa） 161
神经性厌食（anorexia nervosa） 159
失眠障碍（insomnia disorder） 164
视物变形症（metamorphopsia） 015
视物错位症（porropsia） 015
视物显大症（macropsia） 015
视物显小症（micropsia） 015
适应能力商数（adaptive quotient，ADQ） 197
适应障碍（adjustment disorder） 174
双重人格（dual personality） 024
双相障碍（bipolar disorder，BD） 127
睡眠觉醒节律紊乱（sleep-wake rhythm disorder） 166
睡行症（sleepwalking disorder） 166
思维被夺（thought deprivation） 016
思维不连贯（incoherence of thought） 016
思维插入（thought insertion） 016
思维迟缓（inhibition of thought） 016
思维化声（audible hallucination） 017
思维内容障碍（thought content disorder） 017
思维贫乏（poverty of thought） 016
思维破裂（splitting of thought） 016
思维松弛（looseness） 016
思维云集（pressure of thought） 017
思维中断（thought blocking） 016
随境转移（distractibility） 018

T
特定恐惧症（specific phobia） 144
体重指数（body mass index, BMI） 159
囤积障碍（hoarding disorder） 153
脱抑制性社会参与障碍（disinhibited social engagement disorder，DSED） 174

W
妄想（delusion） 017
违拗症（negativism） 022

X
象征性思维（symbolic thinking） 017
嗅觉牵连障碍（olfactory reference disorder） 153
选择性5-羟色胺再摄取抑制剂（selective serotonin reuptake inhibitors，SSRIs） 070
选择性去甲肾上腺素再摄取抑制剂（norepinephrine reuptake inhibitors，NRIs） 071
血管性痴呆（vascular dementia, VD） 093
血管性神经认知障碍（vascular neurocognitive disorder） 093

Y
延长哀伤障碍（prolonged grief disorder，PGD） 173
依赖型人格障碍（dependent personality disorder） 187
遗忘性障碍（amnestic disorder） 089
意识混浊（clouding of consciousness） 023
应激相关障碍（disorder specifically associated with stress） 172
由创伤性脑损伤所致的神经认知障碍（neurocognitive disorder due to traumatic brain injury） 093
游戏障碍（gaming disorder） 220
有害性使用（harmful use） 218

Z
谵妄（delirium） 023, 088
智力发育障碍（disorder of intellectual development） 019
智商（intelligence quotient，IQ） 197
注意缺陷多动障碍（attention deficit and hyperactive disorder，ADHD） 207
注意狭窄（narrowing of attention） 019
注意增强（hyperprosexia） 018
自恋型人格障碍（narcissistic personality disorder） 187
自知力缺乏（lack of insight） 024